臓器チップの技術と開発動向

Technology and Development Trends of Organ(s)-on-a-Chip

監修：酒井康行，金森敏幸
Supervisor：Yasuyuki Sakai, Toshiyuki Kanamori

シーエムシー出版

はじめに

　いわゆる 2010 年問題（大型医薬品の特許切れの集中）や，小分子化合物から抗体医薬・核酸医薬へのシフトなど，医薬品業界を取り巻く環境の変化は著しい。我が国の医薬品メーカーは，これまでも欧米に対して苦戦を強いられてきているが，昨今のジェネリック医薬品の急成長の影響などもあって，海外資本の参入や海外進出など，国際化の波に揉まれている。19 世紀は化学の時代，20 世紀は物理の時代，21 世紀はバイオの時代と言われており，バイオ研究の出口・応用先として最も期待される分野が医療，取り分け医薬品開発であろうことは，衆目の一致するところであろう。日本のバイオ分野の研究開発やその産業利用については，欧米の二周遅れと揶揄されているが，医薬品メーカーの国際的な地位と無関係ではあるまい。今後 personalized（tailor-made）medicine がさらに進展し，人種・遺伝子多型毎の治療法や医薬品の開発が必要になることを勘案すると，我が国の医薬品メーカーの足腰を強化することは国家的な見地から極めて重要である。そのために我が国独自の bioscience, biotechnology の深化と普及は，この分野の研究者・技術者の責務であろうと考える。

　主に幹細胞を利用した再生医療や細胞治療の研究により，ヒト細胞に関する理解が飛躍的に高まり，さらにはヒト細胞を取り扱うため様々な周辺技術が開発されてきているが，昨今はその成果を様々な分野・用途へ応用しようという試みが盛んになってきている。再生医療を医療技術として定着させビジネス化させるのは容易ではないが，周辺技術を含めた産業ならば比較的容易に成立しうると考えられる。言わば再生医療技術の水平展開であり，その有力候補の一つに創薬プロセスへの応用が挙げられる。ヒト細胞によって産生させたタンパク質などを医薬品として利用することは非常に有望であるが，既存の株化細胞や初代細胞では期待できなかった臓器／組織の特異的機能を *in vitro* にて高いレベルで発現させ，それによって医薬品候補化合物（あるいは，第 4 相試験においては医薬品そのもの）の評価を行う技術にも世界中の注目が集まっている。

　培養細胞に臓器／組織特異的機能を発現させようとする場合，ともすれば genetic あるいは狭義の epigenetic な観点から細胞そのものの特性が議論されがちではある。しかし，多くのヒト初代培養細胞が培養時間と共に機能を不可逆的に失うことから分かるように，細胞が置かれている環境（培養環境）があまりにも生体内と異なっていることも，大きな要因である。MEMS（Micro Electro Mechanical Systems）は 30 年ほど前に提案され，様々な分野に応用されているが，ヒト細胞の生物学的な機能制御に加え，この MEMS 技術を用いてマイクロプロセスで細胞を精密培養し，機能を誘導・発現させようという研究が 20 年ほど前から世界中で始まったのは，言わば必然である。

　わが国は伝統的に発酵工学が強く，その延長線上の生物工学に強固な基盤があること，MEMS などの精緻な「物作り」に関する技術に長けていることなどから，マイクロプロセスを用いて

チップ上で細胞を培養し，高い臓器機能を引き出す「臓器チップ」の研究分野においても，沢山の優れた研究者が欧米と比肩した研究開発を展開している。この発展として，一つでも多くの我が国発の「臓器チップ」が産業化され，ひいては我が国の医薬品メーカーの新たなる飛躍へと寄与することを高く期待したい。また，このような「臓器チップ」は，動物実験代替の世界的潮流にも沿ったもので，当面期待される医薬品の効率化ばかりでなく，ありとあらゆるヒト個体の外部刺激への応答や，成長・成熟・疾患発症・老化といったヒトのダイナミックな一生のより良い理解のための新たな *in vitro* システムとしても，中長期的に利用が期待される。

　最後に，ご多忙の中，執筆をご快諾いただいた我が国当該分野の第一線の研究者の方々に，監修者として感謝申し上げる。

　　　2018 年 2 月吉日

東京大学　大学院工学系研究科，生産技術研究所

酒井康行

(国研)産業技術総合研究所　創薬基盤研究部門

金森敏幸

執筆者一覧（執筆順）

酒 井 康 行　東京大学　大学院工学系研究科，生産技術研究所　教授

金 森 敏 幸　(国研)産業技術総合研究所　創薬基盤研究部門
　　　　　　医薬品アッセイデバイス研究グループ　研究グループ長

小 島 肇 夫　国立医薬品食品衛生研究所　安全性生物試験研究センター
　　　　　　安全性予測評価部　室長

安 西 尚 彦　千葉大学　大学院医学研究院　薬理学　教授

田 端 健 司　アステラス製薬㈱　研究本部　薬物動態研究所　所長

木 村 啓 志　東海大学　工学部　機械工学科，マイクロ・ナノ研究開発センター
　　　　　　准教授

藤 井 輝 夫　東京大学　生産技術研究所　統合バイオメディカルシステム国際
　　　　　　研究センター　教授

田 中 陽　(国研)理化学研究所　生命システム研究センター
　　　　　　集積バイオデバイス研究ユニット　ユニットリーダー

今 任 景 一　早稲田大学　大学院先進理工学研究科　生命医科学専攻　助教

武 田 直 也　早稲田大学　大学院先進理工学研究科　生命医科学専攻　准教授

石 田 誠 一　国立医薬品食品衛生研究所　薬理部　第3室　室長

伊 藤 弓 弦　(国研)産業技術総合研究所　創薬基盤研究部門
　　　　　　幹細胞工学研究グループ　研究グループ長

松 崎 典 弥　大阪大学　大学院工学研究科　応用化学専攻　准教授

福 田 淳 二　横浜国立大学　大学院工学研究院　機能の創生部門　教授；
　　　　　　(地独)神奈川県立産業技術総合研究所（KISTEC）　研究準備室長

森 宣 仁　東京大学　生産技術研究所　特任研究員

竹 内 昌 治　東京大学　生産技術研究所　教授

梨 本 裕 司　京都大学　大学院工学研究科　マイクロエンジニアリング専攻
　　　　　　特定助教

横 川 隆 司 　京都大学　大学院工学研究科　マイクロエンジニアリング専攻
　　　　　　　准教授

民 谷 栄 一 　大阪大学　大学院工学研究科　精密科学・応用物理学専攻　教授；
　　　　　　　産総研・阪大　先端フォトニクス・バイオセンシングオープン
　　　　　　　イノベーションラボラトリ　ラボ長

二 井 信 行 　芝浦工業大学　工学部　機械工学科　准教授

楠 原 洋 之 　東京大学　大学院薬学系研究科　分子薬物動態学教室　教授

前 田 和 哉 　東京大学　大学院薬学系研究科　分子薬物動態学教室　講師

佐 藤 　 薫 　国立医薬品食品衛生研究所　薬理部　第1室　室長

髙 山 祐 三 　(国研)産業技術総合研究所　創薬基盤研究部門
　　　　　　　ステムセルバイオテクノロジー研究グループ　主任研究員

木 田 泰 之 　(国研)産業技術総合研究所　創薬基盤研究部門
　　　　　　　ステムセルバイオテクノロジー研究グループ　研究グループ長

小 森 喜久夫 　東京大学　大学院工学系研究科　化学システム工学専攻　助教

岩 尾 岳 洋 　名古屋市立大学　大学院薬学研究科　臨床薬学分野，薬学部
　　　　　　　臨床薬学教育研究センター　准教授

松 永 民 秀 　名古屋市立大学　大学院薬学研究科　臨床薬学分野，薬学部
　　　　　　　臨床薬学教育研究センター　教授

田 川 陽 一 　東京工業大学　生命理工学院　准教授

玉 井 美 保 　東京工業大学　生命理工学院　特別研究員；北海道大学
　　　　　　　大学院歯学研究院　助教

藤 山 陽 一 　㈱島津製作所　主任研究員

須 藤 　 亮 　慶應義塾大学　理工学部　システムデザイン工学科　准教授

西 澤 松 彦 　東北大学　大学院工学研究科　ファインメカニクス専攻　教授

長 峯 邦 明 　東北大学　大学院工学研究科　ファインメカニクス専攻　助教

鳥　澤　勇　介　京都大学　白眉センター，大学院工学研究科
　　　　　　　　マイクロエンジニアリング専攻　特定准教授

伊　藤　　　竣　東北大学　大学院工学研究科　ファインメカニクス専攻

Li-Jiun　Chen　東北大学　大学院工学研究科　ファインメカニクス専攻

梶　　　弘　和　東北大学　大学院工学研究科　ファインメカニクス専攻　准教授

加　納　ふ　み　東京工業大学　科学技術創成研究院　細胞制御工学研究センター
　　　　　　　　准教授

野　口　誉　之　東京大学　大学院総合文化研究科　生命環境科学系　助教

村　田　昌　之　東京大学　大学院総合文化研究科　生命環境科学系　教授

薄　葉　　　亮　東京大学　生産技術研究所　統合バイオメディカルシステム
　　　　　　　　国際研究センター，大学院工学系研究科
　　　　　　　　バイオエンジニアリング専攻

松　永　行　子　東京大学　生産技術研究所　統合バイオメディカルシステム
　　　　　　　　国際研究センター，大学院工学系研究科
　　　　　　　　バイオエンジニアリング専攻　講師

佐々木　直　樹　東洋大学　理工学部　応用化学科　准教授

中　澤　浩　二　北九州市立大学　国際環境工学部　環境生命工学科　教授

篠　原　満利恵　東京大学　生産技術研究所　特任助教

杉　浦　慎　治　(国研)産業技術総合研究所　創薬基盤研究部門
　　　　　　　　医薬品アッセイデバイス研究グループ　上級主任研究員

佐　藤　記　一　群馬大学　大学院理工学府　分子科学部門　准教授

亀　井　謙一郎　京都大学　高等研究院　物質−細胞統合システム拠点
　　　　　　　　特定拠点准教授

目　　次

【第Ⅰ編　総論】

第1章　臓器チップの国内外の研究開発動向と展望　　金森敏幸

1	はじめに ……………………… 1	3	MPSへのシフト ……………… 3
2	Human-on-a-chip ……………… 2	4	今後の方向性 …………………… 4

第2章　動物実験代替法としての臓器チップへの期待　　小島肇夫

1　序論 ……………………………… 6
2　動物実験代替法に関する国際動向 ……… 6
3　公定化された試験法の有用性と限界 …… 7
4　全身毒性試験の代替開発への取り組み … 9
　4.1　欧州の動向 ………………… 9
　4.2　米国の動向 ………………… 9
4.3　OECDの動向 …………………10
4.4　日本の動向 …………………10
4.5　Microphysiological systemでの現状
　　　と課題 ………………………11
5　終わりに ………………………11

第3章　Physiological modelとしての臓器チップへの期待　　安西尚彦

1　はじめに ………………………14
2　生物学と生理学 ………………14
3　多臓器円環の概念 ……………15
4　多臓器円環の課題と臓器チップの有用性
　　　…………………………………16
5　臓器チップによる「自律臓器学」の確立
　　　へ …………………………………17
6　まとめ …………………………20

第4章　製薬企業から見た臓器チップへの期待　　田端健司

1　医薬品研究開発における不確実性 ………21
2　Microphysiological systemと臓器チップ
　　…………………………………………22
3　薬物動態試験としての臓器チップ ………23
　3.1　小腸 ………………………24
　3.2　肝臓 ………………………24
　3.3　腎臓 ………………………25
3.4　血液脳関門 …………………25
4　製薬企業で用いる細胞培養システム ……26
5　生理学的速度論とmicrophysiological
　systems …………………………27
6　将来への期待 …………………28
7　モダリティの多様化とMPSへの期待 …29
8　産官学での取り組みの期待 …………29

I

【第Ⅱ編　要素技術】

第1章　臓器チップ開発のための微細加工技術　　木村啓志，藤井輝夫

1　はじめに …………………………31
2　ポリジメチルシロキサン（PDMS）の特
　　徴 ……………………………………31
3　製作プロセス ……………………32

4　臓器チップのための機能集積化技術 ……33
5　細胞培養のための表面処理技術 …………35
6　おわりに …………………………………36

第2章　超薄板ガラスのマイクロ流体チップ　　田中　陽

1　緒言 ………………………………37
2　超薄板ガラスハンドリング・加工技術開
　　発 ……………………………………38
3　ガラスバルブ ……………………40
4　ガラスポンプ ……………………41

5　ガラスセンサー …………………………43
6　ガラスフィルター ………………………44
7　超薄板ガラスチップ ……………………45
8　結言 ………………………………………46

第3章　基材の表面形状および性状が細胞に与える影響
今任景一，武田直也

1　はじめに …………………………48
2　細胞の基材への接着 ……………49
3　基材表面の性質が細胞に与える影響 ……50
　　3.1　化学的性質 ………………50

3.2　機械的性質 ……………………………53
3.3　形状 ……………………………………54
4　おわりに …………………………………55

第4章　Microphysiological systems 用細胞とその標準化
石田誠一，伊藤弓弦

1　はじめに …………………………57
2　開発の歴史から見る MPS の変遷 ………57
3　MPS 用細胞に求められる性能基準 ………58

4　細胞の規格化 ……………………………61
5　測定法の規格化 …………………………62
6　おわりに …………………………………63

第5章 高分子化学に基づく3次元組織構築　　松崎典弥

1 生体組織モデルの重要性 ………………65
2 化学的細胞操作 …………………………65
3 組織構築の2つのアプローチ …………67
4 細胞積層法 ………………………………68
5 細胞集積法 ………………………………69
6 肝組織チップによる薬物毒性評価 ………70
7 おわりに …………………………………72

第6章 電気化学的手法による3次元組織の構築　　福田淳二

1 はじめに …………………………………74
2 電気化学的な細胞脱離を利用した血管構造の作製 ……………………………………75
3 静水圧を利用したシーソー型送液システムの開発 ………………………………79
4 おわりに …………………………………81

第7章 血管内包型3次元組織の構築　　森　宣仁，竹内昌治

1 はじめに …………………………………83
2 血管内包型3次元組織の構築方法 ………83
　2.1 ワイヤ抜去法 …………………………83
　2.2 コラーゲン・ソフトリソグラフィ法 …………………………………………85
　2.3 犠牲構造除去法 ………………………85
　2.4 血管新生法 ……………………………85
　2.5 各方式の比較 …………………………86
3 血管内包型皮膚チップ …………………86
　3.1 皮膚チップについて …………………86
　3.2 血管内包型皮膚チップの開発 ………87
　3.3 皮膚モデルの評価 ……………………88
　3.4 経皮吸収試験への応用 ………………88
4 おわりに …………………………………90

第8章 微小流体デバイス内における生体組織と血管網の融合　　梨本裕司，横川隆司

1 はじめに …………………………………91
2 血管内皮細胞を用いた血管網形成技術 …92
3 オンチップにおける hLF による HUVEC の血管新生 ………………………………93
4 自己組織化によるスフェロイド内部への管腔構造の形成 …………………………98
5 おわりに ………………………………101

第9章 On-chip 細胞デバイス　　民谷栄一

1 はじめに—オンチップテクノロジーから細胞デバイスへ— ………………… 104
2 細胞チップを用いたアレルゲンの測定 ………………………………………105

3 ペプチドライブラリーアレイチップを用
　いた神経成長因子のスクリーニング … 106
4 局在表面プラズモン共鳴ナノデバイスを
　用いた細胞シグナルモニタリング …… 107
5 シングル細胞解析デジタルデバイス … 109

6 マイクロ流体デバイスを用いたシングル
　細胞機能解析 ………………………… 111
7 ラマンイメージング解析を用いた細胞分
　化プロセスの非侵襲解析 …………… 112

第10章　細胞培養マイクロ流体デバイスの凍結保存　　二井信行

1 はじめに …………………………… 114
2 細胞の凍結保存とマイクロ流体 ……… 114
　2.1 細胞の凍結保存に求められる条件
　　………………………………………… 114
　2.2 細胞凍結保存のためのマイクロ流体
　　チップ ………………………………… 115
3 可搬性のある細胞凍結保存用マイクロ流

体チップの開発 ……………………… 117
　3.1 細胞凍結用マイクロ流体チップに求
　　められる条件 ………………………… 117
　3.2 デバイスの構造 …………………… 118
　3.3 マイクロ流れの生成 ……………… 119
　3.4 細胞の凍結保存 …………………… 121
4 おわりに …………………………… 122

第11章　Body-on-a-chip を用いた薬物動態解析と個体レベルへの
外挿の重要性　　　　　　　　　　　　　　楠原洋之，前田和哉

1 はじめに …………………………… 124
2 BOC におけるコンパートメント中の薬物
　濃度に関する考察 …………………… 125
3 BOC において想定される薬物動態に関す
　る考察 ………………………………… 128
4 BOC から得られたデータに基づくヒト個
　体レベルの薬物動態への外挿のストラテ

ジー …………………………………… 130
5 体内動態における非線形性の取り扱い
　………………………………………… 135
6 PK モデルと PD モデルとの統合による
　薬効予測 ……………………………… 136
7 終わりに …………………………… 138

【第Ⅲ編　臓器チップ】

第1章　創薬のための in vitro 血液脳関門モデルの開発
―現状と展望　　　　　　　　　　　　　　　佐藤　薫，松崎典弥

1 新薬開発と血液脳関門（blood brain
　barrier：BBB）…………………… 139
2 BBB の構造と機能 …………………… 139

3 非細胞系モデル ……………………… 140
4 細胞系モデルの登場 ………………… 141
5 齧歯類細胞モデル …………………… 142

IV

6	ウシ（bovine），ブタ（porcine）細胞モデル ……… 142	9	*In vitro* BBB モデルへの工学的アプローチ ……… 146
7	株化細胞モデル ……… 143	10	BBB on a chip へ ……… 147
8	ヒト細胞モデル ……… 144	11	終わりに……… 148

第2章　心毒性評価の臓器チップ開発に資するヒト自律神経系の生体外再構築

髙山祐三，木田泰之

1	はじめに ……… 155	3	自律神経を接続した培養ヒト心筋組織の作製 ……… 160
2	ヒト多能性幹細胞からの自律神経系誘導法開発 ……… 156	4	おわりに ……… 161

第3章　*In vitro* 培養肺胞モデルとチップ化検討

小森喜久夫，酒井康行

1	はじめに ……… 162		……… 165
2	肺胞の構造 ……… 162	5	今後の課題 ……… 167
3	ヒト細胞株を用いた肺胞上皮モデル … 163	6	おわりに ……… 169
4	ラット初代細胞を用いた肺胞上皮モデル		

第4章　経口投与薬物の吸収・代謝過程を模倣した小腸－肝臓連結デバイスの開発

岩尾岳洋，松永民秀

1	はじめに ……… 171	5	小腸－肝臓2臓器連結デバイス開発 … 177
2	既存の腸管チップ ……… 173		5.1　デバイスに対する開発コンセプト ……… 177
3	小腸とデバイスに利用可能な細胞 …… 174		5.2　現在開発中のデバイス ……… 177
4	ヒト iPS 細胞から小腸上皮細胞への分化誘導 ……… 176	6	おわりに ……… 178

第5章　腎機能を再現する Kidney-on-a-chip

木村啓志

1	はじめに ……… 180		ス ……… 183
2	腎臓の機能と構造 ……… 180	5	腎機能を集積化した多臓器モデルデバイス ……… 184
3	Glomerulus-on-a-chip：糸球体モデルデバイス ……… 181	6	おわりに ……… 184
4	Tubule-on-a-chip：尿細管モデルデバイ		

第6章　流体デバイスを用いた ES/iPS 細胞由来肝臓モデル

田川陽一，玉井美保，藤山陽一

1　序論 ················· 186
2　これまでのマイクロ流体デバイスを用い
　た細胞培養 ············· 186
3　肝臓の構造 ·············· 187
4　肝組織培養モデルと流体デバイス ····· 188
5　最後に ················ 191

第7章　マイクロ流体システムによる血管形成モデルと
肝細胞3次元培養モデルの融合

須藤　亮

1　血管形成の培養モデル ········· 193
2　肝細胞3次元培養モデル ········ 196
3　血管形成モデルと肝細胞3次元培養モデ
　ルの融合 ··············· 197

第8章　筋肉細胞チップ

西澤松彦，長峯邦明

1　はじめに ··············· 201
2　収縮能を有する骨格筋細胞の培養と評価
　 ·················· 202
3　骨格筋細胞の3次元培養 ········ 204
4　骨格筋と異種細胞の共培養 ······· 204
5　おわりに ··············· 205

第9章　骨髄機能の再現に向けた Organ-on-a-chip

鳥澤勇介

1　はじめに ··············· 208
2　骨髄を模倣した in vitro 培養システム
　 ·················· 208
3　生体内での骨髄の作製 ········· 209
4　生体外での骨髄機能の維持 ······· 211
5　薬剤評価への応用 ··········· 212
6　おわりに ··············· 213

第10章　網膜疾患を模倣する Organ-on-a-chip

伊藤　竣，Li-Jiun Chen，梶　弘和

1　はじめに ··············· 215
2　網膜の恒常性 ············· 216
3　inner BRB を模倣する Organ-on-a-chip
　 ·················· 217
4　outer BRB を模倣する Organ-on-a-chip
　 ·················· 218
5　動物から採取した網膜組織を搭載する
　Organ-on-a-chip ··········· 220
6　おわりに ··············· 220

第11章 セミインタクト細胞リシール技術を用いた糖尿病モデル細胞アレイとその解析法　　加納ふみ，野口誉之，村田昌之

1 はじめに …………………………… 222
2 セミインタクト細胞リシール技術について …………………………………… 223
3 リシール細胞技術を用いた「糖尿病態モデル肝細胞」作製 ……………… 223
4 イメージング技術を用いた糖尿病態細胞

のフェノタイピング ……………… 225
5 糖尿病モデル細胞アレイとFIQAS顕微鏡・画像解析システムを用いた糖尿病改善薬の可視化スクリーニング ……… 228
6 将来展開 …………………………… 229

第12章 3次元微小血管チップによる血管新生と血管透過性の評価手法の構築　　薄葉　亮，松永行子

1 はじめに …………………………… 230
2 従来の血管新生および透過性アッセイ手法 ………………………………… 231
3 ボトムアップ組織工学に基づく血管チップの作製 ………………………… 232

4 血管チップを用いた新生血管の経時変化の追跡 …………………………… 234
5 血管チップを用いた血管透過性の評価 …………………………………… 236
6 おわりに …………………………… 238

第13章 無細胞マイクロ腫瘍血管モデルの開発とナノ薬剤評価への応用　　佐々木直樹

1 はじめに …………………………… 239
2 ナノ薬剤を用いる薬物送達（ナノDDS） …………………………………… 239
3 ナノDDSの評価系 ……………… 240

4 無細胞マイクロ腫瘍血管モデル ……… 241
5 多孔膜垂直配置型デバイスの開発 …… 242
6 おわりに …………………………… 244

第14章 スフェロイドアレイ化デバイス　　中澤浩二

1 はじめに …………………………… 245
2 スフェロイドの特徴 ……………… 245
3 スフェロイド形成の原理と汎用的技術 …………………………………… 246

4 スフェロイドアレイ化デバイス ……… 246
5 肝細胞スフェロイドのアレイ化培養 … 248
6 おわりに …………………………… 250

第15章　酸素透過プレートと肝モデル応用　　篠原満利恵，酒井康行

1　はじめに …………………… 252
2　酸素透過性プレートの開発 ………… 252
3　酸素透過プレートを用いた階層的重層化
　　培養 …………………………… 253
4　凝集体培養 …………………… 255
5　肝チップの開発動向と肝モデルへの応用
　　………………………………… 257
6　おわりに …………………… 258

第16章　臓器由来細胞を集積化した Body-on-a-chip　　木村啓志

1　はじめに …………………… 260
2　バルクスケールの複数臓器由来細胞共培
　　養装置 …………………………… 261
3　マイクロスケールの複数臓器由来細胞共
培養デバイス：Body-on-a-chip …… 262
4　実用化に向けた Body-on-a-chip …… 265
5　おわりに …………………… 265

第17章　マルチスループット Microphysiological systems
杉浦慎治，金森敏幸

1　背景 …………………………… 267
2　圧力駆動型の循環培養デバイス ……… 268
3　マルチスループット Multiorgans-on-
　　a-chip ………………………… 269
4　プラットフォームとしてのマルチスルー
プット Micropysiological systems …… 270
5　マルチスループット Multiorgans-on-
　　a-chip を用いた抗癌剤プロドラッグの評
　　価 …………………………… 272
6　今後の展望 …………………… 274

第18章　薬物動態解析のためのマイクロ人体モデル　　佐藤記一

1　はじめに …………………… 276
2　消化，吸収，代謝を考慮に入れたバイオ
　　アッセイチップ ………………… 277
　2.1　胃・十二指腸モデル ………… 277
　2.2　腸管吸収モデル …………… 278
　2.3　肝臓モデル …………………… 279
　2.4　消化吸収代謝の複合モデル ……… 280
3　腎排泄マイクロモデル …………… 281
4　おわりに …………………… 282

第19章　抗がん剤の副作用を再現する Body-on-a-chip の開発

亀井謙一郎

1　背景 ································· 284
2　実験方法 ························· 285
　2.1　生体外抗がん剤副作用モデル ······ 285
　2.2　iHCC のデザイン ·················· 285
　2.3　iHCC 製造プロセス ··············· 287
　2.4　デバイス制御 ····················· 288
　2.5　細胞培養 ························· 288
　2.6　iHCC における細胞培養 ··········· 288
　2.7　iHCC における抗がん剤細胞試験

·································· 289
　2.8　96 ウェルプレートでの抗がん剤細胞
　　　試験 ··························· 289
　2.9　死細胞染色 ····················· 289
　2.10　顕微鏡観察と画像解析 ··········· 289
3　結果と考察 ······················· 289
　3.1　iHCC における細胞培養 ··········· 289
　3.2　iHCC における薬物検査 ··········· 290
4　結論 ····························· 292

【第Ⅰ編　総論】

第1章　臓器チップの国内外の研究開発動向と展望

金森敏幸[*]

1　はじめに

　MEMS（Micro Electro Mechanical Systems）の応用先の1つにLOC（Lab-on-a-chip）があり，近年ではバイオ，特に細胞培養や細胞操作への応用が盛んである。この分野の代表的な国際学会にInternational Conference on Miniaturized Systems for Chemistry and Life Sciences（通称µTAS）があるが，筆者らが最初に細胞チップの研究を発表した2007年時点では細胞を取り扱った研究は珍しく，1枚のポスターに沢山の人達が集まった。その後，類似の研究は年々数を増していったが，最初の頃はラテックスや油滴のように細胞を取り扱っている研究も多数見られたが，昨年度のµTASではバイオ関連の発表が全体の2/3を越え，生理学的観点に立脚して細胞を取り扱っている優れた研究が多数報告されている。

　iPS細胞など幹細胞を利用した再生医療や細胞治療に世界中の注目が集まっているが，それらに関する研究によりヒト細胞への理解が格段に深まり，近年ではその成果の水平展開が期待されている。上述のµTASや他の関連学会において，マイクロプロセスで細胞の培養環境を精密に制御して，これまで期待できなかった機能を *in vitro* で発現させようという研究への注目が急激に高まっているのは，言わば必然である。伝統的に多種多様な発酵食品を有することからか，我が国の培養工学は世界を牽引してきた歴史があるため，細胞培養技術においても多くの優れた研究者が世界と比肩して活躍している。それらについては，シーエムシー出版から出版された書籍[1~3]にまとめられている。

　5年以上前，Harvard大学のWyss InstituteがDARPA（Defense Advanced Research Projects Agency）から37億ドルの研究資金を獲得したというニュース[4]は，世界中を驚かせた。Wyss Instituteのホームページには，その目的が"to develop an automated instrument that integrates 10 human organs-on-chips to study complex human physiology outside the body"と記されていることから，"human-on-a-chip"の開発と称された。このプロジェクトも昨年度終了し，現在はMPS（microphysiological system；マイクロプロセスで細胞の培養環境を精密に制御し，*in vivo* に近い機能を発現させる技術）に関する後継プロジェクトが，NIH（National Institutes of Health）傘下のNCATS（National Center for Advancing Translational Sciences）主導で実施されている。我が国も，目的と進め方が全く同じであると言える研究開発事業が，AMED（日

---

[*] Toshiyuki Kanamori　（国研）産業技術総合研究所　創薬基盤研究部門
　　　　医薬品アッセイデバイス研究グループ　研究グループ長

本医療研究開発機構）によって 2017 年夏より開始された[5]。本書籍はこうした背景の元に企画されたものと承知しており，執筆者と執筆内容もそうした認識の元に選ばせて頂いた。「臓器チップの国内外の研究開発動向と展望」というタイトルではあるが，関連する優れた研究論文は枚挙に暇がない。DARPA のプロジェクトの成果は既に総説[6]にまとめられているし，その礎となった一連の技術に関する優れた総説[7]がある。また，筆者らは MPS を実用化するための技術的課題について述べた[8]。詳細はそれらを参照していただくとして，本稿では，主に MPS への現状と期待について俯瞰することとする。

2 Human-on-a-chip

ここ数年，幾つかの学会企画会社が世界中で organs-on-a-chip に関する学術集会を開催しているが，筆者は，CHI（Cambridge Healthtech Institute）が 2014 年に Boston で開いた FAST（Functional Analysis & Screening Technologies）[9]を皮切りに，本分野の世界情勢の把握に努めてきた。2014 年は前述の DARPA のプロジェクトが開始された直後で，プロジェクトの中心人物である Donald Ingber や Kevin Kit Parker がまさに時の人であった。同年 Prague で開かれた 9th World Congress on Alternatives and Animal Use in the Life Sciences（WC9）において，欧州においてこの分野を牽引している Technische Universität Berlin の Uwe Marx が基調講演を行い，彼を司会として "Tissue on a chip/Human-on-a-chip" のセッションが開かれた。さらに，学会の最後には大会長の Horst Spielmann（Freie Universität Berlin）をモデレーターとして，"Regulatory science panel discussion/Human-on-a-chip-Advancing regulatory science through innovation and worldwide networking for alternative testing" が開かれ，世界中の主要機関からパネラーを迎え，会場を交えて活発な議論が行われた。各国，各機関の human-on-a-chip の開発状況と狙いの探り合いの側面があって，非常に興味深かった。その中で述べられた，まずは実験データが豊富にある動物で animal body-on-a-chip の validation を行い，その後ヒトでの有効性を確認すべきであろう，という意見について，聴衆を含む会場の多くの人々が支持したのに対し，Wyss Institute を代表して参加したパネラーの Andries van der Meer は「自分達はそんな無駄道は通らない，最初から狙いは human-on-a-chip である」と言い切ったのは印象的であった。

以上の流れから，米国（特に Wyss Institute）は science の観点から human-on-a-chip を追求し，欧州では実用性，特に OECD ガイドライン[10]への対応を目的とした動物実験代替法としての organs-on-a-chip の開発を目指していると，筆者には感じられた。さらに筆者は，個人的なルートで，Ingber が極めて science 志向が高く，実用化は彼のスタッフであった Geraldine Hamilton を CEO として設立させた Emulate[11]に担わせるつもりである，と聞いた。

3 MPSへのシフト

学会企画会社の1つであるSELECTBIOは，数年前から7月にBostonで"Organ-on-a-Chip World Congress"を開催しているが，発表者の顔ぶれが概ね同じなので，米国のこの分野の定点観測の目的で，筆者は2015年から参加している。2017年[12]はhuman-on-a-chipが影を潜め，organであろうとorgans（臓器連結）であろうと，マイクロプロセスによってチップ上で*in vivo*機能の発現を目指す技術，MPSへ方向転換していることが見て取れた。

製薬会社と連携して実用的なテーマを設定している発表が沢山あり，昨年度まで（他の関連学術集会も含め）とは全く様相が異なっていた。対象臓器としては，肝臓を基本として，小腸（特にorganoids形成による），神経（中枢神経系の他，筋肉と末梢神経の共培養系(neuro-muscle systems：NMS)にも注目）が目立った。吸収や代謝など，毒性，安全性，あるいは薬物動態を目的とした研究だけではなく，疾患モデル，特に免疫と炎症の影響の評価など，明らかに薬理・薬効を意識していると思われる研究も数多く報告された。Dongeun Huh（University of Pennsylvania）がWyss Institute時代に報告したlung-on-a-chip[13]の類似研究が多数見られ，技術的には目立った進展はなく，本書籍を分担執筆している方々の技術の方が数段上と考える。

米国の本分野のこのような変遷は，DARPAプロジェクトが2017年夏に終了すること，そして秋からは後継プロジェクトがNCATS主導でスタートすることと密接に関係していることが，2017年8月にHanson WadeがBostonで開催した"3D Tissue Models 2017"[14]で明らかになった。

この学術集会は，GlaxoSmithKlineのDirector & Head, World Wide Animal Research Strategyで，かつ，IQ Consortium（NCATSの呼びかけで設立された製薬会社とMPS製品提供会社のコンソーシアム)[15]のワーキンググループの責任者であるBrian Berridgeをモデレーターに据え，NCATSが新しく始めるプロジェクトのキックオフの位置付けで企画されていると推測された。他の類似学術集会と異なり，参加者の大半がファーマの関係者，しかも上級の研究者や研究管理者であり，日本人の参加者は筆者を含め数名であった。

BerridgeとKristin Fabre（AstraZeneca）による基調講演，およびそれに引き続いて行われたパネルディスカッションによって，NCATSの次のプロジェクトの概要が明確になった。目的はヒト細胞を用いた*in vitro*での臓器機能発現（非常に広い意味でのMPS）とそれによる医薬品アッセイであって，まずは各臓器機能を引き出すこと（必ずしもon chipである必要はない）が極めて重要であるとのことであった。ちなみに，FabreはLucie Lowと共にNCATSにおいてDARPAプロジェクトを積極的に牽引していたが，2015年にAstraZenecaに移籍している。

この学術集会における研究成果発表のほとんどは製薬会社単独，あるいは，製薬会社との連携に基づくアカデミア等であって，Wyss InstituteあるいはEmulateからの報告はなかった。MPSについて最も積極的に実用化を目指しているのはAstraZeneca（恐らく上述のFabreの移籍もその一環），および欧州ではF. Hoffman-La Rocheで，MPSに対する欧米製薬会社間の温

度差は大きいとのことであった。

MPS を実用化するに当たって，

① 既存評価法に対する MPS の優位性の明示（毒性，安全性に限らず，有効性などへ拡張して，全社的に必要性を認識させることが重要）

② Tissue Chip Testing Centers（TCTCs，NCATS が IQ Consortium の協力を得て 3 大学に設立した組織）[16]の活性化，有効利用

であるとのことで，認識を一致させた。

4　今後の方向性

我が国の製薬会社の国際競争力を確保するために，MPS について我が国独自の技術開発を実施することが重要であることは疑いない。OECD や ICH のガイドライン[10,17]への収載は，政治的要素も多分に関係するので容易ではないであろうが，少なくとも優れた技術を開発して，de facto standard として確立する必要がある。

筆者らは，MPS を実用化するためには，次の 3 つの技術課題を解決する必要があると考える。

① 細胞源の安定供給

② 臓器特異的機能を誘導／維持できる培養技術

③ チップ製造技術

色々な場面で「良い細胞がない」という話を耳にするが，特定機能を強発現させるために遺伝子導入／組換えした細胞は "physiological" という点で目的を逸脱しているので，「細胞ありき」という考え方は一旦捨てた方が良い。また，データの共有化により技術レベル全体の底上げができるので，「良い」の中身を議論し，求められる細胞の機能について標準化，規格化をすることが急務である。

②は①と密接に関係しているが，まずは培養条件と細胞機能の関係を明らかにするため，無菌的に採取可能で，求められる機能が比較的明確な肝細胞や臍帯血管内皮細胞等について，機能を所定期間維持できる培養技術を確立することが先決であると考える。そのためには，試料の採取体制を議論し，確立する必要がある。

前述の "3D Tissue Models 2017" において，このまま MPS の有用性が示せなければ（製品とならなければ），製品化を目指すベンダー（多くはベンチャー企業）はこれ以上持ちこたえられないだろう，という危機感が示されていた。我が国ではベンチャー企業による製品化が未だ十分に機能しておらず，本分野についても既存企業に頼らざるを得ないが，MPS は少量多品種でのビジネスが想定されるため，それに対応したチップ製造技術・プロセスの確立が必要不可欠である。細胞チップは，ラボスケールでは一般的にはソフトリソグラフィー[18]で作製されるが，その材料である PDMS（polydimethylsiloxane）には疎水性低分子量物質の収着（sorption，固体への吸収）が生じるため，医薬品アッセイのためのデバイスには不向きである。この事実は国内で

4

第 1 章　臓器チップの国内外の研究開発動向と展望

は未だあまり問題にされていないが，驚いたことに米国では biologist も認識している。ラボにおいて PDMS を用いたソフトリソグラフィーで細胞チップを開発し，上手くいけばポリスチレンなどの透明プラスチックで射出成型により製品を作るという説明が一般的になされているが，細胞チップは言わばテーラーメード，少量多品種なので，1 製品で射出成型の金型費用を償却するのは難しい。

　このように，MPS を目的とした細胞チップを製品化するには，様々な局面で「物作り」のノウ・ハウが必要であり，その点に長けた我が国が欧米に追いつき，追い越すことは，今からでも十分可能であると筆者は信じている。

文　　　献

1)　松永是監修，バイオチップの最新技術と応用，シーエムシー出版（2004）
2)　酒井康行，民谷栄一監修，動物実験代替のためのバイオマテリアル・デバイス，シーエムシー出版（2007）
3)　小島肇夫監修，*In vitro* 毒性・動態評価の最前線，シーエムシー出版（2013）
4)　https://wyss.harvard.edu/wyss-institute-to-receive-up-to-37-million-from-darpa-to-integrate-multiple-organ-on-chip-systems-to-mimic-the-whole-human-body/
5)　https://www.amed.go.jp/koubo/01/02/0102C_00053.html
6)　U. Marx *et al.*, *ALTEX*, **33**, 272 (2016)
7)　S. N. Bhatia and D. E. Ingber, *Nat. Biotechnol.*, **32**, 760 (2014)
8)　T. Kanamori *et al.*, *Drug Metab. Pharmacokinet*, **33**, 40 (2018)
9)　http://www.fastcongress.com/scn/14/
10)　https://www.env.go.jp/chemi/kurohon/http2000/sec3_1.html
11)　https://emulatebio.com/
12)　https://selectbiosciences.com/conferences/index.aspx?conf = OOACWC2017
13)　D. Huh *et al.*, *Science*, **328**, 1662 (2010)
14)　http://3d-tissuemodels.com/
15)　https://iqconsortium.org/
16)　https://ncats.nih.gov/tissuechip/projects/centers/2016
17)　https://www.pmda.go.jp/int-activities/int-harmony/ich/0014.html
18)　Y. Xia and G. M. Whitesides, *Annu. Rev. Mater. Sci.*, **28**, 153 (1998)

第2章　動物実験代替法としての臓器チップへの期待

小島肇夫[*]

1　序論

　動物実験代替法（以下，代替法と記す）とは，動物実験の 3Rs を前提に既存の動物実験を代えていくことを指す[1]。動物実験の 3Rs とは，Russel と Barch が提唱した使用動物数を削減すること（reduction），実験動物の苦痛軽減と動物福祉を進めること（refinement），および動物を用いない，あるいは系統発生的下位動物を用いる試験法に置換すること（replacement），という原則を指す[2]。ゆえに，代替法について説明するには，3Rs すべてについて触れねばならない。ただし，本書は，臓器チップの開発動向についてまとめられていることから，動物実験の中で replacement に特化すべきと考え，reduction や refinement の動向は関係ないと判断した。ゆえに，本章では，*in vitro* 試験の現状をまとめた後，昨今開発が進んでいる "microphysiological system" の現状と課題についてまとめた。

2　動物実験代替法に関する国際動向

　動物実験の 3Rs は欧米を中心に高まり，最近では動物実験の種々の国際規制に関与している。例えば，EU では 2009 年の化粧製品における動物実験の禁止に続き（marketing ban），2013 年3 月より，化粧品に配合される新規成分の動物実験禁止が施行された（testing ban）[3]。この状況は EU だけの問題に留まらず，その加盟国や全世界に波及しつつある[4]。国際的な経済のボーダーレスが言われている昨今，日本の化粧品企業においても，日本の規制を待たず次々と化粧品開発への動物実験の禁止を表明している。

　この動きは化粧品に留まらず，医薬品にも広がっている。医薬品規制調和国際会議（International Conference on Harmonisation of Technical Requirements for Registration of Pharmaceuticals for Human Use：ICH）においては，動物試験法の改善と代替法の利用を求めている[5]。動物用医薬品の承認審査資料の調和に関する国際協力会議（International Cooperation on Harmonization of Technical Requirements for Registration of Veterinary Medicinal Products：VICH）においても，2007 年に 3Rs の宣言を示し，各地域間の *in vitro* 試験の採択に障壁がなくなり，試験の繰り返しを避けることを期待している[6]。国際標準化機構（International

---

　[*]　Hajime Kojima　国立医薬品食品衛生研究所　安全性生物試験研究センター
　　　　安全性予測評価部　室長

Organization for Standardization：ISO）においても，動物福祉のガイダンスが作成されるなど，医療機器の標準化に影響しつつある[7]。化学物質においても，欧州化学品庁（European Chemicals Agency：ECHA）は，化学物質の登録，評価，認可および制限（Registration, Evaluation, Authorization and Restriction of CHemicals：REACH）において年間10 t 以上の登録の場合，化学物質安全性報告書の提出を求めているが[8]，2016 年 7 月に REACH 規則の情報要件を満たす代替法の使用方法を，欧州 CLP 規則（EU Classification, Labelling and Packaging of substances and mixtures，分類表示包装規則）に関する実践ガイドリストの中に示した[9]。また，米国では有害物質の生産およびアメリカへの輸入に関する法規制である有害物質規制（Toxic Substances Control Act：TSCA）が，2016 年に改訂され，動物実験を最小限にとどめ，場合によっては代替するための規定が盛り込まれ，新たな試験方法の研究開発を優先し，評価（バリデート）された代替法がある場合には，それを使うことを義務付けた[10]。

これらの背景には，米国科学アカデミーが 2007 年に示した「21 世紀の毒性学」が起因している[11]。今世紀は，これまでの動物実験主体の安全性評価から，作用機構に依存した in vitro 試験，in silico の利用に切り替えていくべきとの方針である。この方針を受け，哺乳動物を用いない方法を模索した in vitro または in silico 研究が，この 10 年の間に，着実に普及している。

3　公定化された試験法の有用性と限界

化学物質等の安全性評価法として，経済協力開発機構（Organisation for Economic Co-operation and Development：OECD）の試験法ガイドライン（Test Guideline：TG）が著名である。OECD TG の基本的な考え方は，TG に基づき提出されたデータを，加盟各国の行政官は許認可申請資料として受け入れなければならないことである（データの相互受け入れ）。それら TG の中で，ヒト健康に関わる有益な in chemico または in vitro 試験法として，2017 年 12 月現在，23 の TG，33 の試験法やモデルが採択されている[12]。これらの試験法は化学物質の有害性同定には有用であるが，化学物質のリスク評価や他の物質の安全性評価のような広範囲な対応を目的とはしていない。その多くは，欧州では化学物質のリスク表示識別等に利用され，特に昨今では国連化学品の分類および表示に関する世界調和システム（United Nations Globally Harmonized System of Classification and Labelling of Chemicals：UN GHS）の分類に寄与している[13]。日本でも医薬部外品のガイダンス[14]や毒劇法の評価法により[15]，in vitro 試験法を用いた評価が可能になるなど普及しつつある。

ただし，これまでに TG として採択された試験法は，表 1 に示すように，腐食性，皮膚刺激性，光毒性，眼刺激性，皮膚感作性，内分泌かく乱，および遺伝毒性試験等に限られている。注意しておくべきことは，これら TG を用いても，単独試験法で安全性を担保できる in silico や in vitro 試験はない。強い毒性や無毒性の評価が可能なだけであり，毒性の強度も評価できず，もちろん，リスク評価に使えないことである。

表1 動物実験代替法（置き換え）が関係した OECD のヒト健康に関与する TG（2017）

TG No.	TG 名称
皮膚腐食性試験（3試験法，TG431 には4つの皮膚モデルが含まれる）	
430	*In vitro* 皮膚腐食性：経皮電気抵抗試験（TER）
431	*In vitro* 皮膚腐食性：ヒト皮膚モデル試験
435	皮膚腐食性評価のための *In vitro* 膜バリア試験法
皮膚刺激性試験（1試験法，TG439 には4つの皮膚モデルが含まれる）	
439	*In vitro* 皮膚刺激性：再構築ヒト表皮試験法
光毒性試験（1試験法）	
432	*In vitro* 3T3 NRU 光毒性試験
眼刺激性試験（5試験法，TG492 には2つのモデルが含まれる）	
437	i)眼に対する重篤な損傷性を引き起こす化学品，および ii)眼刺激性または眼に対する重篤な損傷性に分類する必要のない化学品を同定するための，ウシ角膜を用いる混濁度および透過性試験法
438	i)眼に対する重篤な損傷性を引き起こす化学品，および ii)眼刺激性または眼に対する重篤な損傷性に分類する必要のない化学品を同定するための，ニワトリ摘出眼球を用いる試験法
460	眼腐食性物質および眼に対する重篤な刺激性物質を同定するためのフルオレセイン漏出試験法
491	i)眼に対する重篤な損傷性を引き起こす化学品，および ii)眼刺激性または眼に対する重篤な損傷性に分類する必要のない化学品を同定するための，*in vitro* 短時間曝露法
492	眼刺激性または眼に対する重篤な損傷性に分類する必要のない化学品を同定するための，再構築ヒト角膜試験法
皮膚感作性試験（計6試験法，TG442E には3試験法が含まれる）	
442C	*In Chemico* 皮膚感作性：ペプチド結合性試験（DPRA）
442D	*In vitro* 皮膚感作性：角化細胞株レポーターアッセイ（ARE-Nrf2 Luciferase Test Method）
442E	*In vitro* 皮膚感作性：ヒト細胞株活性試験（h-CLAT, U-SENS, Il-8 Luc assay）
内分泌スクリーニング（6試験法，TG455 には2つの試験法，TG493 には2試験法が含まれる）	
455	性能基準 TG：化学物質のエストロゲンアゴニスト活性の検出を目的とした，安定に形質移入されたヒトエストロゲン受容体-α の転写活性化（STTA）試験
456	H295R 細胞ステロイド生合成アッセイ法
458	アンドロゲン受容体（AR）作動・拮抗剤検出安定トランスフェクトトランス活性化（STTA）試験
493	性能基準 TG：化学物質のヒト組み換えエストロゲンレセプター（hrER）*in vitro* 法（ER 結合アフィニティ）
遺伝毒性試験（5試験法）	
471	細菌復帰突然変異試験
473	哺乳類の *in vitro* 染色体異常試験
476	*Hprt* 遺伝子と *Xprt* 遺伝子を用いる哺乳類細胞の *in vitro* 遺伝子突然変異試験
487	哺乳類細胞を用いた *in vitro* 小核試験
490	チミジンキナーゼ遺伝子を用いた哺乳類細胞の *in vitro* 遺伝子突然変異試験
経皮吸収試験（1試験法）	
428	*In vitro* 皮膚吸収試験法

　さらに安全性評価項目のそれぞれに必要な試験法，例えば，トキシコキネティクス，反復投与毒性試験，生殖毒性試験，発がん性試験などの全身毒性試験においては，ほとんど代替法が開発されていない[16]。ただし，これら全身毒性試験の代替法開発に世界は手をこまねいている訳ではない。

4 全身毒性試験の代替開発への取り組み

4.1 欧州の動向

EU では 2010 年から進んできた反復投与毒性試験の代替法を検討する SEURAT-1 プロジェクトが 2016 年に終了し[17]，その継承プロジェクトとして，2016 年の 1 月から作用機構に基づく毒性試験およびリスク評価を目指した EU-ToxRisk が始まった[18]。3 億ユーロを越える予算により，大規模な共同研究を進める 6 年間のプロジェクトである。代替法の開発，評価および履行を推進する EU 規制 2010/63/EU による動物実験の 3Rs 原則をもとに，新規アプローチ法（New Approach Methods：NAM）のみを基に，ヒト健康リスクを曝露に依存して評価する試験戦略を進めている。EU においては，ある反復投与毒性や生殖発生毒性に関する多くの法律に広範に対応できる NAM が必要とされている。In vitro 試験法の有用性はハイスループットスクリーニング（High-Throughput Screening：HTS）とハイコンテンツアナリシス（High Contents Analysis：HCA）により導かれるとされている。HTS は，大量の化合物ライブラリーをスクリーニングするための迅速で経済的な手段であり，HCA は，細胞イメージング技術を用いて生物学的反応を多面的に解析する手法である。HTS，HCA に加え，トキシコゲノミックスを活用することが EU-ToxRisk の特徴である。これら技術を用い，microphysiological system を開発することがこのプロジェクトの目的である。

4.2 米国の動向

2011 年より，米国食品医薬品局（Food and Drug Administration：FDA），米国国防高等研究計画局（Defence Advanced Research Projects Agency：DARPA）および米国国立衛生研究所（National Institute of Health：NIH）は Microphysiological system program をスタートした。共同研究により，ヒトミクロシステム，臓器チップを開発し，行政評価に利用するためのプロジェクトである[19]。すでに Liver-on-a-chip が食品の安全性評価に使われるシステムのバリエーションも検討されるなど徐々に成果も上がりつつある。

一方，健康環境科学研究所（Health and Environmental Sciences Institute：HESI）[注1]では RISK21（Risk Assessment in the 21st Century）という枠組みを作り，化学物質のヒト健康リスクにおける科学的，明確かつ効果的な評価法の開発を目指している[20]。ヒト健康リスクが判断できる情報を製品レベル，曝露評価，段階的に集めるというものであり，ケースレポートを作成している。

注1） 健康環境科学研究所（Health and Environmental Sciences Institute：HESI）とは，地球規模の健康と学究的な世界，政府からの科学者の取り組みを通じて環境課題の解決に貢献する非営利機関である。

4.3 OECD の動向

　環境毒性や全身毒性試験の代替を開発する手始めに有害性発現経路（Adverse Outcome Pathway：AOP）の手法が US EPA で確立された。昨今では，EU の JRC（Joint Research Center）も賛同し，OECD もこの開発を積極的に後押ししている[21]。AOP とは，毒性経路を初期の分子的な反応から始まり，細胞レベル，組織レベルで考え，動物実験を経てヒトや環境への影響を毒性作用機構のレベルで把握しようというものである。開発された AOP から主要因子（Key Element：KE）すなわち，バイオマーカーを見つけ，in silico や in vitro 試験法の開発を促すことを目指している。それらの試験結果と吸入・分布・代謝・排泄（Absorption, Distribution, Metabolism, and Excretion：ADME）の曝露評価を合わせ，証拠の重みづけ（Weight of Evidence：WE）を網羅した「統合的に化学物質の安全性を評価するアプローチ（Integrated Approaches to Testing and Assessment：IATA）」[22]主導のリスク評価を OECD では推奨しており，それを経て Defined Approach という考え方に基づき，データの相互受け入れの検討が進んでいる。この理由として，前述したように，採択されている局所毒性を中心とした TG であっても，単独試験法で安全性を担保できる in silico や in vitro 試験はない。試験法の組み合わせにより，毒性強度の評価を可能にするためである。

4.4 日本の動向

　経済産業省のプロジェクトにおいて，2007 年より，独立行政法人新エネルギー・産業技術総合開発機構（New Energy and Industrial Technology Development Organization：NEDO）プロジェクト（2007～2010 年度）および経済産業省のプロジェクト（2011 年度）にて[23]，有害性評価支援システム統合プラットフォーム（Hazard Evaluation Support System Integrated Platform：HESS）が開発された[24]。ラットを対象とした化学物質の反復投与毒性試験データおよび毒性にかかわる作用機序情報などを集積した毒性知識情報データベースとラットやヒトなどの哺乳類における化学物質の代謝情報から構成される知識情報データベースの 2 つのデータベース（HESS DB：Data Base）を備えたシステムである。これら 2 つのデータベースから必要な情報を抽出し，各化学物質間のデータの比較や化学物質の分子構造，物理化学的性質などによる化学物質の分類（カテゴリー化）をし，カテゴリーアプローチによる未試験化学物質の反復投与毒性の評価を支援することが可能である。一方，2006～2010 年度に高機能簡易型有害性評価手法の開発プロジェクトが遂行され，新たな in vitro 試験法として，発がん性スクリーニング（形質転換試験），皮膚感作性試験，生殖毒性試験の代替法開発が進み，その成果の一部は OECD の TG（IL-8 Luc assay：TG442E）やガイダンス文書（Bhas42 assay：GD231）の採択につながっている[12]。また，2011～2015 年度には，28 日間反復投与試験の動物サンプルから取得した遺伝子発現変動データを活用して有害性を予測する手法の開発や，肝臓毒性，腎臓毒性および神経毒性などの複数の in vitro 試験法の開発，および迅速かつ効率的に実施できる有害性評価システム等を構築することを目指したプロジェクトも実施された[25]。残念ながら開発された試験法をバリ

デートする段階にも至っていない。2017年度からは，肝毒性をAIで評価しようというプロジェクトが始まっている。

一方，国立研究開発法人日本医療研究開発機構（Japan Agency for Medical Research and Development：AMED）において，iPS細胞（induced Pluripotent Stem cell）を用いた心毒性，神経毒性，肝毒性試験の開発が進み，その中でiPS細胞由来心筋細胞を用いた薬物誘発催不整脈リスク予測試験法への利用が公定化に向け，開発されている[26]。

さらに，2017年度から生理学的薬物動態PBPK（physiologically based pharmacokinetic）モデルの一環として，body-on-a-chipのプロジェクトが進むなど，遅ればせながら日本でも試験法開発体制が整いつつある。

4.5 Microphysiological systemでの現状と課題

動物福祉以前に，医薬品開発における種差や個体差を解消しうるヒトのADMEモデルの開発が国際的にも待たれる[27]。ゆえに，microphysiological systemであるヒト細胞を用いたbody-on-a-chipに掛ける期待は製薬業界において大きい[28〜30]。ただし，いまだこのモデルに用いる有用なヒト正常細胞は，多数市販されているが安定供給できていない状況であり，iPS細胞からの分化細胞もまだ研究の範囲に留まっている。良い分化細胞がない以上，ヒト細胞株（例えば，ヒト肝細胞株HepaRG，ヒト結腸癌細胞Caco-2，ヒトマクロファージ様細胞THP-1など）や動物由来細胞を用いるモデルの研究に期待せざるをえない。ただし，これらを用いた肝臓，小腸，腎臓，神経に関する培養モデルの機能発現は不十分である。それを承知の上で，臓器間を連結し，灌流培養することになる。最終的な目標である多数の臓器モデルを連結して培養するhuman-on-a-chipはともかく，小腸と肝臓を連結して物質のPBPKを調べるbody-on-a-chip研究が[31]，欧米のベンチャー企業と製薬企業の間で最も進んでいる。今後は2臓器連結モデルが続々と開発され，トキシコキネティックが種差や個体差を埋めるための研究に利用されることを期待している。

5 終わりに

未完全ではあるものの，局所毒性試験の代替法の開発が一息ついたということもあり，世界の潮流は全身毒性の代替法開発のための，ADME，そしてトキシコキネティクスの開発に突き進んでいる。その有用なツールであるbody-on-a-chipを用い，PBPK研究が加速度的に進むことを期待している。

文　　献

1) OECD Guidance Document No.34, OECD Series on Testing and Assessment（2005）
2) W. M. S. Russell and R. L. Burch, The Principles of Humane Experimental Technique, http://altweb.jhsph.edu/pubs/books/humane_exp/het-toc（2017）
3) Commission Staff Working Documents, Council Directive 76/768/EEC, EN, SEC82004, p.1210, http://eur-lex.europa.eu/LexUriServ/LexUriServ.do?uri=CONSLEG:1976L0768:20100301:en:PDF（2017）
4) JAVA, *JAVA News*, **92**, 6（2014）
5) 医薬品医療機器総合機構, ICH, https://www.pmda.go.jp/int-activities/int-harmony/ich/0014.html（2017）
6) VICH, http://slideplayer.com/slide/10583916/（2017）
7) ISO 10993-2:2006 Biological evaluation of medical devices --Part 2: Animal welfare requirements, http://www.iso.org/iso/iso_catalogue/catalogue_tc/catalogue_detail.htm?csnumber=36405（2017）
8) REACH, http://www.env.go.jp/chemi/reach/reach.html（2017）
9) CLP, http://www.nikkakyo.org/reach/_userdata/V1/_documents/CLP_Notification_Points.pdf（2017）
10) H. R. 2576: Frank R. Lautenberg Chemical Safety for the 21st Century Act, https://www.govtrack.us/congress/bills/114/hr2576/text（2017）
11) Toxicity Testing in the 21th Century, National Acadeny of Sciences, Washington, DC, USA（2007）
12) OECD, Guidelines for the Testing of Chemicals, http://www.oecd.org/env/ehs/testing/oecdguidelinesforthetestingofchemicals.htm（2017）
13) 国連GHS, http://www.meti.go.jp/policy/chemical_management/int/files/ghs/GHS_rev5_jp_document.pdf（2017）
14) 医薬品医療機器総合機構, 動物実験代替法, https://www.pmda.go.jp/review-services/drug-reviews/about-reviews/q-drugs/0002.html（2017）
15) 厚生労働省医薬・生活衛生局医薬品審査管理課, 薬生薬審発0613第1号, 毒物劇物の判定基準の改定について, http://www.nihs.go.jp/mhlw/chemical/doku/tuuti/H290613/20170613tuuti.pdf（2017）
16) S. Adler *et al.*, *Arch. Toxicol.*, **85**, 367（2011）
17) SEURAT-1, http://www.seurat-1.eu/（2017）
18) EU-ToxRisk, http://www.eu-toxrisk.eu/（2017）
19) M. E. Anderson *et al.*, *ALTEX*, **31**, 364（2014）
20) Risk 21, http://risk21.org/（2017）
21) OECD Series on Adverse Outcome Pathways, http://www.oecd-ilibrary.org/environment/oecd-series-on-adverse-outcome-pathways_2415170x（2017）
22) Integrated Approaches to Testing and Assessment（IATA）, http://www.oecd.org/chemicalsafety/risk-assessment/iata-integrated-approaches-to-testing-and-assessment.

htm（2017）

23） NITE, http://www.nite.go.jp/chem/qsar/hess.html（2017）

24） NEDO, http://www.nedo.go.jp/activities/ZZ_00157.html（2017）

25） 経済産業省，http://www.meti.go.jp/policy/chemical_management/other/kenkyu_kaihatsu/ sekiyu.html（2017）

26） H. Ando *et al., J. Pharmacol. Toxicol. Methods*, **84**, 111（2017）

27） U. Marx *et al., ALTEX*, **33**, 272（2016）

28） 金森敏幸，杉浦慎治，生物工学，第92巻，171（2014）

29） A. R. Perestrelo *et al., Sensors（Basel）*, **15**（12），31142（2015）

30） H. Kimura *et al., Drug Metab, Pharmacokinet.*, pii: S1347-4367（17）30195-7（2017）

31） M. B. Esch *et al., Lab Chip*, **14**, 3081（2014）

第3章　Physiological model としての臓器チップへの期待

安西尚彦*

1　はじめに

　個体は多臓器からなるシステムであり，複数臓器のネットワークによって成り立っているが，その解明は容易ではない。生理学・医学は，基本的にはヒト臨床や動物からトップダウン的に個体を理解しようとするものである。一方近年では，生命を分子からボトムアップ的を理解しようとする動きも始まっている。

　細胞は，分子から個体へと続く階層の中で，分子反応が生理学的機能に結実される最小単位である。しかし従来細胞は定性的スクリーニングや局所のメカニズム解明のツールでしかなかった。

　近年，iPS 細胞研究の進展もあり，ヒト細胞が得られやすくなり，また培養工学も著しく進歩している。特に，臓器細胞の3次元・階層的培養や，マイクロ流体デバイスを用いる Organ/Body-on-a-chip といった臓器チップが開発されており，生理学性向上の手がかりとなるものである。これらの技術を適切に利用すれば，生理学的で，かつ個体に向かって階層を遡ることが可能な実験システムの構築が可能となり，それを基盤とした個体応答メカニズムの解明の新たなアプローチの開発につながる。それは「細胞」を結節点とした分子レベルの反応から個体応答までの一貫した理解が期待される。

2　生物学と生理学

　「生物学」とは，生命現象を研究する自然科学の一分野であり，広義には医学や農学など応用科学・総合科学も含み，狭義には基礎科学（理学）の部分を指す。これに対し，「生理学」とは生命現象を機能の側面から研究する生物学の一分野で，広義には，生命現象のありのままを研究するため，「生物学」と同義と言える。

　個体応答理解のための最も基礎的な学問である生理学には2つの潮流がある（図1）。1つは分子レベルから細胞までを説明する「細胞生理学」であり，もう1つは個体応答そのものを対象とする「個体生理学」で，従来それぞれ独立して発展してきた。後者の個体生理学は，疾患を正常な個体全体の破綻として，さらに疾患の治療による改善は個体全体の治癒として捉えるが，基本

---

　*　Naohiko Anzai　千葉大学　大学院医学研究院　薬理学　教授

第3章　Physiological model としての臓器チップへの期待

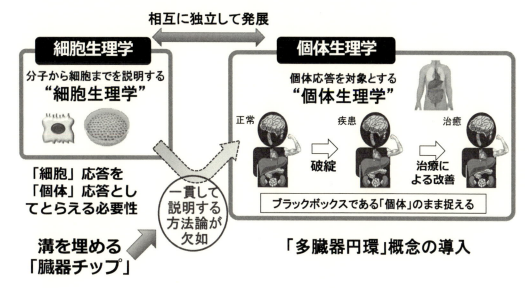

図1　生理学の従来の2つの潮流

的な特徴はブラックボックスである「個体」のまま捉えることである。ところが昨今の科学の進歩により「細胞」応答を「個体」応答としてとらえる必要性が出てきているにも関わらず，上記理由のため，「細胞生理学」と「個体生理学」とを一貫して説明する方法論が欠如しており，課題として溝を埋める「何か」が求められるようになった。

このような中，近年「臓器のネットワークの破綻が病気であるとする"臓器連関"」という概念が提出されてきている。すなわち個体を，構成要素である「臓器」とそれを取り巻く神経・免疫・内分泌・循環などネットワークなどにより構成される「システム」として捉え，その恒常性破綻がヒトの病気をきたすとするものである。

3　多臓器円環の概念

2011年10月8日に開催された学術シンポジウム「多臓器円環のダイナミクス」にて，疾患理解のパラダイムシフトとして，単一細胞／単一臓器の異常から複数臓器とその周囲に巡らされた神経・免疫・内分泌・循環等のネットワークが織り成す「システム」の破綻としてとらえる「多臓器円環」の概念が主に医学系から提案された。「恒常性の維持に関わる神経，免疫，内分泌の高次ネットワークの時空間的理解と制御」を意味する「ホメオダイナミクス（Homeodynamics）」という言葉に象徴されるその戦略イニシアティブのもと，「多臓器円環のダイナミクス」研究の推進が謳われた。その意義として，以下の3つが挙げられた。
① 生命科学的意義
　既存の生命科学に複雑系や並列系，相関系などの概念を持ち込むことで，「生命体の持つ構造

と機能の連関」「生物の死と再生」「種々のストレスに対する生体の適応と破綻の生物学的基盤」等の問題への理解が進む。

② 臨床医学的意義

システムとして個体や集団を捉えるための方法論の確立やその成果から，新たな要素課題を抽出し，生命の理解にもとづく最適医療の提供を求めるという，研究サイクルの創出が期待される。

③ イノベーション的意義

多様な疾患に関する「先制医療」「発症予測・介入」技術の確立と実現の推進の他，異なる学問領域間の「知の循環」。

これらの意義は，日本内科学会，日本動脈硬化学会，日本循環器学会，日本神経科学学会，日本免疫学会，日本内分泌学会を始めとした20の学会の賛同を得て，平成24年度からAMED-CRESTの「生体恒常性維持・変容・破綻機構のネットワーク的理解に基づく最適医療実現のための技術創出」採択へと結実した。

4　多臓器円環の課題と臓器チップの有用性

このように進展の著しい「多臓器円環」であるが，そこには語られない課題が隠れている。すなわち，現在の"臓器連関"の進め方では，結局臨床ないし動物実験という「個体」での理解に留まっている，つまり「個体生理学」の域を超えていないことである。現在の進め方は，神経・免疫・循環・内分泌系を完全に排除できず，時間の無駄とも言えるロースループットのため解析に多大な労力が必要で，実験条件の数だけ解釈があり，そもそも定性的であるなど，ヒト臨床や動物実験で得られる様々な階層の，多数の交絡因子の中で解析する必要があり，表層的な相関関係は示せても根本にあるメカニズムは実証不能と言える。では従来の単層細胞培養での解析ではどうかとなると，培養細胞はメカニズム解明・創薬スクリーニングに必須なものの，多臓器円環の解析は不可能である上，肝臓での糖・脂肪合成等はそもそも生体応答が再現しないという欠点が指摘されている。

以上のことから，分子から個体までをメカニズムに依拠し一貫して説明するためには，2つの生理学を繋ぐ新たな方法論が必要で，言わば「*in vitro* 生理学」技術ともいうべき生理学性を向上させた3次元培養や臓器チップ（Organ/Body-on-a-chip）の基盤技術は，まさにこの欠けている部分を繋ぐ，次世代の方法論の基盤になることが期待される。その有用性として臓器連関の実体が何かにより，以下のものが挙げられる。

① 臓器連関の実体が「液性因子」の場合

数理解析モデルの構築や，末梢血の血糖変動からの肝糖産生の評価法など疾患の診断に役立つインデックス・マーカーの同定などから，標的臓器への作用について，量と時間軸を考慮した連続的な解析が可能であることや，標的臓器に影響を及ぼす分泌臓器からの新規な液性因子の解明が期待できる。

第 3 章　Physiological model としての臓器チップへの期待

② 臓器連関の実体が「神経など」を介する場合

　脳のインスリン作用は自律神経を介して，肝糖産生を抑制する一方，免疫組織では炎症誘導を惹起することが知られているため，自律神経節などの臓器チップができれば，メカニズム解明のハイスルーブット化・臓器連関の多彩な標的臓器の作用解明が期待され，その結果，肥満から糖代謝・炎症・血圧などの多彩な疾病を合併するメカニズムなど，臓器連関に根差した個体レベルでの疾病病態およびそれに対する薬効の解明，ひいては現状のドラッグのリポジショニングを含めた新規薬剤標的解明，および外環境変化に対応する微量な情報伝達物質の解明が期待される。

③ 臓器連関自体の重要性の解明

　代謝・栄養の恒常性維持に必要とされるメカニズムの再構築・連関の数理モデルの構築が期待される。例えば中枢神経作用による肝糖代謝調節について，この仕組みが生体の糖代謝恒常性維持にどの程度重要かは，議論が分かれるが，再構築に不要である連関は生体恒常性においての重要性は低い，などの解明が期待される。

5　臓器チップによる「自律臓器学」の確立へ

　生体において，通常 1 つの臓器の死は個体の死を意味する。しかしそれには例外がある。その代表が「腎臓」である。腎臓は尿の生成を通じて

① 体液量の調節（血圧の調節）
② 電解質（Na，K，Cl，Ca，Mg，重炭酸，リン酸など）量の調節
③ 体液酸塩基平衡の調節
④ 尿酸・尿素・薬物など老廃物の排出
⑤ ビタミン D 活性化，レニンやエリスロポエチン産生といった内分泌の働き
⑥ 糖新生，薬物解毒などの代謝作用

といった様々な生理的役割を担っている。これが糸球体腎炎やネフローゼといった腎疾患，あるいは高血圧や糖尿病といった全身性疾患など，様々な原因により生じる腎病変の結果，慢性持続性の腎機能低下が進むといわゆる慢性腎不全（chronic kidney disease：CKD）となり，先の全ての生理的機能が徐々に失われて行く。それらの機能低下が進むと原則人間は生存が不可能になるが，この時腎臓の機能を代替する血液透析など「人工腎臓」と呼ばれる装置を用いることで，腎機能の中で一番重要な体内の老廃物の排出が可能となり，体内環境の調節が可能となり，現在は CKD になっても，すなわち 1 つの臓器である腎臓の死が個体の死を意味しない状況が作り出されている。

　しかし人工腎臓は血圧維持（①），電解質（②）や酸塩基平衡維持（③），さらに老廃物排出（④）の面での腎機能の代替は可能でも，内分泌機能（⑤）の代替は不可能であるため，定期的なビタミン D やエリスロポエチンなどのホルモン注射を必要としている。

　さらに残念なことに薬物解毒や糖新生といった代謝機能は全く代替できてはいない。特に人工

17

透析患者さんの8割は，膵臓のインスリン分泌および肝臓のインスリン反応は正常にも関わらず，糖代謝障害が出現することが知られており，近年全身の糖代謝における腎臓の糖新生の重要性がクローズアップされてきている。この人工透析患者さんに見られる糖代謝障害は，CKDに伴う尿毒症によって2次的に起こる可能性や，末梢でのインスリン感受性低下などが原因としてあげられるのに加え，これまであまり注目されてこなかった腎臓が持つ糖代謝機能自体の原因である可能性が指摘されるようになってきた。これまでは人体最大の代謝臓器である肝臓を中心にして考えられてきた全身の糖代謝の中で，マイナーであり重視されてこなかった腎臓の役割だが，その「腎臓」という一臓器の役割解明は必須である。そのためには，全身糖代謝のメジャーな臓器である肝臓から切り離した状況を確立しない限り，それは不可能であり，究極の代替腎臓を作るためには，腎臓本来の機能の把握が必須である。

　ある意味「臓器本来の役割の解明なくして臓器連関（臓器間作用）の理解なし」，と言えるわけであるが，この「臓器の自律性」の解明のために期待されるのが，Organ/Body-on-a-chipといった臓器チップである（図2）。同時に多臓器に作用するインスリンなどの液性因子や，迷走神経などの神経因子の中で成立する個体応答，その状況下における臓器「1つ」での本来の役割の解明から，脳と肝あるいは肝と腎という単純な「2つ」の臓器，さらには「3つ以上」の連関を，一臓器の視点から見た場合に，個体の中にある時（プラス状態）と個体から切り離した時（マイナス状態）で比較することが解明に必須であり，これを可能にできる基盤技術が臓器チップであり，本来の臓器固有の機能の解明を技術的に可能とし，今後「自律臓器学」と呼べる生理学の一領域の確立につながることが期待される。同時に多臓器に作用するインスリンなどの液性因子および迷走神経などの神経因子の中で成立する臓器連関の中という疑似生理的 *in vivo* 状態であるプラス環境（Body-on-a-chip）と，いわゆる conditional KO マウスモデルのような臓器1つを

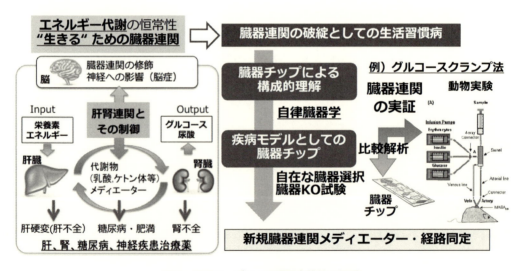

図2　臓器チップによる臓器自律性の解明

第3章　Physiological model としての臓器チップへの期待

切り出したマイナス環境（Organ-on-a-chip）を臓器チップにより生み出すことで比較可能になることである。これにより「臓器自律性」の解明が達成されると，腎臓をはじめとした究極の代替臓器の創出につながるものと期待される。

　近年世界的にこれまでのインスリン分泌に介入することで行う糖尿病治療を一変させる新規治療法が導入された。それは腎臓の近位尿細管という極めて限局した部位に発現する一種のグルコース再吸収トランスポーターである分子を標的として阻害する薬物「SGLT2阻害薬」の開発である。この薬物は図3に示すように，1つの腎臓の中に100万個あると言われる血管の塊である糸球体から血液をろ過して出てくるグルコースを特異的に回収するトランスポーターSGLT2にある通り道を塞ぐことで，グルコースの血管内への再流入を防ぎ，尿中へと排泄させ，ひいては血糖値を低下させるというメカニズムにより糖尿病状態を改善させる。

　新規抗糖尿病薬SGLT2阻害薬による効果には疑いがないが，その作用の理解はまだ十分ではなく，全身への（多）臓器作用であるとする意見（図3：可能性1）とグルコース再吸収阻害に伴う近位尿細管への（単）臓器作用とする意見（図3：可能性2）が出され，まだ結論は出ていない。このような議論に対する結論を導く1つの考えは「自律機能学」の視点であり，基盤となる技術は臓器チップではないかと考えられ，今後さらなる応用が期待される。

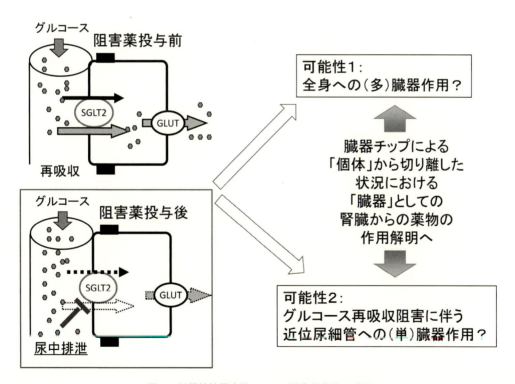

図3　新規抗糖尿病薬SGLT2阻害薬作用の理解

6 まとめ

本稿では，医学生理学分野の研究者の視点から，現状の総括と臓器チップへの期待を述べさせて頂いた。相互に独立して発展してきた細胞生理学と個体生理学が，「多臓器円環」の概念導入により，相互の溝を埋める必要性が高まっているが，その概念は医学系を中心に始まったことから，臨床ないし動物実験という「個体」での理解に留まるために「個体生理学」の限界を超えらず，その壁を越える新たな基盤技術としての臓器チップの確立が求められている。生理学性を高めた Organ/Body-on-a-chip などの臓器チップを用いた *in vitro* 臓器ノックアウトから「臓器自律性」を明らかにすることで，「自律臓器学」の概念に基づく，これまでに観測不能であった未知の因子の発見や，従来説明不能であった現象の理解に貢献することが期待される。

とはいえ，腎臓のような多様な細胞から成る臓器をどのようにチップ上に再現させるのか，まだまだ実際的に課題はあるものの，臓器連関モデルとしての臓器チップの必要性は今後益々高まるものと思われる。

第4章　製薬企業から見た臓器チップへの期待

田端健司[*]

1　医薬品研究開発における不確実性

　医薬品開発中止リスクは製薬企業にとっては大きな経営課題である。1990年代になると，ブロックバスターと呼ばれる大型新薬が相次いで登場するなかで，研究開発費（R&D費）が高騰し世界で販売するような大型新薬1製品のR&D費は26億ドル（約3千億円）を超える[1]。製薬企業にとってR&D productivityと新薬創出力の向上が経営計画の柱となり，我が国の製薬企業にとっては海外メガファーマとの厳しい競争に立ち向かわなければ生き残れない状況にある。

　一般的に医薬品研究開発期間は10〜15年と長く，new chemical entityの成功確率は2〜3万分の1と難易度の極めて高いビジネスである[2〜4]。特に臨床後期での開発中止はダメージが大きく，有望な新薬候補化合物については早期に良否を判断し，研究開発期間短縮とR&D費削減が研究戦略として重要になっている。臨床開発での中止理由は前臨床研究段階の動物試験や*in vitro*試験データで予見できないヒトにおける薬物動態・安全性および有効性である。そのため臨床予測性向上が重要な研究テーマとなる。

　製薬企業の創薬研究においてヒト試料を用いた研究が盛んになってきたのは1970年代後半であり，薬害などからヒトにおける薬物代謝・毒性を臨床開発前に評価する重要性が増してきてからである。動物からヒトへの種差の克服，*in vitro*から*in vivo*へのスケールアップがリサーチクエスチョンとして定着してきた。1980年代，製薬会社で利用可能なヒト試料と言えば輸入品の各種細胞や組織の分画画分（例えば，ヒト肝ミクロゾーム，S9など）であった。その後，凍結肝細胞，Caco-2細胞やHepG2細胞などを利用した*in vitro*研究の普及により安全性に関わるヒト代謝物の早期同定だけでなく，初回通過効果予測が盛んとなってきた。その結果，経口投与後のバイオアベイラビリティが原因でPhase 1試験が開発中止になるリスクは大幅に低下させることに貢献してきた[5〜7]。これらに加え，2000年代前半からトランスレーショナルリサーチという創薬研究と臨床研究を橋渡しする連携体制がクラスターとして構築されてきた。標的と疾患との関連性，薬効モデルの種差の壁，患者層別化など創薬難易度が上がり，proof of concept取得に注力するようになった。そのため，臨床効果予見性を高めるためにヒトから採取した生体試料（血液，細胞，臓器，ゲノムなど）を用いた非臨床研究から臨床予測を行う研究が製薬会社の研究戦略に重要な役割を果たすようになってきた。

　製薬企業はアカデミアと違って臨床試料へのaccessibilityが低く，研究目的でのヒト臓器の入

　＊　Kenji Tabata　アステラス製薬㈱　研究本部　薬物動態研究所　所長

手は容易でない。製薬企業はそれぞれの研究対象に応じて医療機関と研究提携を通じて臨床試料を利用するが，特定の疾患背景を持つ患者サンプル入手には時間を要するなど，期待する研究開発スケジュールで満足した実験データをタイムリーに得られないのが実情である。再生医療技術の進歩により iPS 細胞を始めとする幹細胞由来分化細胞を利用した創薬への応用が期待されるものの，複雑な機能をもつ臓器を再現するには科学の進歩を待たなくてはならない。

　新規化合物の臨床効果予見性の confidence（信頼性）を高め，新薬開発における基礎研究と開発研究のギャップ "death valley" を克服するためのサイエンス強化が競争優位の源泉と考えられる。製薬企業から見た臓器チップへの期待を一言で表すなら実験動物を用いた研究からヒト模倣システムを用いた研究へのパラダイムシフトと，トランスレーショナルリサーチによる臨床予見性向上による新薬総出力の強化と言い換えられよう。参考までに「わが国におけるトランスレーショナルリサーチの現状と課題」を参照いただきたい[8]。

2　Microphysiological system と臓器チップ

　臨床予測性向上と細胞培養・組織工学手法の進歩について，生体の複雑性（complexity）に応じたヒト模倣モデルの関係を示した（図 1）[9]。

　人体の複雑性を模倣したいという研究者の努力とともに，培養法や組織工学技術の進歩が相まって，さまざまなリサーチクエスチョンに応える技術が開発されてきた。下段にある *in vitro* 評価系は，長らく創薬研究で用いられてきた手法であり，この中には代謝酵素やトランスポーターの発現系に加えてヒト由来細胞の利用も含まれており，静置培養（static），懸濁細胞（suspension）での利用が主流でありスループットが高い評価系である。化合物の最適化研究において，プロファイリング目的で種々の *in vitro* 系での実験データを取得し，並行して動物実験での薬物由来の生体反応性メカニズムの理解は重要であり，候補化合物の選択において基本的な研究である。しかし，こうした *in vitro* 試験と動物試験からでも予期せぬ副作用や薬物動態的欠点によりヒトでの臨床開発を断念せざるを得ないケースは絶えない。従来の細胞培養法で見られる細胞の機能性の低下（loss of function）を補う，よりヒトに近い生理学的条件を模したミクロ環境下での培養が必要である。例えば，血流を模倣したマイクロ流路（microfluidics）の導入によるメカニカルな刺激（shear stress）を与えることで細胞の機能が向上するなど，static に比べ dynamic な環境による生理機能獲得が期待されており，このような培養システムは microphysiological system（MPS）と呼ばれている。近年の再生医療技術と組織工学の発展により，ヒト由来細胞（初代培養細胞，iPSC 由来細胞，患者由来細胞など）をサンドイッチ培養，共培養などの従来の平面培養とは異なる環境で培養したモデルを用いた評価法や，ヒト臓器の環境を生体外で再現する on chip 技術が実用化されている。

　さらに，複数臓器の連結（multi organ），臓器クロストーク（multi organ cross talk），臓器連関と免疫反応（immunocompetence）の再現など次世代 MPS への進展が期待される[10]。

第4章　製薬企業から見た臓器チップへの期待

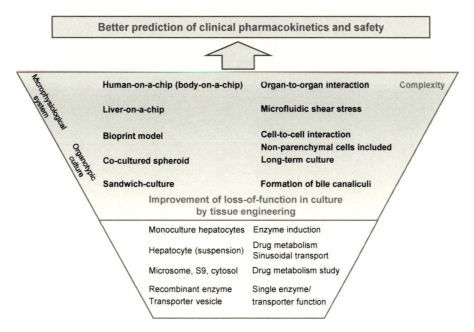

図1　Contribution of tissue engineering for better prediction of clinical pharmacokinetics and safety[9]
In vitro resources for assessment of human pharmacokinetics and safety profiles are listed with key insights into each tool. Tissue engineering technology has been incorporated in the development of organotypic culture models of the liver and enables further connection with extrahepatic culture models.

創薬研究における未充足研究領域は明確であり，医薬品候補化合物の臨床予測性向上を目的に，再生医療技術を有効性・安全性・薬物動態評価に応用化することにある。研究トレンドとしても世界経済フォーラムが公表する Top 10 Emerging Technologies of 2016 では「Organs-on-chips」が選出されるなど本分野への期待が高まっている。

3　薬物動態試験としての臓器チップ

ヒト模倣システムとして安全性，有効性を評価することは proof of concept 獲得のツールであることは言うまでもないが，模倣された臓器チップが physiologically relevant な評価系であるのかを調べる上で，薬物動態制御因子がしっかり機能を発揮しているかどうかが安全性や有効性の研究に活用するため基礎的な評価項目と考えられている。そのため臓器機能評価としての薬物動態研究への臓器チップの期待をここで取り上げる。

薬物動態とは，投与された薬物が循環血に入り標的臓器へ分布して未変化体として効果（薬理活性や毒性）を発揮し消失するまでの一連の動きであり，ADME（吸収・分布・代謝・排泄）

と称される。良質な新規化合物を創出する過程において ADME 研究は不可欠であり製薬会社の R&D バリューチェーンにおいて重要な役割を担っている。

創薬研究で主に検討対象となる ADME 関連臓器は，小腸，肝臓，血液脳関門，腎臓の 4 臓器であり，各臓器チップに求める機能をまとめた。

医薬品の多くは内服薬であり経口投与される。服薬後の薬剤が血液循環に入るまでに小腸および肝臓において吸収・代謝される。肝臓は異物を解毒・排泄する主要な臓器であるため，当然のごとく薬物は異物と認識され代謝される。代謝を逃れて全身循環血液に入ってきた未変化体の投与量に対する割合を生体内利用率（バイオアベイラビリティ：F = Fa×Fg×Fh）と呼ばれ，医薬品の用法・用量設定に重要な指標となっている。

3.1 小腸

小腸からの吸収率（Fa×Fg）を調べるには，小腸上皮細胞での化合物透過に関わる薬物代謝酵素と輸送担体の関与を調べる必要がある。

腸管膜透過性評価にはヒト結腸癌由来の細胞株である Caco-2 細胞の単層培養が用いられる。小腸上皮細胞に似た刷子縁やタイトジャンクションを形成し，化合物輸送に関わる P-gp も発現していることから，Caco-2 細胞の透過係数は Fa と良く相関する。しかしながら CYP3A や UGT，CES1 など主要な小腸代謝酵素の発現が低く，代謝型薬物には小腸での代謝の程度を別試験で実施し Fg を算出する必要がある。この目的では小腸ミクロゾームを用いた *in vitro* 試験が一般的である。小腸吸収と代謝の interplay を一度に評価するには，摘出したヒト腸管上皮細胞を用いる必要がある。しかしながら正常機能を保持した良質な腸管を入手することは困難であり，人工的に腸管を再現する MPS のアンメットニーズは大きい。

3.2 肝臓

薬剤誘発性肝障害のリスク評価は非臨床段階で不可避な研究である。化合物の生体内タンパク質への結合様式や反応性代謝物の生成などを臨床試験前に適切に予見することは安全な治療域を設定する上で重要となる。肝臓での薬物代謝評価では主に凍結肝細胞が用いられ，suspension 中での未変化体消失を肝固有クリアランスと見立てて，*in vitro-in vivo* extrapolation によって Fh を予測する方法が一般的である。しかしながら，凍結肝細胞では，aldehyde oxidase, carboxy-esterase, flavin monooxygenase などの代謝酵素の活性が低下していることがあり，酵素活性が均一に維持されている細胞が望まれる。

毒性評価においては，胆汁うっ滞や薬物間相互作用による副作用が問題となることは多く，胆汁排泄トランスポーターへの阻害や酵素誘導による肝機能パラメータの変化に対する薬物の関与を考える必要もある。さらに LDH 活性，胆汁酸組成，mitochondria 活性を高機能に評価できる細胞培養系も望まれる。

肝臓での代謝と排泄を一度に評価するには，組織画分を用いた試験では十分ではなく，胆管形

第 4 章　製薬企業から見た臓器チップへの期待

成など肝臓の高次機能を再現した評価系が望まれている。さらに肝臓での安全性評価においては繰り返し薬物暴露が可能な長期培養系も求められる。ソースにも課題はあり，初代培養系では入手が難しい細胞については，ヒト iPS 細胞から分化誘導した細胞の利用も必要と考えられる。

　小腸・肝臓による初回通過効果を予測する技術におけるアンメットニーズは大きく，新薬の評価だけでなく，飲み合わせによる薬物間相互作用研究（drug-drug interaction），薬物送達研究（drug delivery），ジェネリック医薬品の生物学的同等性や BA 評価においてもニーズは大きいと考えられる。

3.3　腎臓

　腎臓は循環血液に入った薬物の排泄器官として肝臓と並ぶ主要 2 臓器の一つである。腎臓は一旦障害されると機能回復は殆ど望めないため，医薬品による副作用として大きな問題となる。薬物の尿中排泄には，糸球体ろ過，尿細管分泌および再吸収が関与している。そのため腎臓における薬物動態を理解することは，薬物濃度維持による有効性発揮や薬物由来の腎障害を評価する上で重要である。腎障害の原因となる細胞毒性評価の観点からも *in vitro* での評価系構築は重要である。

　尿細管における薬物の分泌にはトランスポーターが関与しており，単層の尿細管上皮細胞に発現している。このため，トランスポーター（MDR1, BCRP, MRP, OAT, OCT, MATE など）を介した薬物輸送系の評価や併用薬剤や内因性物質の影響に伴う副作用リスクをあらかじめ予測することが重要になってくる。トランスポーター発現細胞（HEK293, MDCKII, LLC-PK1）を用いた被験化合物の基質性／阻害性の評価がなされているが，発現細胞株は代謝能を有していないなど生理条件を反映しておらず，臨床予見性が十分とは言えない。また，生理的条件に近い腎尿細管の極性を維持した高次機能の評価系への期待も高く，尿細管を模倣したマイクロプレートなどが近年開発されてきており，臓器チップを活用した創薬研究への応用が進んできている。今後は，ヒト iPS 細胞由来の腎尿細管上皮細胞などを利用した臓器チップの開発が期待されている。

3.4　血液脳関門

　血液脳関門（blood brain barrier：BBB）は，血液と脳実質間の生体物質輸送を制御している器官であり，強固なタイトジャンクションで形成されている。BBB の主要構成因子である脳毛細血管内皮細胞には血液と脳実質側それぞれに多様なトランスポーターや膜タンパク質が極性を持って発現している。薬物排泄トランスポーターとしては，P-gp, BCRP や MRP4 などが知られている。中枢移行性の良好な薬物を創出するためには，これら排泄トランスポーターの発現細胞を用いた評価が化合物スクリーニング用途として活用されている。しかし，発現細胞では脳関門での極性やタイトジャンクションを再現できず，薬物輸送速度を適切に評価することは困難である。BBB の構成には，脳血管内皮細胞だけでなくペリサイトやアストロサイトとの共培養が

必要と考えられている。ヒト脳由来細胞の入手にも課題があり，不死化脳毛細血管内皮細胞株を用いるなど工夫がなされている。このように，ヒト血液脳関門の機能を再現・維持できる試験系としての臓器チップに高いニーズがある。

4　製薬企業で用いる細胞培養システム

製薬企業の薬物動態研究者が認識している細胞培養評価技術の利点と改善点について肝臓モデルを例に紹介したい（図2）[9]。

サンドイッチカルチャー肝細胞（SCH）の特徴は微小胆管構造を形成する点であり，薬物の胆汁中排泄を評価することが可能である。一方で，本システムの課題として，微小胆管から胆管へのFlowが再現されていない，薬物代謝酵素活性が必ずしも十分でないなど，改善の余地がある[11]。

スフェロイド培養は，低吸着性プレートの活用などにより細胞密度を高く3Dで維持すること

Culture system	Advantage	Challenge
(a) Sandwich cultured hepatocyte [ref.11] 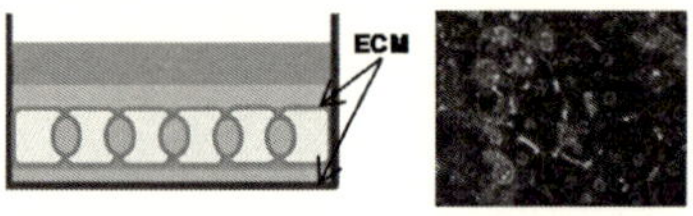	Bile canaliculi formation Long research history In-house use	Room for improvement of drug-metabolizing enzyme activity Limited culture period (~10 days) Closed bile canaliculi (not connected to bile duct)
(b) Spheroid (Ultra-low attachment plate) [ref.12] 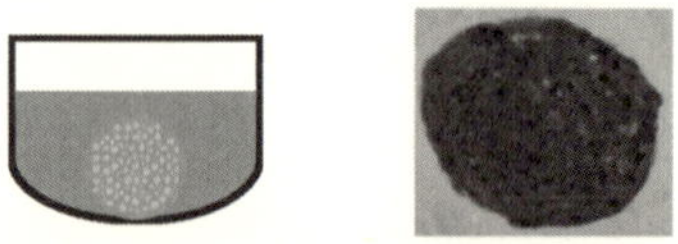	Mimics high cell density in the liver Long-sustained CYP activity Intermediate throughput (96-well format) In-house use	Variability of spheroids (large number of samples for assay) Limited data for co-culture model
(c) 3D-bioprinted human liver tissue [ref.13] 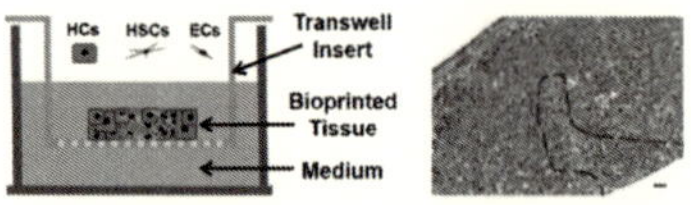	Patterned culture in 3D-manner Non-parenchymal cells included Long-sustained CYP activity Histochemical analysis	Requires a bioprinting system Limited throughput (24-well format)
(d) Microphysiological system [ref.14-16] 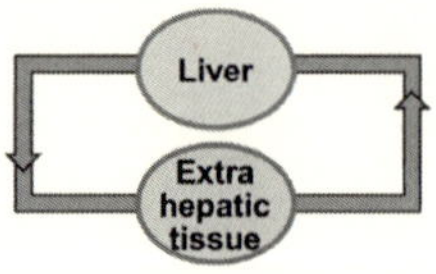	Shear stress can be applied to cells Connectable culture models Potential use for tissue-to-tissue interaction	Limited available data (under development) Requires a special instrument (e.g., perfusion pump and chip device)

図2　Visual appearance, advantages, and challenges of organotypic culture models of the liver[9] (a)Sandwich-cultured hepatocyte model. (b)A spheroid model developed in an ultra-low attachment plate. (c)3D-bioprinted human liver tissue model. (d)Microphysiological model of the liver and extrahepatic tissues.

第4章　製薬企業から見た臓器チップへの期待

が可能であり，代謝酵素活性を長く維持できるなど利点がある。一方，スフェロイドの大きさに
バラツキが出る可能性がある[12]。

　パターン培養では，近年のテクノロジーの進歩において登場した3Dバイオプリンターが期待
されている。細胞もしくは細胞の塊をノズルから吐出して立体的，もしくは任意の位置に細胞を
配置する技術である。血管内皮細胞との3D培養によって厚みのある細胞塊を形成できることが
報告されており，長期培養が可能な系や，高い代謝酵素活性を維持した培養モデルの報告も出て
きている。3Dバイオプリンターの性能やスループットの課題などがあるが，今後の臓器チップ
の発展への貢献が期待される[13]。

　上記3つの培養システムでの共通の課題は流路形成である。血流による臓器へのshear stress
の付与や，生理学的なクリアランスの再現が困難であり，マイクロ流路系を導入した臓器チップ
としてMPSのイノベーションが待たれる[14~16]。

　将来的には複数の異なる臓器モデルを連結すること，究極的にはヒト全体を模倣するbody-on
-a-chipが次世代のチャレンジである。

　製薬企業が期待するbody-on-a-chipの性能としては，単一臓器だけでの薬物動態・安全性評
価を超えて，生体の複雑系を模したシステムにより全身へ及ぼす薬物およびその代謝物を含めた
作用を一度に評価できることである。

5　生理学的速度論とmicrophysiological systems

　MPSが細胞工学，機械工学による人体のスケールダウンであるのに対し，コンピューターシ
ミュレーションによる人体へのスケールアップ手法（*in vitro-in vivo* extrapolation）について
も述べたい。

　新薬の臨床試験を開始する前に，ヒトにおける暴露量と生体反応の関係を予測しておくこと
は，適切な治療域，臨床用量と投与レジメを決定する上で不可欠である。そのためには，
pharmacokinetics-pharmacodynamics（PK-PD）やtoxicokinetics-toxicodynamics（TK-TD）
のタイムコース予測が必要となり，予測法としては各臓器の物質収支を連立微分方程式で記述し
た数理解析が用いられ，生理学的薬物速度論（physiological-based pharmacokinetics：PBPK）
として古くから研究されている。PBPKモデルには，薬物投与後の消化管移動，腸肝での初回通
過効果，臓器分布，代謝排泄が量と速度の関数で示され，薬物の体内動態をタイムコースで表す
ことが可能である。臓器チップで得られる実験データを数学的モデリングで連結して生体模倣す
る技術も進展しており，多臓器連結の臓器チップを補完する研究ツールとして有効である。近年
では，PBPKモデルにsystem biologyの概念を組み込んだ，より定量的なPK-PD（PK-TD）
予測手法としてのquantitative systems pharmacology（QSP）が注目されてきている。ヒトの
生理学的特性を高度に保持するMPSを用いた実験データから得られる薬物動態特性値をモデル
に導入することで，ヒトでのPK-PDタイムコースのみならず，臓器分布や臓器内での代謝物生

成などを的確に表現できることが可能になる。ヒト PBPK モデルを用いて臓器重量や培地メディア容量，microfluidic の流速を functional scaling でシミュレーションしたり[17]，酸素量や shear stress をシミュレーションにより条件設定に役立てる報告もある[18]。

6　将来への期待

臓器チップによる新薬創出プロセスのパラダイムシフトを短期と長期視点で論述した論文を紹介したい（図3）[10]。短期的には，ヒト試料を用いた高機能な細胞アッセイシステムや臓器チップの普及により，ヒトにおける mode of action の検証や毒性評価などが創薬初期に判断可能となり研究期間短縮に貢献すると期待されている。長期的には，body-on-a-chip（もしくは human-on-a-chip）の導入によって，動物試験の削減と 1st in human 試験の簡略化が加速度的に実現していくと期待される。このように臓器チップのイノベーションは新薬を患者へ届ける期間を短縮するだけでなく，医薬品開発の成功確率をも向上させる可能性があり，医薬品企業への経営に及ぼすメリットが大きい。

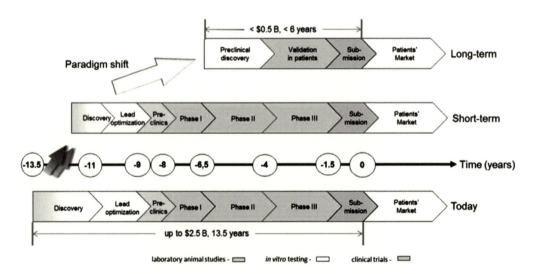

図3　MPS-based approaches and tools can shift the current drug testing paradigm[10]
The envisioned substance testing paradigm shift (top) compares the drug development phases and related costs with the current situation (below).

第4章　製薬企業から見た臓器チップへの期待

7　モダリティの多様化と MPS への期待

　近年創出される新薬に占める低分子の割合が低下するとともに，抗体などのバイオロジー医薬品や高分子，遺伝子治療，細胞治療といった新規モダリティの開発も進んできた。分子の多様性が増すとともに，従来の細胞アッセイから，より生体を模倣したアッセイモデルのニーズが高まってきている。薬物の標的臓器へのターゲッティングへの研究ニーズの高まりもあり，生理的条件に近い培養モデルで特定臓器への薬物移行性から排泄までを一括評価できる臓器チップは創薬スクリーニングの強力なツールになると期待されている。

8　産官学での取り組みの期待

　欧米においても臓器チップ研究（広義では MPS 研究）は，アカデミアや製薬会社が個別に研究するのではなく，産学連携の事業として取り組まれている。米国では NCATS，DARPA，FDA が製薬企業コンソーシウム（IQ Consortium）と協働した臓器チップ開発プログラムが開始されている。我が国では，2017 年に AMED 事業として開始された「再生医療の産業化に向けた評価基盤技術開発事業（再生医療技術を応用した創薬支援基盤技術の開発）」が，国産の臓器チップの製品化拠点として期待が大きい。本事業では薬物動態・安全性を評価できる臓器チップを構築することに主眼を置いている。その理由として考えられるのは，薬物動態・安全性評価系に用いる実験系は，製薬会社においては非競争（non-competitive）の研究領域であり，オープンマインドな共同研究が行われやすい土壌がある。また，新薬研究開発におけるレギュレーションへ対応するためにも標準化される実験系がニーズとして高いためである。

謝辞
　出稿にあたり最新の情報提供に貢献いただいたアステラス製薬　薬物動態研究所の手塚和宏博士に感謝します。

文　　　献

1)　J. Avorn, *N. Engl. J. Med.,* **372**, 1877 (2015)
2)　D. Cook *et al., Nat. Rev. Drug Discov.,* **13**, 419 (2014)
3)　M. Hay *et al., Nat. Biotechnol.,* **32**, 40 (2014)
4)　J. W. Scannel *et al., Nat. Rev. Drug Discov.,* **11**, 191 (2012)
5)　H. B. Hucker *et al., Annu. Rev. Pharmacol.,* **10**, 99 (1970)

6) I. Kola *et al.*, *Nat. Rev. Drug Discov.*, **3**, 711 (2004)

7) J. Arrowsmith *et al.*, *Nat. Rev. Drug Discov.*, **10**, 328 (2011)

8) 日本医師会学術振興会議 (2014)

9) K. Tetsuka, *et al.*, *J. Pharm. Sci.*, **106**, 2302 (2017)

10) M. Uwe *et al.*, *ALTEX*, **33**, 272 (2016)

11) X. Liu *et al.*, *Drug Metab. Dispos.*, **27**, 637 (1999)

12) C. C. Bell *et al.*, *Sci. Rep.*, **6**, 25187 (2016)

13) D. G. Nguyen *et al.*, *PLoS One*, **11**, e0158674 (2016)

14) Y. Imura *et al.*, *Anal. Chem.*, **82**, 9983 (2010)

15) S. N. Bhatia *et al.*, *Nat. Biotechnol.*, **32**, 760 (2014)

16) V. van Duinen *et al.*, *Curr. Opin. Biotechnol.*, **35**, 118 (2015)

17) J. Yu *et al.*, *CPT Pharmacometrics Syst. Pharmacol.*, **4**, 585 (2015)

18) C. Stoke *et al.*, *CPT Pharmacometrics Syst. Pharmacol.*, **4**, 559 (2015)

【第Ⅱ編　要素技術】

第1章　臓器チップ開発のための微細加工技術

木村啓志[*1]，藤井輝夫[*2]

1　はじめに

　MicroTAS（Micro Total Analysis Systems）の研究分野では，微細加工技術を用いて基板上に形成したマイクロ流路の内部において，化学反応や分析を行うマイクロ流体デバイスの研究開発が盛んに行われている。このデバイスを用いる一連の技術は Microfluidics あるいは Lab-on-a-chip などと呼ばれ，分析化学分野にとどまらず，バイオとの融合を果たして，いまもなお発展し続けている。近年，特に注目を集めている用途が細胞関連研究への応用である。マイクロ流体デバイス上で細胞や組織を培養する場合，細胞を配置する微細構造を人工的に作製できること，液性条件や接着条件を時間的・空間的に制御できること，また，流れや伸縮による物理刺激を付与できることなど，従来の実験系では不可能だった様々な培養条件を試すことが可能であり，極めて操作性の高いシステムを構成できる。この技術を活用して，デバイス上に組織・臓器の構造や機能を形成する Organ-on-a-chip（臓器チップ）技術は大きな注目を集めており，関連研究が世界的に活況を呈している。特に iPS 細胞とその分化誘導手法の進展により，最近では Organ-on-a-chip 技術を用いた創薬のための組織モデルや疾患モデルの開発，さらには in vitro 臨床試験といったことも議論され始めるに至っており，マイクロ流体デバイスは薬効毒性を in vitro でテストするプラットフォームとして大きく期待されているところである。

　本稿では，これまで提案されてきた臓器チップの材料として最も一般的であるポリジメチルシロキサン（polydimethylsiloxane：PDMS）を用いたマイクロ流体デバイスの微細加工法とその周辺技術について，筆者らが開発した細胞関連研究応用デバイスを中心に解説する。

2　ポリジメチルシロキサン（PDMS）の特徴

　臓器チップでは多くの場合，デバイス上で細胞や組織を取り扱うこととなる。一般的に細胞培養器具の材料は，滅菌処理が可能であること，細胞接着あるいは保定可能な表面を持つこと，顕微鏡による細胞観察が可能であること，などの条件を満たすものであることが望ましい。従来の

＊1　Hiroshi Kimura　東海大学　工学部　機械工学科，マイクロ・ナノ研究開発センター　准教授

＊2　Teruo Fujii　東京大学　生産技術研究所　統合バイオメディカルシステム　国際研究センター　教授

細胞培養器具の材料の多くはポリスチレン（PS）かガラスである。マイクロ流体デバイスの材料として，シリコン（Si），ガラス，シリコーン樹脂，各種プラスチックなどが挙げられるが，本章では，なかでも代表的なシリコーン樹脂の一種であるPDMSを主材料とするマイクロ流体デバイスの加工方法を紹介する。

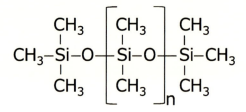

図1 ポリジメチルシロキサン（PDMS）の構造式

PDMSは，主鎖にシロキサン結合(-Si-O-Si-)，側鎖にメチル基を有する高分子材料である（図1）。PDMSは射出成形に用いられる熱可塑性のプラスチック材料に比べ流動性が高い。この性質を応用して，マイクロ構造の凹凸を反転した鋳型を用いた型取り法であるソフトリソグラフィがPDMS製マイクロ流体デバイス製作法のスタンダードとなっている[1,2]。この手法を使えば，PDMSは鋳型に対してミリメートル～サブマイクロメートルサイズの構造を忠実に再現可能であり，なおかつ同じ鋳型を繰り返し使用することができるため，再現性よく低コストで使い捨て可能なマイクロ流体デバイスを製作できる。このソフトリソグラフィは，生産性はそれほど高くないものの，研究室レベルでのマイクロ流体デバイスのプロトタイピング方法として最も利便性が高い。

PDMSは光学特性も優れており，可視光領域を用いた光学的な観察が可能である。また，ガス透過性も高く，デバイス内の細胞に酸素を供給することができる。さらに摂氏200度程度まで変性することなく使用できるためオートクレーブなどの滅菌法にも耐えられる。細胞接着についての詳細は後述するが，PDMS表面に細胞接着因子をコーティングすることによって，細胞を接着させることができる。

3 製作プロセス

PDMS製マイクロ流体デバイスの製作手順は，①鋳型の作製，②ソフトリソグラフィ（型どり），③デバイスの組み立て，の3工程に大別される。ここでは，一般的な製作手順を紹介する。

鋳型の作製には半導体微細加工技術であるフォトリソグラフィが用いられる。まず，シリコン基板を強酸性溶液で洗浄し有機物などの汚れを除去する（図2a）。その後，スピンコーティングによってフォトレジストをシリコン基板上に成膜する（図2b）。鋳型作製用のフォトレジストとして厚膜ネガティブレジストであるSU-8（Microchem）がよく利用される。フォトレジストの膜厚はスピンコーティング時の回転速度によって制御することができ，この膜厚が最終的に流路の高さとなる。

続いて，流路パターンがデザインされたフォトマスクを使って紫外線露光を行う（図2c）。ネガティブレジストの場合，露光によって感光した部分が流路構造（図2d）となる。フォトマスクには高分子フィルム製またはガラス製の2種類があり，流路構造に求められる分解能によって

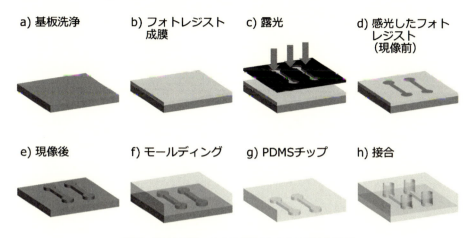

図2　PDMS製マイクロ流体デバイスの製作手順

使い分けられる。一般的にフィルム製フォトマスクは安価（～数千円）であるが分解能が低いため数十ミクロン幅以下の流路作製には不向きである。一方，ガラス製フォトマスクは分解能が高く数ミクロン幅の流路も作製可能であるものの，非常に高価（数万円～）であるため，マイクロ流体デバイスを作製するにあたっては要求仕様とコストを鑑みてフォトマスクの種類を選択すると良い。

　露光後，現像によって非感光部分のレジストを除去することで，シリコン基板上に流路構造の凸型を形成することができる（図2e）。この基板を鋳型として，PDMSのモールディングを行う。未重合のPDMSポリマーと重合剤を混合し，作製した鋳型に流し込んでオーブンなどで加熱することでPDMSを硬化させる（図2f）。硬化したPDMSを鋳型から剥がしとることで流路構造（凹型）を有するPDMSチップを得ることができる（図2g）。

　最後に，PDMSチップに液操作用のチューブを接続するためのポートとなる穴をあけた後に，PDMS板あるいはガラス板と貼り合わせることによって，PDMS製マイクロ流体デバイスの完成となる（図2h）。PDMS同士あるいはPDMSとガラスの貼り合わせには，酸素プラズマ励起処理によるボンディング方法が広く用いられている[1]。

4　臓器チップのための機能集積化技術

　マイクロ流体デバイス製作に利用される加工法は半導体の微細加工技術がベースとなっていることから，マイクロマシンニングとの相性も良く，様々な要素機能の集積化が可能である。ここでは，臓器チップ実現に向けて有用であると考えられる要素技術の集積化について紹介する。

　シリコーンゴムの一種であるPDMSはある程度の変形能を有する。この特性を活かしてマイクロ流体デバイスに機能を付加する方法が提案されている。最も代表的な例はバルブとそれを利

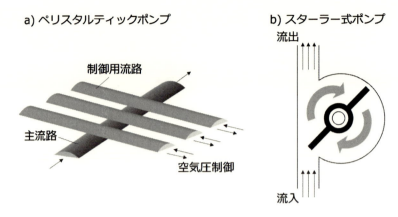

図3 デバイス集積型マイクロポンプ

用したペリスタルティックポンプである。Ungerらは，主流路に対してPDMS薄膜で隔てて直交する制御用流路を複数本平行に並べることで構成されるデバイス集積型のポンプを開発した（図3a）[3]。制御用流路の内圧を高めることにより，PDMS薄膜が変形し主流路を塞ぐバルブの役割を果たす。この仕組みを利用して，複数の制御用流路の動作を制御するとペリスタルティックポンプとなり，マイクロ流路内で流れを発生させることができる。これらのデバイス集積型ポンプは，細胞培養デバイスや受精卵培養デバイスに応用されている[4,5]。また，筆者らは，マイクロ流路内に磁性材料で作製したスターラーバーを設置し，流路外部から磁気式モーターでスターラーバーを回転させることでマイクロ流路内に流れを発生させる集積型ポンプを開発し，これを細胞アッセイに応用している（図3b）[6]。マイクロポンプをデバイス上に集積化することは，外部ポンプを使う場合に比べて培地のデッドボリュームを大幅に削減できるため，細胞アッセイに必要となる試薬を減らせるだけでなく，細胞の代謝物の希釈を最低限に抑えられるなど，細胞関連研究応用において利点が多い。

　細胞の足場となる多孔膜の集積化を実現するデバイスも提案されている。Huhらは，PDMS製多孔膜で上下に仕切られた2層の流路構造を有するデバイスを開発し，PDMS製多孔膜を伸縮させることで肺の呼吸に伴う機械的動作を模倣することのできる肺胞モデルデバイスを実現している[7]。このほかにも膜型臓器細胞を培養して透過能や能動輸送能を調べるために，ポリエチレンテレフタレート（PET）製やポリカーボネート（PC）製の多孔膜などをデバイスに集積化することも可能である。筆者らは，PET製多孔膜を搭載した細胞培養デバイスを開発し，その膜上で，小腸モデル細胞であるCaco-2を培養した小腸モデルデバイスを実現した（図4a）。このデバイスを用いて，小腸のバリア機能や能動輸送能機能の再現を実現している[6,8]。PDMS製以外の多孔膜をPDMSチップと貼り合わせるためには，多孔膜表面をSiO_2スパッタリングやシランカップリング剤で処理する必要がある[6,9]。

　マイクロ流路内で細胞動態をリアルタイム計測するための手段として，各種センサをデバイス

第1章　臓器チップ開発のための微細加工技術

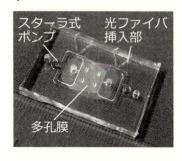
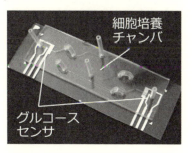

図4　機能集積型細胞培養デバイスの例

に集積化する試みも進められている。例えば，筆者らはガラス基板上に電気化学式のグルコースセンサを形成し，このガラス基板と細胞培養チャンバと流路を有するPDMSチップとを貼り合わせることによって，細胞動態オンライン計測デバイスを開発した[10,11]。文献10)のデバイスの特徴は細胞培養チャンバの上流と下流それぞれに独立したセンサを配置し，2つのセンサの計測値の差分をとることでチャンバ内の細胞の経時的なグルコース消費量を計測することができる（図4b）。この手法の利点は，同一流体ネットワーク上に複数の細胞培養チャンバがある場合でも，各々の細胞培養チャンバ内の細胞動態を計測できることである。さらに，筆者らは光ファイバを流路壁付近に設置することで光学計測が可能な計測システムの集積化も実現している[6]。このようなセンサ集積型細胞培養デバイスでは，細胞動態の *in situ* 計測が可能であり，より詳細なデータを獲得することができる。

5　細胞培養のための表面処理技術

　PDMS表面は疎水性であるため細胞を接着させるには何らかの表面処理を施す必要がある。表面処理として，プラズマ処理やグロー放電処理，イオンエッチングなどによって親水性の官能基を発生させる方法や，細胞接着因子をコーティングする方法が一般的である。筆者のこれまでの経験では，物理吸着によってもコラーゲン，マトリゲル，フィブロネクチン，ラミニンなどの各種細胞接着因子によるコーティングが可能であることが分かっているが，細胞の種類によってはコンフルエントになると細胞接着因子ごと剥離してしまうことがある。その場合には，架橋剤を用いた化学的表面修飾によってPDMS表面に細胞接着因子を固定する手法も提案されている[12]。

　一方，PDMS表面では様々な物質の非特異的な吸着や収着がしばしば見られる。細胞アッセイにおいてタンパク質などの生体分子や化合物がPDMS表面に吸着・収着してしまうと正確な測定ができないことが懸念される。生体分子の吸着を抑えるために，古典的には酸素プラズマ処理によって表面を親水性にする手法やウシ血清アルブミン（BSA）を吸着させる方法が用いら

れている[1,13]。また，Sibarani らは PDMS 製マイクロ流路の表面をリン脂質ポリマーでコーティングすることによってタンパク質の吸着を抑制する手法を提案している[14]。ただし，今のところこれらの方法では高分子の生体分子の接着抑制には対応できても低分子化合物の収着を抑制することは難しい。この物質吸着や収着の問題は PDMS の最大の欠点であり，PDMS を材料とするデバイスを使用する際には注意が必要である。

6 おわりに

本章では，臓器チップ構築に向けた PDMS 製マイクロ流体デバイスの製作方法とその特徴を概説した。PDMS はガス透過性や光透過性が極めて高いことから細胞培養器材の材料として有用であり，ソフトリソグラフィ法による PDMS 製マイクロ流体デバイスの製作手法は，研究室レベルでのプロトタイピングとして最適な手段であるといえる。ただし，今回解説した製作手法は大量生産には不向きである。これについては，企業の努力によってソフトリソグラフィと射出成形を組み合わせた方法が構築されており，月産数万個単位の生産が可能となっている。一方，低分子化合物に対する収着の問題は，これまでに完全な解決方法は提案されておらず，用途を吟味してデバイスを使用する必要がある。

文　　献

1) D. C. Duffy *et al.*, *Anal. Chem.*, **70**, 4974（1998）
2) T. Fujii *et al.*, *Microelectronic Engineering*, **61-2**, 907（2002）
3) M. A. Unger *et al.*, *Science*, **288**, 113（2000）
4) Y. Imura *et al.*, *Anal. Chem.*, **85**, 1683（2013）
5) Y. S. Heo *et al.*, *Hum. Reprod.*, **25**, 613（2010）
6) H. Kimura *et al.*, *Lab Chip*, **8**, 741（2008）
7) D. Huh *et al.*, *Science*, **328**, 1662（2010）
8) H. Kimura *et al.*, *J. Lab. Autom.*, **20**, 265（2015）
9) V. Sunkara *et al.*, *Lab Chip*, **11**, 962（2011）
10) 木村啓志ほか，電気学会論文誌 E（センサ・マイクロマシン部門誌），**130**, 476（2010）
11) H. Kimura *et al.*, *J. Robot. Mechatron.*, **22**, 594（2010）
12) M. Nishikawa *et al.*, *Biotechnol. Bioeng.*, **99**, 1472（2008）
13) Y. Gao *et al.*, *Anal. Chim. Acta*, **543**, 109（2005）
14) J. Sibarani *et al.*, *Coll. Surf. B Biointerfaces*, **54**, 88（2007）

第2章　超薄板ガラスのマイクロ流体チップ

田中　陽[*]

1　緒言

　マイクロデバイスを用いて臓器モデルを作製する研究は Organ on chip とも呼ばれ，将来の薬物探索や動物実験の代替として注目を集めており，本書で紹介されているように，そのための要素技術として個別の臓器・組織モデルの開発が進んでいる。これらの技術は，学術界および産業界の両面から注目を集めている Lab on a Chip，あるいは Micro Total Analysis Systems（μTAS）と呼ばれる分野を母体としている。これは，コンピュータの素子作製などに使われる半導体加工技術をベースとして作製した髪の毛や蚊の針の太さ（10〜100 μm）と同じかそれ以下，最小ナノメートルサイズのきわめて細い流路を数 cm 角の基板上に加工した「マイクロチップ」（「マイクロ流体チップ」あるいは「マイクロ化学チップ」ともいう）を利用し，様々な流体操作・化学操作を集積するというコンセプトのもと，次世代化学・生化学実験や医療診断などの小型・高速の次世代化を可能にするものとして様々な方面で発展してきたものである[1]。

　ここでマイクロチップの材料に注目すると，ポリマー，金属，シリコン，ガラスなど実に様々なものがあるが，高分子エラストマー（シリコンゴム）の一種であるポリジメチルシロキサン（PDMS）が最も一般的に用いられるといってよい。これは，モールディングが可能であることから加工が容易でかつ装置・ランニングコスト・消耗品いずれの面においても安価であり，また柔軟な特徴を活かし，バルブやポンプの組み込みが容易であることが主な理由である[2]。しかしながら一方で，有機溶媒や気体の操作・分析・検出あるいは高度な表面化学処理を活かした細胞のパターニングなどには物理的・化学的安定性の面から不向きであった。

　むろん，Organ on chip の分野においても，上記の特性に加え，まだ分野自体が萌芽的であり，原理検証実験が多いこともあり，材料は PDMS が主流である。したがって，上記のような問題は避けられない。とくに，Organ on chip の分野においては，デバイスは，内部の細胞の状態を観測できるように透明かつ自家蛍光が少ない材質が望ましい，あるいは，培養液成分および薬剤のデバイスへの吸着，またはデバイスを構成する材料から培養液への溶出は可能な限り防ぐ必要がある，というような需要があることもあり，PDMS では限界がある。

　一方，著者らはこれまで，ガラスを材料としたチップ開発を進めてきた。一般的にガラスは加工が難しく，また高価である反面，化学的にも物理的にも非常に安定であることから有機溶媒や

---

[*]　Yo Tanaka　(国研)理化学研究所　生命システム研究センター
　　　集積バイオデバイス研究ユニット　ユニットリーダー

ガスの分析・合成，またはナノチャネルを用いた超微量分析などといった様々なオンチップ化学・生化学操作を集積することが可能であり[1]，次世代化バイオ実験システムの構築には不可欠である。むろん，上記の観点から，Organ on chip に適した材料であることは明らかである。

　しかしながら，ガラスは硬いため，それゆえに課題もある。例えば，マイクロチップ中に流体を制御するのに必須であるバルブを組み込むのはきわめて困難であり，集積化のメリットが十分に生かせないという問題があった。

　そこで著者らは，近年のガラス加工技術の進展により開発された，10 μm を下回る厚みの超薄板ガラス[3]に着目した。これは，薄いがゆえに，ガラスにも関わらずきわめて柔軟性が高く，割れにくいという特徴をもっていることから，著者はガラス製のマイクロバルブ・ポンプの材料として利用できると考えた。これが可能となればガラスのロバストさにオンチップ流体操作という高度な集積性が加わりマイクロチップの飛躍的な高度化がみえてくる。しかしながらむろん，加工の際のハンドリングが非常に難しく，とくに，液中では表面張力のためきわめて割れやすくなるため，超薄板ガラスの操作方法を含む，新たな加工法の開発が必要となる。また，バルブやポンプだけでなく，このような薄さとフレキシビリティを利用すれば，チップそのものを極めて薄くして高解像観察や曲面への実装，あるいはセンサーやフィルターなど様々な用途が見えてくる。

　以上を踏まえて，本章ではガラスマイクロチップと超薄板ガラスの融合・組み込み法の開発とこれを用いた各種デバイスの作製・実証について報告する。

2　超薄板ガラスハンドリング・加工技術開発

　完全ガラス製のマイクロチップの作製法は，超薄板ガラスを使わない場合であれば報告があるが[4]，超薄板ガラスは曲げや捻りには強いものの引っ張りには弱く，チップ加工過程に必要な洗浄操作を行うために，ハンドリング法を開発する必要がある。そこで，超薄板ガラスを挟み込み，表面の化学的・物理的洗浄が可能な専用のテフロン製のジグ（固定器具）を開発した（図1A，B）。これにより，きわめて扱いにくかった超薄板ガラスを，熱融着を含む微細加工に応用することが可能となり，超薄板ガラスを，バルブをはじめ，様々な集積流路システムへ応用することを可能とした。

　なお，マイクロチップを設計するにあたり，発生力の制御が可能な駆動装置であるピエゾを用いてガラスがどれだけ変位するか，およびガラスの厚みに対して変位がどれだけ変化するかを測定した。図1C，D に示すように，様々な厚みのガラスを PDMS に開けた円形の穴（直径3.0 mmおよび1.5 mm）に乗せ，この上からピエゾに装着したピンで0.2 Nの力で押し，どれだけガラスが変位したかを測定した。ここではガラスは㈱日本電気硝子の無アルカリガラス，アクチュエーターは㈱ケージーエス製のものを用いた。結果，いずれの穴直径でも，ガラスの厚みが10 μm 以下では変位が顕著に大きくなり，細胞など数十 μm の固形サンプルでも通せるほどの変位が得られることがわかった。

第2章 超薄板ガラスのマイクロ流体チップ

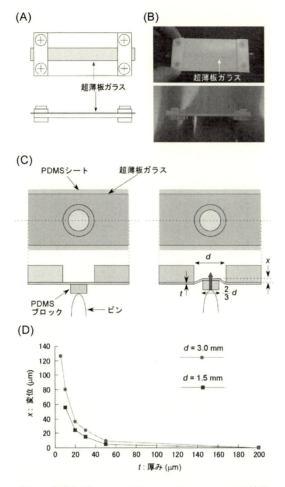

図1 超薄板ガラスマニピュレーションのための検討
(A) ガラス固定器具デザイン。上は上面図，下は断面図。
(B) ガラス固定器具写真。(C) 超薄板ガラスの変形能測定試験の説明図。上は上面図，下は断面図。PDMSの穴直径，d；ガラス厚み，t；垂直方向変位，x。(D) ガラスの厚みと変位の関係。

次に，超薄板ガラスを実際に組み込んだガラス製マイクロチップを作製した。熱融着にあたり，今回用いたガラスに合わせて条件出しを行い，割れや変形なく，着実に接着する温度を見出し，また超薄板ガラスはひずみを残してしまうときわめて割れやすくなり，柔軟性を失ってしまうため，除冷を行い，厚み6 μmの超薄板ガラスを組み込んだ完全ガラス製のマイクロチップの作製に成功した。

さらに，最初にも述べたように，本デバイスの最も大きな特徴は有機溶媒が使えるということであるが，実際に有機溶媒を流してデバイスを機能させたときに問題が起きないかどうかを確かめた。ここではエタノール，メタノール，アセトンをポンプ実証用チップに流し込み，前述のよ

うな手法でポンプを駆動させたところ,チャンバー付近からの漏れ,気泡の混入,もしくは蒸発(PDMSの場合,長くても数分で揮発する)は観測できず,ガラスの特徴である有機溶媒耐性を保ったままデバイス化できていることが確認できた。

以上より,超薄板ガラスを実際にハンドリングし,チップに組み込むことが可能であることが実証された。

3 ガラスバルブ

前項の実験から超薄板ガラスをバルブとして用いる可能性が検証できた。これをもとに,ここでは最大の変位を得られた超薄板ガラス厚み $6\,\mu m$,穴直径 $3\,mm$ で実際のバルブを設計・作製した[5]。

図2Aに,超薄板ガラスを用いたオンチップバルブの原理を示す。バルブに関しては,基本的な構造は従来からある PDMS のダイアフラム型バルブ[2]をガラスに置き換えたものとなる。チャンバーの中央付近に2つの貫通穴を開けており,超薄板ガラスを熱融着で貼り付け,チャンバーをシールしている。超薄板ガラスはピエゾ駆動のピンにより $0.2\,N$ の力で押され,変形し,流路穴をふさぐことにより,バルブを閉じる。衝撃によるガラス破損を防ぎ,また確実に流路穴を塞ぐため,PDMSのブロックをチャンバー上に置いている。この原理を検証するため,今回,図2Bに示すような,枝分かれ型のY字流路(幅 $200\,\mu m$,深さ $100\,\mu m$)の下流部にバルブを組み込んだガラス製のマイクロチップ($7\,cm \times 3\,cm$)を試作した。

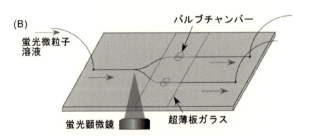

図2 ガラス製オンチップバルブ・ポンプのデザイン・原理
(A)バルブ原理(断面図)。(B)バルブ実証用チップデザイン。

第2章　超薄板ガラスのマイクロ流体チップ

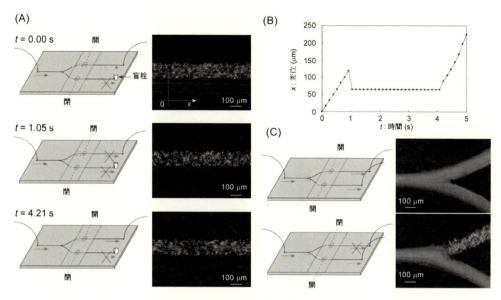

図3　バルブ実証実験

(A)直線流路での実証。(左) 流れの図示，および (右) 流路内の蛍光画像写真（左図のバルブ手前の枠部分）。開（$t=0.00\,\mathrm{s}$），閉（$t=1.05\,\mathrm{s}$），開（$t=4.21\,\mathrm{s}$）。輝点が粒子。(B)(A)の右写真の楕円で囲まれた粒子の5秒間の変位。(C)分岐流路を用いた流れ切り替え実験。(左) 流れの図示，および (右) 流路内の蛍光画像写真（左図の分岐部の枠部分）。上側流路の開閉による流れの変化。輝点・輝線が粒子。

　実際に，作製したバルブ実証用チップを用いて，バルブ機能の実証実験を行った。まずは，リニア流路内でのバルブの機能を検証した。図3Aに示すように，Y字流路の下流の一方を盲栓で塞ぎ，上流（図の左）から一直線に流れる流路の中で，直径$1\,\mu\mathrm{m}$の蛍光微小ポリスチレン粒子を入れて可視化した流体を低圧力（$0.1\,\mathrm{kPa}$）で流し，バルブを開閉して，流体のフロー・ストップを実証した（図3B）。

　さらに，図3Cのように，Y字流路の両方を開放し，上流からの流れを両方流す，片側流す，の切り替えを実証した。本バルブの性能としては，応答速度は約0.1秒，耐圧は$3.0\,\mathrm{kPa}$と測定された。この耐圧は，普通のマイクロ流路に流す圧力として通常用いられる範囲内である。

4　ガラスポンプ

　上記バルブを並べることで，ポンプ機能の実証実験を行った[6]。ポンプの原理としては，図4Aに示すように，ペリスタルティックポンプと呼ばれる，上記の原理のバルブを複数直列に配列して液体を絞り出すように送り出す機構を採用した。実証用のチップとして，4連のバルブによりポンプ部位を構成し，流体導入用のバイパスチャネルを別途設けて，このようなオンチップポンプがないと実現できない，図4Bのようなチップ内循環流を実証することとした。

　直径$1\,\mu\mathrm{m}$の蛍光微小ポリスチレン粒子を入れて可視化した流体を流体導入用チャネルから導

臓器チップの技術と開発動向

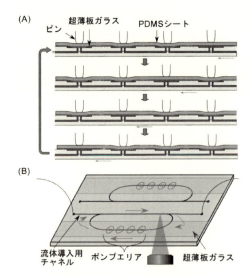

図4　ガラス製オンチップポンプのデザイン・原理
(A)ポンプ原理（断面図）。(B)ポンプ実証用チップデザイン。

入し，流路を液体で満たした後に外部からの圧力をかけないようにして，流体の動きがほぼ止まったことをポリスチレン粒子の動きから確認した。この状態で，あらかじめ実装しておいた，コンピュータにより4連ピンの独立制御が可能なアクチュエーターを作動させた。まずは周期2.5 Hz として，蛍光顕微鏡で流路を観察したところ，図5Aに示すように，ペリスタルティックポンプの性質上，逆流はあるものの，正味の動きとして，進行方向に粒子が変位する，すなわち，ポンプとして送液機能を果たしていることを示すことができた。

次に，周波数を変え，本実験で用いたアクチュエーターの最大性能である12.5 Hz まで振ったところ，図5Bのように，ほぼ完全に振動数に対して流量が正比例して増えていくという測定結果となった。これにより，ペリスタルティックポンプとして機能していることが確認できた。また最大の流量は約 0.8 μL/min となり，これもマイクロチップで普通に使われる流量の範疇にあるといえる。

以上よりバルブ・ポンプいずれもまだ改良していく必要はあるが，実用の可能性のあるレベルで性能は出せてはいるといえるであろう。

作製したポンプが従来のオンチップポンプに対してどの程度性能が向上したかについて考察する。オンチップポンプとして最も一般的に用いられるものは，チャンバー前後に逆止弁を装着したピエゾダイアフラム型[7〜9]である。これは，流量は大きいが，チャンバーサイズも大きくなるため，小型化には不向きである。チャンバー体積あたりの流量としては，今回のポンプの方が上回る。他にも，毛管張力を利用したキャピラリー型[10]，電気浸透流を利用したもの[11]，熱によるバブルの膨潤収縮を利用したもの[12]など様々なものがある。これらについてはポンプの原理によって性能も非常に多様であるが，駆動部をもたないパッシブタイプのものや溶媒や構造が限定

第2章　超薄板ガラスのマイクロ流体チップ

されるものもあり，汎用的に使えるものとは言い難い。

一方で，同じ原理であるオンチップのペリスタルティックポンプの中で比較するのであれば，参考文献[13, 14]ではダイアフラムに本研究と同じくガラスを用いており，非常に高い流量が出せるが，サイズはガラスの変形能の限界から高々cmオーダーであり，もはやマイクロポンプとは言い難い。一方で，参考文献[2, 15, 16]などではダイアフラムに高分子エラストマーを用いていることから，きわめて高い集積性能が得られており，おおよそ今回のポンプはその下限付近にあるといえる。以上より，本研究は材料がガラスでありながらこれまでエラストマーでしか実現できなかった集積性を可能とするポンプであると位置づけられる。

なお，先述のバルブも含め，図6のような流体駆動コンポーネントを大規模集積化した100連バルブ／ポンプチップも開発されており[17]，細胞の1個ずつのチャンバー・流路への分離など様々なアプリケーションが期待される。

5　ガラスセンサー

バルブやポンプと同様，超薄板ガラスのフレキシビリティを活用することにより，流路内センサーも開発されている[18]。流路内で直接的に流体の圧力を計測することは，デバイスの機能確認や細胞のバイアビリティ確認に必要であるが，そのためには計測部位に「オリフィス」という穴を設けて穴と流路の間

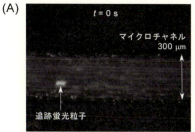
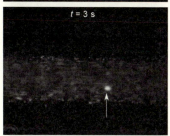
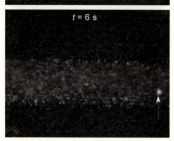
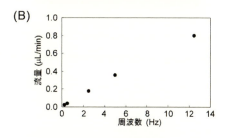

図5　ポンプ実証実験
(A) 流路内の6秒間の蛍光画像写真（図4の観察部分）。輝点が粒子。(B) 流量と周波数の関係。

に薄くて柔軟な膜を挟み込む必要がある。この膜が流体の圧力によって変形する際の変位から圧力を算出する。しかし，従来の手法ではある程度の感度を得るには，この膜の素材はほとんどが高分子など熱や化学耐性に劣るものや，シリコンなどの光学透明性に欠けるものを使う必要があり，上述のガラスチップのメリットが損なわれる。そこで，著者らは，図7に示すような超薄板板ガラスを用いた流量センサーを開発した。300℃以上の高温や有機溶媒の使用に耐えるほか，0.002〜0.040 μm/mbarと従来のガラス系センサーに比べ1桁以上の感度向上がみられた。

臓器チップの技術と開発動向

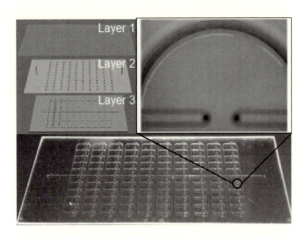

図6　100連ガラス製オンチップバルブ／ポンプのデザイン・写真

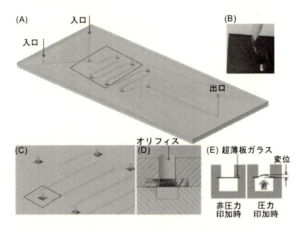

図7　超薄板ガラスを用いた圧力センサー
(A)センサー実装チップ写真。(B)超薄板ガラス写真。(C)センサー部拡大図。(D)オリフィス部拡大図。(E)センサー駆動原理。

6　ガラスフィルター

フレキシビリティを利用したバルブやポンプ，センサーの他にも，最近の成果としていくつかのデバイスが開発されている。例えば，この超薄板ガラスの薄さそのものの利用により，各孔直径が数 μm～数百 nm のガラスフィルターを開発した[19]。衝撃力の大きいフェムト秒（超短波長）レーザーを用いれば，一発の加工でも図8のような貫通穴形成が可能となる。これは，流路内での細胞培養に応用できる[20]。チップ内での細胞培養は，細胞数や試薬量の低減に効果があり，これまでに数多くの報告がある。ガラスマイクロチップは最初に述べたような様々なメリットがある一方で，空気を透過しないという特性があるため，細胞を長期間培養するには培地を流し続け

44

第2章 超薄板ガラスのマイクロ流体チップ

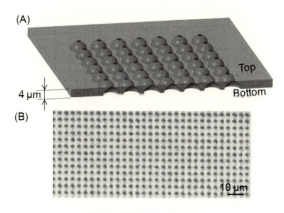

図8 ガラスフィルター
(A)デザイン。(B)実際のフィルター顕微鏡写真。

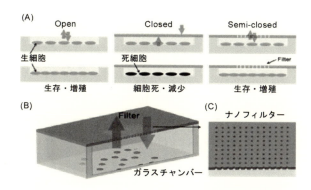

図9 オンチップガラスフィルターを用いた細胞培養
(A)コンセプト。Open（完全に開放系の培養系），Closed（閉空間微小流路）およびSemi-closed（フィルター付き微小流路）での比較。(B)細胞培養チャンバーとフィルターの関係。(C)ナノフィルターデザイン。

る必要があるが，その流れによる圧力やせん断応力の影響が避けられない。そこで図9に示すように，流路内にフィルターを設けることで，チップのメリットを生かしつつ，細胞を長期間培養することに成功している。

7 超薄板ガラスチップ

さらに，超薄板ガラスのフレキシビリティと薄さそのものの両方を利用することにより，図10のような，中間層に直線型貫通流路を加工して4μm板を3枚貼り合わせた全厚12μmの超薄板チップを開発した[21]。これまでPDMS等では100μm以下の厚みは操作性や耐圧の問題で難

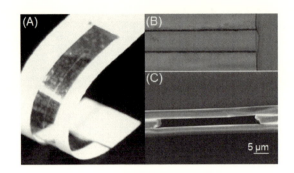

図10 超薄板ガラスチップ
(A) チップ写真。(B) 微小流路の写真。
(C) チップ断面の電子顕微鏡写真。

しく,世界最薄レベルであり,薄さと軽量性を活かしたインプラントやウェアラブルデバイス等への展開が期待される。

8 結言

本章では,きわめて変形しやすいという性質をもつ超薄板ガラスのマニピュレーションおよびチップへの組み込み法の開発による独自の加工法により,これまで作製・実証が難しかった様々なオンチップガラスデバイスについて俯瞰した。超薄板ガラスがマイクロ流体チップに応用可能であることが示されているといえる。

これらのガラス系デバイスの用途は非常に幅広く,マイクロチップ,とくに有機物や気体など,ポリマーには吸収・透過もしくは吸着してしまうような物質を用いた高感度分析,分子合成,細胞実験などに利用できる。また,現場バイオ研究者との密接な共同研究を通して開発された簡易な細胞パターニング法[22~25],小型バルブシステム[26,27],オンチップ薬液インジェクション法[28]や自動生体分子合成システム[29]などの様々なサイズ階層でのマイクロバイオ分析要素技術と融合していくことで,汎用集積型次世代バイオ分析システムへの発展が期待され,Organ on chip 技術の発展にも貢献できると期待される。さらに,マイクロチップに限らず「超薄板ガラスの柔軟性や薄さそのものを化学やバイオ分野に利用できることを実証した」ことが本成果の本質的な意義であるから,一般的な機器としても新しいものであり,産業界をはじめロバストなガラスデバイスとして様々な分野での応用展開が期待される。

第2章 超薄板ガラスのマイクロ流体チップ

文　　献

1) T. Kitamori *et al.*, *Anal. Chem.*, **76**, 52A (2004)
2) M. A. Unger *et al.*, *Science*, **288**, 113 (2007)
3) K. Fujiwara, *New Glass*, **24**, 1033 (2009)
4) A. Hibara *et al.*, *Anal. Sci.*, **17**, 89 (2001)
5) Y. Tanaka, *RSC Adv.*, **3**, 10213 (2013)
6) Y. Tanaka, *Micromachines*, **5**, 289 (2014)
7) H. T. G. van Lintel *et al.*, *Sens. Actuators*, **15**, 153 (1988)
8) E. Stemme and G. Stemme, *Sens. Actuators A*, **39**, 159 (1993)
9) R. Zengerle *et al.*, *Sens. Actuators A*, **50**, 81 (1995)
10) M. Zimmermann *et al.*, *Lab Chip*, **7**, 119 (2007)
11) T. E. McKnight *et al.*, *Anal. Chem.*, **73**, 4045 (2001)
12) J. H. Tsai and L. Lin, *J. Microelectromech. Syst.*, **11**, 665 (2002)
13) S. Shoji *et al.*, *Sens. Actuators A*, **21**, 189 (1990)
14) J. G. Smits, *Sens. Actuators A*, **21**, 203 (1990)
15) J. M. Berg *et al.*, *Sens. Actuators A*, **104**, 6 (2003)
16) W. Gu *et al.*, *Proc. Natl. Acad. Sci. USA*, **101**, 15861 (2004)
17) Y. Yalikun *et al.*, *Micromachines*, **7**, 83 (2016)
18) Y. Yalikun and Y. Tanaka, *Sens. Actuators A-Phys.*, **263**, 102 (2017)
19) Y. Yalikun *et al.*, *Appl. Phys. Express*, **9**, 066702 (2016)
20) Y. Yalikun *et al.*, *Biomed. Microdevices*, **19**, 85 (2017)
21) Y. Yalikun *et al.*, *Lab Chip*, **16**, 2427 (2016)
22) N. Tanaka *et al.*, *RSC Adv.*, **6**, 54754 (2016)
23) N. Tanaka *et al.*, *RSC Adv.*, **6**, 54754 (2016)
24) S. Funano *et al.*, *RSC Adv.*, **6**, 96306 (2016)
25) S. Hayashi *et al.*, *Dev. Cell*, **30**, 673 (2014)
26) Y. Tanaka *et al.*, *Sens. Actuators B-Chem.*, **184**, 163 (2013)
27) Y. Tanaka *et al.*, *J. Biomed. Nanotechnol.*, **5**, 516 (2009)
28) H. Moriguchi *et al.*, *RSC Adv.*, **5**, 5237 (2015)
29) Y. Tanaka and Y. Shimizu, *Ansl. Sci.*, **31**, 67 (2015)

第3章 基材の表面形状および性状が細胞に与える影響

今任景一[*1]，武田直也[*2]

1 はじめに

　各種細胞から生体のように機能する組織・臓器をチップ上に構築するには，細胞の挙動（機能）や配置を精密に制御する必要がある。これら挙動や配置は細胞種や組織・臓器によって大きく異なり，周囲の微小環境との多様な相互作用を通じてダイナミックに変化もする。これら細胞周囲の微小環境には，自己や周囲細胞が分泌する増殖因子およびサイトカインならびに特定の臓器が分泌するホルモンなどの生理活性物質の他に，隣接細胞との結合や細胞外基質（extracellular matrix：ECM）が含まれる（図1）。組織・臓器を構成する多くの正常細胞は接着性の細胞であり，臓器チップを作製するためにこれらを生体外で培養する際には，培養「基材」も細胞種や生理活性物質とともに細胞挙動に極めて重大な影響を与える（図1）。そこで本章では，チップ上での臓器作製で考慮すべき「基材表面の性質が細胞挙動に与える影響」について解説する。まずは，両者の相互作用の基本となる「細胞の基材への接着」について細胞生物学上の知見をまとめ，その後に，基材の多様な物性や形状が細胞接着に加えて遊走や分化などの高度な挙動および機能に与える影響を述べる。これら多様な基材のチップへの実装についても研究例を紹介する。チップへの実装例については，他の章も参照されたい。

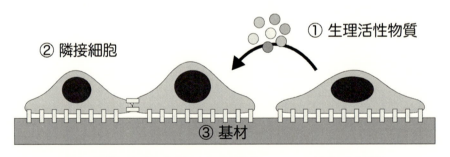

図1　接着性の細胞に影響を与える細胞周囲の3つの主要な微小環境

---

*1　Keiichi Imato　早稲田大学　大学院先進理工学研究科　生命医科学専攻　助教
*2　Naoya Takeda　早稲田大学　大学院先進理工学研究科　生命医科学専攻　准教授

2 細胞の基材への接着

　基本的には，接着性の培養細胞は，培地に含まれる，あるいは自らが産出する細胞接着性のタンパク質を介して基材に接着する[1]。細胞と接着性タンパク質との結合は，細胞膜に存在する膜貫通型タンパク質のインテグリンが主に担う（図2）[2,3]。細胞が基材に接触すると，インテグリンは基材上の接着性タンパク質が持つ特定のアミノ酸配列を認識して結合する。Arg-Gly-Asp（RGD）配列は最も有名である。この結合を皮切りに，細胞内では様々な反応が連鎖的に生じる。まずは，インテグリンの細胞内部位が活性化されていくつかのタンパク質が結合し，さらに細胞骨格のアクチンフィラメントへと繋がる。同時に，周辺ではタンパク質の集積化やリン酸化，メカノセンサー分子の活性化[3]などの反応が立て続けに起こり，生体シグナルが核に伝達される。このシグナル伝達により遺伝子発現が変化し，細胞の生命維持や増殖などの挙動が制御される。細胞が基材に接着すると，インテグリンが集積した強固な接着装置である接着斑（focal adhesion：FA）を形成して伸展する。アクチンフィラメントもFAに連結され，ミオシンなどと複合的な線維束（ストレスファイバー）を作り細胞全体を支える[4]。ストレスファイバーではATP依存的にアクチン－ミオシンが運動して張力が発生するが，FAを介して基材に係留されることでバランスをとり，細胞の伸展構造が維持される。そのため，硬い基材上では安定で大きなFAや太いストレスファイバーを形成できる[3,5]。ただし細胞は，FAやストレスファイバーを分解しては張力を維持しやすい方向に再形成するという過程を常に繰り返しており，形態や運動を絶え間なく変えている。また，ストレスファイバーは核にも結合し，生じた張力が直接的に遺伝子発現に影響を及ぼすとも考えられている[6]。

　以上のように，細胞はインテグリンと接着性タンパク質との結合を介して基材に接着し，基材表面の情報を接着性タンパク質の存在や状態ならびにFAやストレスファイバーにかかる張力などに変換して，挙動を変える。インテグリンは基材表面の情報を細胞内へ伝達する役割を担うが，同時に細胞内の状況に応じて基材への接着を変更するという逆方向の調整も行っている。例えば，細胞は分裂時に基材への接着を一度解消するが，これはインテグリンを不活性化することで可能となる。

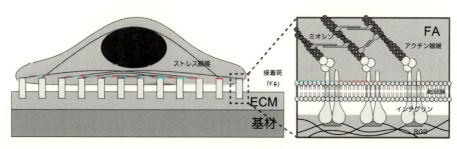

図2　細胞が培養基材に接着する様式

3 基材表面の性質が細胞に与える影響

実に多様な基材表面の性質が，細胞挙動に影響を与えることが報告されている。本章では，これらを化学的性質，機械的性質，形状の3つに大別して，細胞挙動に及ぼす効果について述べる。最初に概説しておくと，細胞接着は基材表面と接着性タンパク質との分子レベルの相互作用を根幹に持つため，基材の化学的性質に特に大きく左右される。また，基材へのタンパク質の吸着には，互いの表面に結合した水分子の交換が必要であり，基材表面の水分子の状態も重要となる（図3）。一方で，機械的性質や形状も，細胞の接着性に加えて，遊走や分化などに大きな影響を及ぼす。現時点で，細胞における基材表面の情報認識と挙動変化とをつなぐ分子機構は様々な説が提案されている。そこで，ここでは，これまでに報告されている基材表面の性質と細胞挙動の相関を現象論に絞って概観する。

3.1 化学的性質

細胞接着は，基材表面の化学的性質から最も強い影響を受ける。特に，親疎水性が異なる表面では細胞接着性の違いが顕著に現れる。一般的に，表面が極めて親水性や疎水性の場合，タンパク質は吸着しにくく，細胞は接着できない。一方で，適度な親疎水性の表面にはタンパク質は吸着し，細胞も接着する。表面の親疎水性は接触角で表現され，様々な高分子材料の表面の網羅的な評価により，接触角が70°前後の表面において細胞は最も接着する傾向が見出されている（図4)[7]。典型的な合成高分子のポリスチレン（PS）は，接触角90°程度を示し細胞非接着性だが，表面の適度な親水化処理により良好な接着性を示すようになる。この表面親水化PSは，細胞培養皿（tissue culture PS：TCPS）として世界的に汎用され，生命科学研究に不可欠なツールとなっている。ただし，接触角は表面の化学組成だけでなく微細構造とも密接に関係しており，上述の傾向が1つの目安であることに注意が必要である。ナノ・マイクロスケールの微細構造を持つ表面では，親水性であれば水滴が微細構造内部へと侵入して接触角は大きく低下し，疎水性であれば空気が微細構造内部に取り込まれて水滴接触角は増大する。電荷を有する表面では，正負

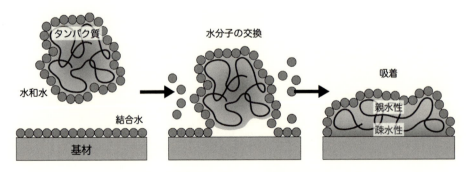

図3 基材表面へのタンパク質の吸着過程

第3章 基材の表面形状および性状が細胞に与える影響

に関わらず多くのタンパク質が吸着し，細胞もよく接着する[1]。また，インテグリンは接着性タンパク質中のRGD配列を認識するため，タンパク質が吸着しない表面であっても，RGD配列を化学修飾することで細胞を接着させることができる（図5）[8]。RGD修飾はチップ上での組織・臓器作製においても極めて有用であり，マイクロ流路内での細胞接着・非接着の精密な制御を可能にする。流路設計を工夫することで，流路内でRGD修飾や接着細胞の密度勾配を作ることもできる[9]。

基材表面に露出する分子の運動性も，タンパク質の吸着に影響を与える。柔軟な構造のオリゴエチレングリコール（OEG）あるいはポリエチレングリコール（PEG）は，培養液中で水和され，高い分子運動性を示す（図5）。基材に固定した場合でも運動性を維持し，高分子鎖の排除体積効果の寄与もあり，この表面にタンパク質は吸着できない[10,11]。しかし，表面への固定密度が高くなると，これらの効果は低減するため，タンパク質は吸着するようになることも報告されている[12]。また，OEGやPEGの周囲には，-100℃でも凍結しない不凍水と0℃で凍結・融解するバルクの水に近い自由水の他に，0℃以下で凍結・融解する中間水が存在するとの説がある。中間水は，運動性の高い高分子鎖に弱く束縛された運動性の高い水とされ，タンパク質の吸着を抑制すると考えられている[13]。つまり，基材表面の分子運動性だけでなく，表面近傍の水分子の運動性もタンパク質の吸着に深く関わる。中間水が観測される代表的な高分子のポ

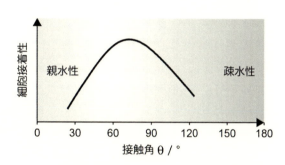

図4　基材表面の接触角と細胞接着の相関の概略図[7]

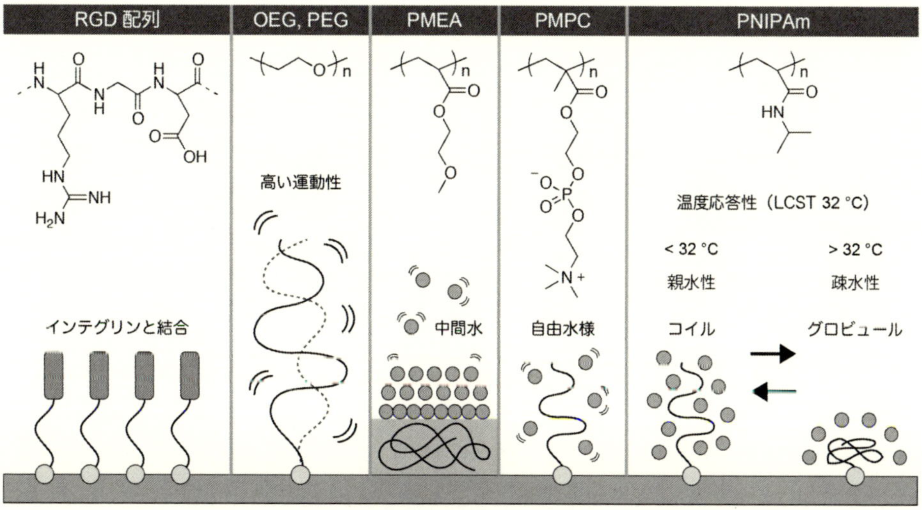

図5　基材表面に修飾される代表的な高分子の化学構造と特徴

リ(2-メトキシエチルアクリレート)(PMEA)の表面にも，やはりタンパク質は吸着しない。一方で，細胞膜成分のリン脂質と類似の構造を有するポリ(2-メタクリロイルオキシエチルホスホリルコリン)(PMPC)を固定した基材では，表面の水分子が自由水様であり，極めて高いタンパク質の吸着抑制効果を発揮する[14]。すなわち，基材表面に結合水がない場合にはタンパク質周囲の水和水との交換が行えないため，タンパク質の安定な吸着が起こらず，基材表面に接触しても直ちに再拡散してしまう。これらの基材上ではタンパク質はもちろん細胞も接着しないため，生体親和性の高い抗血栓性材料として，ステントや人工臓器などの医療デバイスにすでに実装されている。また，臓器チップの作製および利用には，マイクロ流路内壁表面への生体物質の非特異的吸着を抑制する技術も重要である。そこで，PMPCをマイクロ流路内壁に修飾することで，タンパク質吸着を効果的に低減できることも見出されている[15]。

　ポリ(N-イソプロピルアクリルアミド)(PNIPAm)を表面に固定した基材は，表面の親疎水性と分子運動性を温度可逆的に変換でき，タンパク質や細胞の接着・脱着を制御できる（図5）[16]。PNIPAm は 32℃付近に下限臨界溶液温度（LCST）を持つため，それ以下の低温では水和されてコイル状態となり培地に溶解するが，LCST以上の温度では脱水和されてグロビュール状態となり凝集・析出する。一般的な細胞培養温度の 37℃では，基材表面に固定した PNIPAm は脱水和されて凝集し，疎水性で低い分子運動性を示す。この表面にタンパク質および細胞は良好に接着する。培養後に温度を 32℃以下に下げると，PNIPAm は水和して高い分子運動性を獲得し，細胞基底部側に存在する ECM タンパク質ごと細胞を剥がすことができる。通常の培養操作では，細胞を培養基材から剥離回収する場合はタンパク質分解酵素で ECM や膜タンパク質（インテグリンや細胞間結合を担うカドヘリンなど）を分解するため，細胞機能に影響を及ぼす懸念があり，また個々の細胞へ分断してしまう。一方，ECM や膜タンパク質を維持したまま回収可能な PNIPAm 修飾基材は，細胞に傷害を与えることはなく，また細胞間結合を保つことでシート状の組織（細胞シート）も簡便に作製・回収できる。これら種々の細胞シートは再生医療において特に有用であり，多くの臨床応用（移植）がすでに成功を収めている[17]。また，マイクロ流路内壁への PNIPAm 修飾も試みられており，生体分子の分離・精製などの応用を目指して，流路内での熱可逆的な吸着・脱着の制御が検討されている[18]。

　これまでに紹介した細胞の接脱着を支配する分子は，マイクロコンタクトプリンティング（μCP）法や電子線（EB）重合法などを利用することで，表面にパターニングもできる。例えば，μCP 法を用いると，他の部位には OEG や PEG などの細胞非接着性の分子を固定して，フィブロネクチンやラミニンなどの細胞接着性タンパク質や RGD 配列含有の短鎖ペプチドを修飾した表面を，任意の形状・面積・間隔で作り出せる[19~24]。このように接着場所を明確に指定することで，細胞の生死・形態・運動・分化などの挙動の制御が可能となる。例えば1細胞あたりの接着面積を限定した場合，（直径 20 μm の円など）小さすぎると死に至るが，面積の増大とともに細胞は大きく広がり，その結果よく増殖するようになる[19]。1細胞以下の極めて狭い接着点を等間隔に配置した場合，接着点の面積が小さすぎたり（<0.1 μm²）間隔が広すぎたり（≥30 μm）す

第3章　基材の表面形状および性状が細胞に与える影響

ると細胞は接着できない[20]。細胞の接着面積や間隔を調節して，間葉系幹細胞（MSC）の分化を特定の細胞種へと誘導することもできる[21]。MSC がよく伸展して広がると骨芽細胞へ，伸展が不十分であれば脂肪細胞へと分化することが見出されている。また，1 細胞程度の一定の面積（900 μm^2）で異なる形状（3～6 角形，台形，平行四辺形）の接着表面では，細胞はより鋭い角に向かって伸展し，角に ECM を集めることがわかった[22]。各頂点の角度が鋭くなるほど，MSC は骨芽細胞に分化する傾向にあり[23]，逆に角のない円形状のパターン表面では脂肪細胞へと分化した。さらに，接着表面の形状は細胞分裂の軸方向にも多大な影響を及ぼすとの報告もある[24]。このような 1 細胞程度の面積の様々な形状の細胞接着パターンが多数施された表面はすでに市販もされている。また，MSC の細胞集団を様々な形状の接着表面にパターニングした場合には，大きな張力が加わる外周部は骨芽細胞に，張力が小さい内部は脂肪細胞へと分化することが報告されている[25]。

　EB 重合法は，基材表面に異なる種類の高分子をパターニングするのに適している。通常の PNIPAm（LCST 32℃）と疎水性モノマーとの共重合体（LCST およそ 20℃）の固定領域を制御した表面では，段階的に温度と播種細胞を変えることで異種細胞をパターニングした細胞シートの作製が可能となり，生体内の組織に一歩近づいた複雑なシート状組織を構築できる[26]。

　基材表面の露出官能基は，細胞の分化方向に大きな影響を及ぼす。官能基以外の親疎水性や分子運動性，機械的性質，形状を揃えた表面では，MSC の分化方向が露出官能基に依存することが報告された[27]。具体的には，カルボキシ基は軟骨分化を，リン酸基は骨分化を，*tert*-ブチル基は脂肪分化をそれぞれ誘起した。

3.2　機械的性質

　適切な化学的性質の表面であれば，柔らかいゲルから硬い金属まで細胞は接着する。一方で，基材の硬さ（弾性率）は，細胞の形態，遊走，分化などに大きな影響を与える。一般的に，硬い基材ほど細胞は良好に接着，伸展，増殖する[3,5]。これは先述のストレスファイバー収縮と FA を介した基材への係留のつり合いに由来する。そのため，弾性率勾配のある表面では，細胞は硬い領域に向かって遊走する傾向がある（メカノタクシス）[28]。ただし，よく伸展する結果，運動性は低下する。また，細胞が認識できる勾配の程度は細胞種に依存することが知られている[3]。

　基材の弾性率は MSC の分化系統を決定づけることもできる（図6）[3]。コラーゲンをコートして細胞接着性を付与したポリアクリルアミドのゲル上にて，分化誘導因子を用いずに MSC を培養した場合，基材の弾性率が 1 kPa 以下では神経，8～17 kPa では筋，25～40 kPa では骨の細胞へと誘導されることが報告された[29]。分化誘導因子のみを用いた系統決定は数週間ほどを要するのに対して，これら基材による分化誘導は同一培養液中で約 1 週間という短期間で生じた。一方，極端に軟らかいゲル上では，MSC の細胞周期が静止期に留まり，休眠状態に保持されることも報告されている[30]。この分化の弾性率依存性とメカノタクシスを巧みに利用すると，MSC の未分化性を長期維持可能な基材も構築できる[31]。硬・軟領域（300 kPa と 10 kPa）を 50 μm の微細

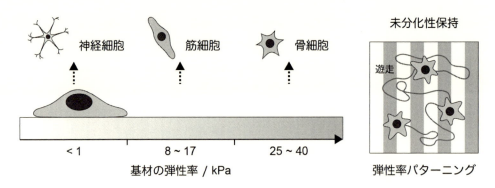

図6 基材の弾性率がMSCの分化系統決定に及ぼす影響と，硬・軟領域をマイクロパターニングした基材上でのMSCの未分化性保持

なストライプ幅でパターニングした基材では，MSCは各領域間をランダムに運動して未分化状態を保持することが見出された。MSCは再生医療での臨床応用が期待される幹細胞であり，その品質を保持する新たな培養基材として利用が検討されている。

基材の粘性も細胞挙動に影響を及ぼす。これは粘弾性を示す高分子材料でのみ考慮を要する。低弾性率の基材では，粘性成分が小さいと細胞は伸展しない一方，同程度の弾性率であっても粘性成分が大きく顕著な応力緩和を示す基材上では，細胞はよく伸展することが見出された[32]。また，後者のように応力緩和の速い基材では，MSCの骨分化が優先的に進行したとの報告もある[33]。

3.3 形状

ECMの主成分であるコラーゲンは線維状タンパク質であり，細胞は基質や基材のこのような微細な形状を認識していると考えられる。実際に，培養細胞は基材表面の形状に沿って接着し，移動する[34]。微細加工技術により作製したナノ・マイクロサイズのライン形状の凹凸パターンや配向化させたナノ・マイクロファイバー基材の上では，細胞は一方向に伸展したり遊走したりする。筋などの配向性組織の前駆細胞の場合には，融合や分化も促進され，成熟した組織を形成できる[35]。

基材表面のトポグラフィーも，FAの形やサイズさらに細胞内での局在部位に影響を与え，細胞の遊走や分化挙動を変える[36]。例えば，様々な高分子（ポリカプロラクトン，ポリスチレン，ポリカーボネート）に，直径120 nm，深さ100 nmのナノピットを間隔300 nmで施した表面では，ピットを規則正しく配置した場合にMSCが未分化性を維持して増殖することが報告された[37]。一方で，ピットの規則性を乱した場合には骨分化が生じた。また，格子状のパターン表面（フィブロネクチンをコートしたポリジメチルシロキサン）では，特定の間隔の格子において骨分化が最も促進された[38]。さらに，直径1 μm程度，深さ300〜500 nmのナノクレーターが数 μmの間隔で施された石英やTCPS上では，細胞がクレーターの表面を避けて遊走する挙動

第 3 章　基材の表面形状および性状が細胞に与える影響

も観察されている[39]。このような微細な形状パターンの表面に PNIPAm を修飾した場合，温度変化に対する細胞接着性が細胞種によって異なることも見出された[40]。この現象を利用して，異種細胞を分離・精製する研究が現在進められている。

4　おわりに

　本章では，チップ上において組織・臓器を作製する上で重要な，基材の性質が細胞挙動に与える影響を解説した。複雑な生体組織をチップ上で構築するために，これら基材の化学的性質，機械的性質，形状をマイクロデバイスに実装する研究については，他の章で紹介される緻密な戦略も参照されたい。一方で，基材表面の性質が細胞挙動に影響を与える分子機構や，動的に性質が変わる基材表面上で細胞挙動がどのように変化するかなど，まだまだ不明な部分も多く残されている。生体のように機能する組織・臓器の生体外構築には，これらのさらなる研究が不可欠である。

文　　献

1)　岩田博夫，高分子先端材料 One Point 3 バイオマテリアル，高分子学会編集，共立出版（2005）

2)　B. Alberts *et al.*, 細胞の分子生物学 第 5 版，中村桂子，松原謙一監訳，ニュートンプレス（2010）

3)　曽我部正博編，メカノバイオロジー 細胞が力を感じ応答する仕組み，化学同人（2015）

4)　佐藤正明ほか，機械工学最前線 7 バイオメカニクスの最前線，日本機械学会編，共立出版（2013）

5)　R. J. Pelham and Y. -L. Wang, *Proc. Natl. Acad. Sci. USA*, **94**, 13661 (1997)

6)　N. Wang *et al.*, *Nat. Rev. Mol. Cell Biol.*, **10**, 75 (2009)

7)　Y. Tamada and Y. Ikeda, *J. Colloid Interface Sci.*, **155**, 334 (1993)

8)　C. Roberts *et al.*, *J. Am. Chem. Soc.*, **120**, 6548 (1998)

9)　J. A. Burdick *et al.*, *Langmuir*, **20**, 5153 (2004)

10)　石原一彦，塙隆夫，前田瑞夫編，バイオマテリアルの基礎，日本バイオマテリアル学会監修，日本医学館（2010）

11)　K. L. Prime and G. M. Whitesides, *J. Am. Chem. Soc.*, **115**, 10714 (1993)

12)　S. Herrwerth *et al.*, *J. Am. Chem. Soc.*, **125**, 9359 (2003)

13)　M. Tanaka *et al.*, *Polym. J.*, **45**, 701 (2013)

14)　K. Ishihara *et al.*, *J. Biomed. Mater. Res.*, **39**, 323 (1998)

15)　J. Sibarani *et al.*, *Colloids Surf. B*, **54**, 88 (2007)

16) N. Yamada *et al.*, *Makromol. Chem. Rapid Commun.*, **11**, 571 (1990)

17) J. Yang *et al.*, *J. Control. Release*, **116**, 193 (2006)

18) M. Ebara *et al.*, *Lab Chip*, **6**, 843 (2006)

19) C. S. Chen *et al.*, *Science*, **276**, 1425 (1997)

20) D. Lehnert *et al.*, *J. Cell Sci.*, **117**, 41 (2004)

21) R. McBeath *et al.*, *Dev. Cell*, **6**, 483 (2004)

22) A. Brock *et al.*, *Langmuir*, **19**, 1611 (2003)

23) K. A. Kiliana *et al.*, *Proc. Natl. Acad. Sci. USA*, **107**, 4872 (2010)

24) M. Théry *et al.*, *Nat. Cell Biol.*, **7**, 947 (2005)

25) S. A. Ruiz and C. S. Chen, *Stem Cells*, **26**, 2921 (2008)

26) Y. Tsuda *et al.*, *Biomaterials*, **26**, 1885 (2005)

27) D. S. W. Benoit *et al.*, *Nat. Mater.*, **7**, 816 (2008)

28) C.-M. Lo *et al.*, *Biophys. J.*, **79**, 141 (2000)

29) A. J. Engler *et al.*, *Cell*, **126**, 677 (2006)

30) J. P. Winer *et al.*, *Tissue Eng. A*, **15**, 147 (2008)

31) S. Kidoaki, *Clin. Calcium*, **26**, 123 (2016)

32) O. Chaudhuri *et al.*, *Nat. Commun.*, **6**, 6365 (2015)

33) O. Chaudhuri *et al.*, *Nat. Mater.*, **15**, 326 (2016)

34) C. J. Bettinger *et al.*, *Angew. Chem. Int. Ed.*, **48**, 5406 (2009)

35) N. Takeda *et al.*, *J. Artif. Organs*, **19**, 141 (2016)

36) M. J. Dalby *et al.*, *Nat. Mater.*, **6**, 997 (2007)

37) R. J. McMurray *et al.*, *Nat. Mater.*, **10**, 637 (2011)

38) C. H. Seo *et al.*, *Macromol. Biosci.*, **11**, 938 (2011)

39) H. Jeon *et al.*, *Nat. Mater.*, **14**, 918 (2015)

40) K. Nagase *et al.*, *J. Mater. Chem. B*, **5**, 5924 (2017)

第4章　Microphysiological systems 用細胞と その標準化

石田誠一[*1], 伊藤弓弦[*2]

1　はじめに

創薬の過程で，1次スクリーニングを行う際のみならず，ある程度絞り込まれた候補化合物に対して安全性評価や動態評価を行う際に，ヒト臓器細胞／組織を用いた検証系への期待は高い。特に近年，臨床試験が Phase Ⅱ，Ⅲ で中止する例（いわゆるドロップアウト）による高コスト化，全世界的にトレンドとなっている動物実験から代替法への切り替えが，医薬品開発の過程で大きな問題となっている。よって，製薬・化粧品・化成品など製造現場に対して，ヒトへの外挿性が高く，再現性も高い Microphysiological systems（以下 MPS）を供給することは喫緊の課題と言えるだろう。

本章では，上述の課題を解決する上で考慮すべきポイントとして，「MPS に搭載する細胞の性能基準の考え方」「MPS に搭載する細胞の規格化」「その細胞の性能を測定する際の方法の規格化」の重要性に関して述べたい。

2　開発の歴史から見る MPS の変遷

MPS に用いる細胞について考えるにあたり，MPS の開発の経緯を振り返るところから始めたい。最初に MPS の原型ともいえる概念を提唱したのは，Shuler らのグループで 1995 年に遡る[1]。当初は micro cell culture analog（μCCA）と称し，micro スケールの培養器で複数の臓器由来細胞を培養する系が想定されていた。Shuler らは各臓器細胞培養器を連結し培養液を循環させることで，医薬品の体内動態を試験管内で再現する系の構築を目指していた。その後，複数の臓器を還流培養することで生体をチップの上に模倣するシステム，ということから，body-on-a-chip（BoC）もしくは organs-on-a-chip（OoC）と称されるようになってきた[2]。その間，アメリカでは化学・バイオ・放射線・核兵器対策を視野に軍事予算による開発が開始された。このような目的では，ヒト全体をチップに載せる必要があるため，10 臓器をチップに搭載するという目標が立てられてきた。そのため，未だに BoC，OoC というと多数のヒト臓器がチップの上に

---

* 1　Seiichi Ishida　国立医薬品食品衛生研究所　薬理部　第3室　室長
* 2　Yuzuru Ito　（国研）産業技術総合研究所　創薬基盤研究部門　幹細胞工学研究グループ 研究グループ長

載っているというイメージを持つ向きも多いが，一方で10臓器を実装することが産業応用に必要か，という点で見直される機運も高まり，最近はMPSという呼称が一般的になりつつある。残念ながら，MPSの邦訳はまだ市民権を得たものはなく，「生体模倣システム」などと呼ばれている。現在は，創薬への応用などを視野に入れて，2〜4臓器程度を連結した培養システムが標準の構成と考えられているようである。いわば，μCCAへの原点回帰ともいえる状況である。

　では，MPSには何が求められているのであろうか。実は，ShulerらはμCCAを発表した時点で，薬物動態を模倣するシステムとして満たすべき条件を既に提唱している。彼らによれば，「長期間の環流培養」「リアルタイムでのサンプリング」「血液と同じバイオマーカーの利用」がμCCAに求められるものとして挙げられていた。そして，何よりも重要なこととして，「これらの要件を満たすためには，各臓器ユニットが生体内の臓器の機能を的確に再現していることが求められる」という認識をしていた。以上の問題提起は大変示唆に富み，現在のMPS開発においても考慮すべき点をMPS開発の黎明期に指摘している点でShulerらの洞察力には驚くべきものがある。一方で，MPSの適用範囲は医薬品の体内動態予測から毒性評価，さらには薬効評価へと広がってきており，その観点から，今一度MPSに求められる機能を考えてみたい。

3　MPS用細胞に求められる性能基準

　MPSに実装される細胞はMPSが期待される機能を発揮するためのものでなければならず，そのためにはまずMPSに期待される機能を明確にさせておく必要がある。以下著者らが主に扱っている肝臓の細胞から例を挙げて考えてみたい。

　MPSは文字通り解釈すれば，「微小な培養空間で生体ないし臓器の持つ生理機能を再現する培養システム」ということになろう。しかしながら，肝臓のように「肝臓は体の化学工場」といわれるほど機能が多岐にわたる臓器では，臓器の持つ生理機能すべてを培養系で再現することは不可能に近い。現状では，肝機能のうち使用目的に合った機能に焦点を当てたMPSの開発が妥当と考える。

　では，医薬品開発に肝細胞を実装したMPSが用いられるのはどのような局面であろうか。

　医薬品は生体から見れば体外から取り込まれた異物であり，肝臓で代謝を受け体外に排泄される運命にある。図1に示すように肝臓に達した医薬品（X）は，主にチトクロームP450（CYP）酵素などによる酸化的な反応を受ける第I相反応（X-OH），グルクロン酸分子や硫酸分子が付加される第II相反応（X-O-C）を経て水溶性を高め，血流に戻り最終的には尿中へと排泄される。また，一部は胆汁酸とともに胆管へ出て糞便とともに体外へ排泄される。この薬物代謝を *in vitro* で再構成しようとすると，CYP酵素による第I相反応など，酵素反応による各段階は *in vitro* 発現系などでも実施可能であり，必ずしも細胞の培養系は必要とされない場合が多い。それに対して，微小胆管中への排泄は，下記による理由から，非常に生体に近い培養条件を必要としている。肝細胞は図2に示すように，他の細胞と異なる特徴的な細胞極性を有している。すな

第4章　Microphysiological systems 用細胞とその標準化

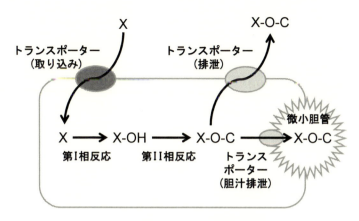

図1　肝細胞における医薬品の動態

わち，通常の細胞で見られる apical 面と basal 面の上下の方向に加えて，細胞間に存在する微小胆管（bile pocket）に向けた横方向の極性が存在する。このような細胞の極性を決める要素として，細胞と細胞の間の微小胆管形成がある。微小胆管は，細胞と細胞の接合面に形成される小さな空間である。微小胆管が閉じた空間となるためにはその上下で細胞と細胞がタイトジャンクションにより，文字通り"タイト"に結合されていることが重要である。この系は，個々の薬物代謝の系とは

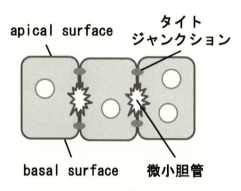

図2　肝細胞に特徴的な細胞極性

異なり，細胞と細胞が間隙に微小胆管という構造物を作る必要があり，化合物評価を行うためには細胞培養系によることが必須となる。しかしながら今まで，このような細胞の培養空間を作り出している例は限られており[3]，MPS による細胞培養手法の開発に期待がかかっている[4]。

　機能の面から見ると，肝細胞内で生成した胆汁酸は微小胆管の管腔面に存在するトランスポータにより微小胆管に排出され，胆管から胆のうを経て腸管へ胆液として流れる元を成している。肝細胞に取り込まれ，各種の可溶化の反応を受けた医薬品の代謝産物（X-O-C）も一部はこの流れに乗り，胆汁中に排泄されることが知られている。医薬品代謝産物が血流に戻るか（最終的に尿から体外に排泄される），胆汁中に排泄されるか（最終的に糞便中に排泄される）かは，代謝産物の水溶性だけでなく，肝細胞膜表面に存在する排泄トランスポータと微小胆管腔に開口している胆管トランスポータの選択性によっている。肝細胞での胆汁排泄の評価は，服用した医薬品が尿中排泄の経路を通るか，糞便排泄の経路を通るかを予測する要のステップとなっている。医薬品が服用される場面を想定した際，尿中排泄か糞便排泄かをあらかじめ認識しておかないと，疾患により腎機能が低下している患者に投与した際に，排泄の障害による血中濃度の異常な

臓器チップの技術と開発動向

上昇が惹き起こされ危険である。そのため、このような患者への医薬品の処方にあっての投与注意の警告などの情報提供にとって、腎排泄か胆汁排泄かは重要な評価項目であり、*in vitro* 細胞アッセイ系として MPS の活用が望まれるゆえんである。

このように、医薬品の肝細胞取り込みから代謝を経て細胞外に排泄される経路を評価・予測する系を開発目標と定めると、おのずとそこに用いられる細胞についての規格項目が定まってくる。細胞が持つ生理機能として、①細胞と細胞の界面がタイトジャンクションにより強固に結合しており、②微小胆管という構造を持っていること、③apical, basal とともに微小胆管へも極性が存在すること、④胆汁排泄をするために必要なトランスポータが発現していること、そして、⑤そのトランスポータが微小胆管構造に局在すること、さらに、代謝産物の動態を観察するためには、⑥代謝活性を有すること、などと条件が定まってくる。

このような条件のうち、ヒト凍結肝細胞、ヒト iPS 細胞由来肝細胞(iPSC-hep)において、代表的な薬物代謝酵素である CYP3A4(第Ⅰ相)、UGT1A1 (uridine diphosphate glucuronosyltransferase 1A1:UDP グルクロン酸転移酵素 1A1,第Ⅱ相)、と微小胆管に局在するトランスポータ BSEP(bile salt export pump:胆汁酸トランスポータ)の発現を評価した事例を図3に示した。ヒト凍結肝細胞を2つのベンダーから、また、iPSC-hep を3つのベンダーから入手し、各ベンダーが推奨する培養条件で培養後、回収した RNA を用いて各遺伝子の発現を測定した結果をまとめた。

すでに知られているように薬物代謝関連遺伝子には個人差が存在するが、凍結肝細胞のベンダー間での各遺伝子の発現量を見ると、*CYP3A4* と *BSEP* では個人差を反映すると考えられる差がみられる。代謝と胆汁排泄を同時に見ようとすると、VenderA の donor3 が一番よさそう、と考えられる。*UGT1A1* は両ベンダーのどのドナーでも安定的な発現をしていることを踏まえると、使用する細胞は VenderA の donor3 に決まってくる。一方で、iPSC-hep を見ると3つの vender(VenderC, D, E)では *CYP3A4* と *BSEP* の発現では VenderC が良好と見て取れるが、*UGT1A1* の発現は逆に VenderE が優れている。胆汁排泄の評価系を目指すのであれば、

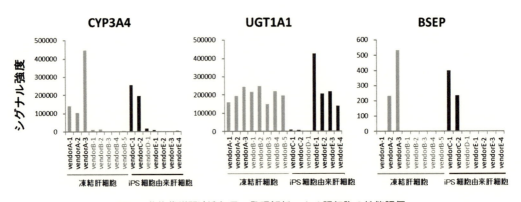

図3 薬物代謝関連遺伝子の発現解析による肝細胞の性能評価

第4章 Microphysiological systems 用細胞とその標準化

VenderC が適しているという判断になろう。しかし，第Ⅱ相薬物代謝の評価が必要であるなら，選択肢も異なり，VenderE が採択される可能性も出てくる。

以上見てきたように，MPS で何を評価するかを決めることで，おのずと必要とされる細胞の規格は定まってくる。今回示した例のデータは平面培養を行ったものであり，これを基準に細胞を選択したのち，MPS に実装して，さらに求める評価項目に対する細胞活性がどれだけ改善されるか，すなわちどれだけ生体内での反応性に近づくか，が最終的な判断基準になる。

4　細胞の規格化

MPS に搭載する臓器細胞の細胞源としては，ヒト臓器の初代培養細胞や不死化した細胞株が選択肢として考えられるが，細胞機能のバラツキや外挿性の低さから，検証結果の信頼性に対しての問題が指摘されている。一方，ヒト iPS 細胞から分化誘導した各種臓器細胞を用いた試験法への期待も世界中で高まっているが，一部の細胞を除いて最適な分化方法の開発が不十分なのが現状である。ここでまず重要なのは，あたかも上記細胞を対立軸としてとらえ，細胞源としての向き不向きの議論をすることは不毛である，と理解することである。実際に薬物動態／安全性試験を行う製薬・化粧品・化成品など製造現場において要求されている仕様に向けて，どれだけ臓器細胞を「作り込めるか？」を考える必要があろう。

創薬における現場からの要求仕様を考えると，医薬品の動態や安全性を評価するための細胞は，「①再現性（実験ごと，作業者ごとなど）」「②ヒト生体への外挿性」に重きがおかれる。また，動物実験の代替といった観点から，「③複数の臓器細胞を組み合わせて使用した際に，人体を模倣した挙動を示すか」も考慮することが望ましい。勿論，ユーザーごとに詳細な要求仕様は異なるが，大きくは上記の①〜③の評価軸に大別される。まずは，それらを意識してユーザーと細胞製造者間で仕様を明確化していくことが重要であり，それら仕様の蓄積から，最小公倍数的な「臓器細胞の規格」が見えてくると思われる。

具体的な規格像であるが，定性的な規格項目（細胞形態，各種イオンチャネルの配向など），定量的な規格項目（酵素活性値，タンパク質量，遺伝子発現量，基準となる薬物への応答能など）

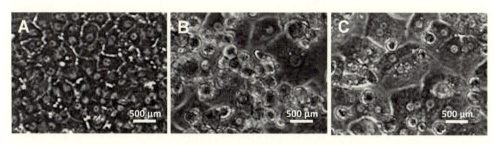

図4　3種の肝実質細胞製品の位相差顕微鏡像
ロットごと（製品 A，製品 B，製品 C）に様々な形態を示している。エラーバーは 500 μm。

61

を組み合わせた形となる．MPSに搭載する対象の細胞の1つとして肝実質細胞があげられるが，その細胞像も性能もロットごとに千差万別である（図4）．今後，各臓器細胞に関して地道な規格化が必要となってくるだろう．また，細胞はその採取方法，培養方法，輸送方法，保存方法によって，性質を大きく変えることが知られている．今後，規格を意味あるものにするためにも，上記の工程における「標準的な方法」も，規格の策定と連動して定めなければならない．

5　測定法の規格化

MPSに搭載された細胞がいかに規格化されていても，その細胞を用いての測定方法にバラツキがあれば，正しい測定結果を得ることはできない．そのためには，各種検証試験における測定方法の規格化も同時に進めていかなければ，MPSの実効性を担保することは難しい．例えば，肝実質細胞が有する薬物応答能を確認するために，RNA合成開始阻害剤であるリファンピシンやプロトンポンプ阻害剤であるオメプラゾールで処理をし，CYP3A4遺伝子のmRNA発現誘導試験をすることがある．この一般的な試験を，図4で示した3種類の細胞製品を用いて，2名の実施者（実施者X，実施者Y）で行った．

結果，3種類の細胞製品ともリファンピシン／オメプラゾール処理によって，CYP3A4のmRNA発現誘導が見られた（図5）．当該試験の1回目では（図5中で「_1st」と記載），肝実質細胞の播種から最後のサンプリングまで共通の手順書を作成し，2名が同時にお互いの実施内容

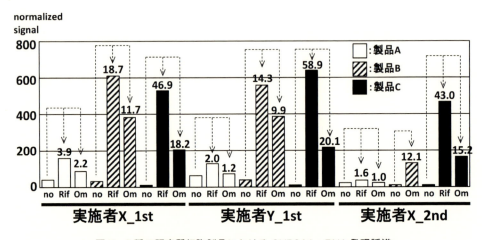

図5　3種の肝実質細胞製品におけるCYP3A4 mRNA発現誘導
2名の実施者（X，Y）が同時に薬物処理実験を行ったサンプル（実施者X_1st，実施者Y_1st），および後日実施者Xが同様の薬物処理実験を行ったサンプル（実施者X_2nd）に対してDNAマイクロアレイを行った結果のうち，CYP3A4 mRNA発現量を数値化したグラフ．棒グラフ上の数字は，コントロールである無処理肝実質細胞におけるCYP3A4 mRNA発現量に対して，リファンピシン／オメプラゾール処理した際に誘導されたCYP3A4 mRNA発現量のFold-changeを表す．
no：無処理，Rif：リファンピシン処理，Om：オメプラゾール処理．

第4章　Microphysiological systems 用細胞とその標準化

を確認し合いながら実験を行うようにしている。その結果，3種類の細胞製品とも，*CYP3A4*
の mRNA 発現量，*CYP3A4* の mRNA 発現誘導倍率ともに，かなり揃った結果を得ることがで
きた。一方で，当該試験の2回目では（図5中で「_2nd」と記載），全く同じ「手順書」「ロッ
トの凍結細胞ストック」「試薬」を用いたにもかかわらず，*CYP3A4* の mRNA 発現量が大きく
低いという結果となった（一方，*CYP3A4* の mRNA 発現誘導倍率にはそこまでの違いはなかっ
た）。あとからの調査により，2回目の試験では，使用したピペット／チップの種類が異なって
おり，培養液交換時の残液量などに大きな違いがあったことが判明し，それらが原因であろうと
の結論となった。

　上述の結果に象徴されるように，例え搭載されている細胞が規格化されていても，測定方法の
手順書に不備があると，結果が大きく変わってしまう。現場の実施者達の間でよく「手順書の行
間が大事なので，それを読み取れ」と言われることがあるが，それでは再現性を発揮することは
難しい。勿論，高精度／高感度な測定方法の開発も重要であるが，行間に左右されることなく，
初見の実施者でも同じ測定を実施可能な「測定方法の規格化」も肝要である。

6　おわりに

　冒頭にも述べたように，MPS という用語に対する日本語訳としてふさわしいものがないほど，
研究領域として黎明期にある。MPS 化することで臓器レベルの機能と同じ培養系ができる，と
いうのは夢であり，実現するための道のりは長いであろう。一方で，本稿で説明したように，生
体臓器のある機能に着目した培養ユニットというのは，到達目標の設定が容易になり，それに基
づく細胞の適，不適の判断ができる。目標の設定が明確になると，現在手に入る細胞で何ができ，
何が不足しているかが見えてきて，MPS 化に求める機能改善のポイントも明確になる。このよ
うに，MPS に用いる細胞を考える際は，MPS に求める機能が何かの設定が根幹をなすと考えら
れる。そして，MPS が活用される場が創薬過程での安全性や薬物動態，さらに薬効の評価とい
うことを考慮すると，MPS の構成要素での規格化が重要である。その中には，細胞の性能規格
も含まれるのは当然であるが，細胞の機能評価をする際の測定方法についても重要である点を本
稿後半で実験例を示しつつ触れた。細胞培養は今までとかく経験と勘に頼りがちであったが，
MPS という評価法を世に送り出していくために必要なのは"神の手"ではなく，「いつ・誰が・
どこで」実施しても同じ結果が出るに十分な作業手順を作っていく確実な歩みであると考え
る。

臓器チップの技術と開発動向

文　　献

1) L. M. Sweeney *et al.*, *Toxicol In Vitro*, **9**, 307e16 (1995)
2) Newsweek October 10 (2005)
3) K. Yang *et al.*, *J. Pharm. Sci.*, **105**, 443 (2016)
4) Y. Nakao *et al.*, *Biomicrofluidics*, **5**, 22212 (2011)

第5章　高分子化学に基づく3次元組織構築

松崎典弥[*]

1　生体組織モデルの重要性

　医療・創薬研究において，動物愛護や3R（Replacement（代替），Reduction（削減），Refinement（改善））の観点から実験動物代替法が盛んに研究されている。期待されているのが，ヒト人工多能性幹細胞（iPS細胞）[1]から分化誘導して得られる様々な正常および疾患細胞である。特に，患者由来iPS細胞から分化誘導した疾患細胞は，ヒトと動物の種差の課題を解決し，候補化合物の薬効や毒性を評価できると期待されている。しかし，生体組織は複数種類の細胞で構成され，種々の細胞が相互作用することで組織としての機能を発現しているため，細胞単体で生体組織と同じ薬剤応答を得ることは困難である。例えば，肝細胞の重要な機能の一つであるアルブミンの産生量は，細胞単体と比較して3次元組織体では10倍以上増加することが報告されている[2]。そこで，生体組織を構成する様々な細胞とタンパク質を3次元で統合し，生体組織類似の機能を有する3次元組織を構築できれば，生体組織に近い薬効・毒性応答が得られると期待される。

　3次元組織構築に関する国際競争は既に激化しているのが現状である。米国では，国防高等研究計画局（DARPA）と国立衛生研究所（NIH）の巨額の研究費が投じられ，「Organ on a chip」という，動物実験に代わるヒト細胞のチップを用いた医薬品評価を実現するプロジェクトが進行している[3]。欧州連合（EU）では，第7次フレームワークプログラム（FP7）にて「The Body-on-a-chip」プロジェクトが開始されている。iPS細胞で優位に立った日本がそのリードを維持して激しい国際競争に勝つためには，普遍性の高い3次元組織構築技術の確立が急務である。つまり，医療・創薬・化粧品分野における次の大きな課題は，"いかにして3次元組織を生体外で構築するか"であると言っても過言ではない。生体組織・臓器の代替物として医療・創薬分野に有用な3次元組織の工業的な安定生産・供給が可能となれば，国際競争力に優れた普遍性の高い日本の新しい産業となることが期待される[4]。

2　化学的細胞操作

　生体内の臓器や組織の機能発現，また，個々の組織を構成する細胞の活動，さらに，細胞周辺の細胞外マトリックス（ECM）で起こる現象のほとんどは，「化学」に基づいている。細胞が生

---

　[*]　Michiya Matsusaki　大阪大学　大学院工学研究科　応用化学専攻　准教授

存し,機能を発現するその原理は,複合的かつ連続的な化学反応および相互作用であると考えられる。たとえば,細胞のシグナル伝達機構の多くは,まず,細胞膜上の受容体(レセプター)に細胞外のシグナル分子(ホルモンやサイトカインなど)が相互作用することで引き起こされ,受容体の構造変化に伴い細胞内のシグナル分子(セカンドメッセンジャー)が誘導され,連続的なシグナルを受け渡しながら他の経路とも影響し合い,最終的には核内の転写因子による特定遺伝子の転写調節が起こる。受容体は「タンパク質」,シグナル分子の多くは「低分子のペプチドまたはタンパク質」であり,大まかに高分子であると考えられ,受容体とシグナル分子の相互作用は,高分子間相互作用に特徴的な立体構造変化を伴うダイナミックな相互作用であり,また,静電相互作用や水素結合,疎水性相互作用など,いくつかの相互作用が複合的に用いられることで強い結合(高い結合定数)を実現している。たとえば,一般的な抗体-抗原の解離定数(K_d:結合定数 K_a の逆数)は,$10 \sim 100\,\mathrm{pM}$($10^{-10 \sim 11}\,\mathrm{M}$)と,低分子では実現できない極めて高い値であることは周知の通りである。したがって,タンパク質間の相互作用を良く理解して細胞の現象を考えることは,いかにして細胞を自在に操作するか,という命題に深くかかわっている。つまり,タンパク質の自己組織化による ECM の形成,細胞と細胞の接着,細胞と ECM の相互作用,これらが秩序良く集合して初めて形成される組織体(構成単位),組織体がマクロに集合して形成された個々の臓器,と各サイズレベルで生体の現象を化学的に理解し,化学の視点から細胞を操作する「化学的細胞操作」技術を確立しなければならない(図1)。従来の生物学的な視

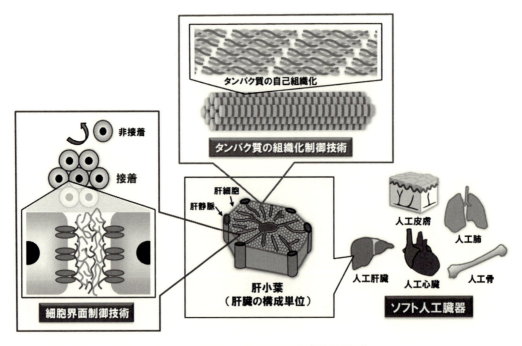

図1 人工臓器の作製に必要な化学的細胞操作

第5章　高分子化学に基づく3次元組織構築

点からの細胞操作だけでは限界があることは，歴史的に見ても周知の通りである。組織工学を取って考えてみても，90年代初頭に概念が提唱されて以来，未だに生体の複雑かつ高性能な機能を再現した人工組織体の構築には至っていない。生体成分の多くは基本的に高分子（タンパク質や遺伝子，脂質など）である，という根底に立ち返り，化学の視点からアプローチすることが今後重要になるであろう。

3　組織構築の2つのアプローチ

組織構築研究で主に用いられる手法は，トップダウン法とボトムアップ法に分けることができ（図2），歴史的にトップダウン法がまず報告された。生分解性高分子，たとえばポリ乳酸やポリグリコール酸，コラーゲンやアルギン酸を用いてハイドロゲルや多孔性スポンジ，不織布の足場材料を作製し，細胞を播種して3次元培養が行われた[5]。足場材料の中で培養された細胞は，プラスチック培養皿の上で培養された時とは明らかに異なる性質を示したが，足場材料内部での多種類の細胞の配置を制御し，生体組織類似の組織体を構築するには至っていない。また，コラーゲンなどの動物由来の足場材料の使用や，加水分解に伴う局所pHの低下が引き起こす炎症惹起性などの課題も明らかとなってきた。

ボトムアップ法としては，感熱応答性高分子の膨潤・収縮特性を利用して細胞をシート状に剥離する細胞シート法[6]や，磁性粒子を与えた細胞を用いて磁力で細胞を組織化させる方法[7]などが報告されてきた。ボトムアップ法は，トップダウン法と比較して細胞の配置を緻密に制御できる特徴を有しているが，ミリメートルからセンチメートルサイズの大きな組織体を構築するためには大量の細胞が必要であり，さらに，細胞密度が高いため内部細胞の壊死を防ぐための毛細血管構造の構築が必須となる。本稿では，我々の組織構築法「細胞積層法」およびその改良法である「細胞集積法」を紹介する。

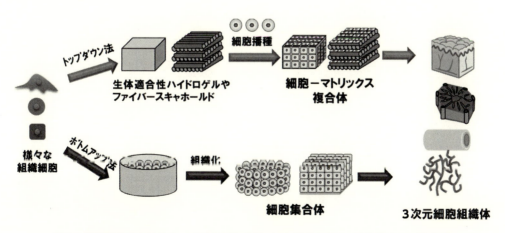

図2　組織構築におけるトップダウン法（上）およびボトムアップ法のイメージ（下）

4 細胞積層法

細胞は，外部との情報交換や機能発現を細胞膜界面で制御している。生体内において，細胞の界面構造と機能の制御に重要な役割を果たしているのが，細胞周辺に存在するECMタンパク質である。たとえば，細胞接着とは細胞膜のインテグリン分子とECMとの相互作用であり，また，ECM成分であるフィブロネクチンやビトロネクチンと細胞膜分子の相互作用が細胞の生存や増殖，シグナル伝達，分化誘導に強く影響することが明らかにされている。そこで，我々はこのECMの働きに着目し，ECMのように細胞の界面構造を制御できれば細胞の組織化や機能を操作できると考え，細胞の表面をECM成分のナノ薄膜でコーティングし，細胞を1層ずつ積層する「細胞積層法」を考案した（図3）[8]。つまり，細胞の表面にECMの"ナノレベルののりづけ"をつくることで，細胞を1層ずつ積み上げる手法である。細胞表面へECM薄膜を形成する手法として，我々は，ナノメートルオーダーで高分子薄膜を調製できる「交互積層法」を用いた（図

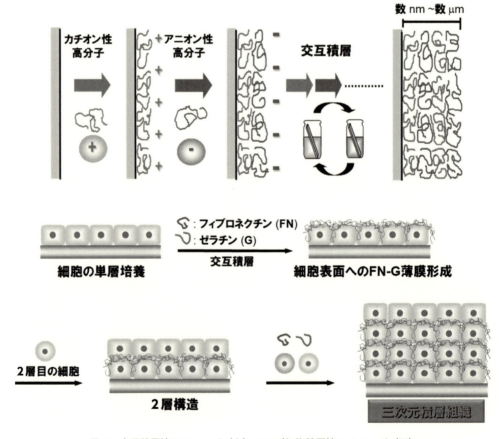

図3　交互積層法のイメージ（上）および細胞積層法のイメージ（下）

第5章　高分子化学に基づく3次元組織構築

3)。接着タンパク質として知られるフィブロネクチン（FN）とコラーゲンの変性体であるゼラチン（G）の交互積層薄膜（FN-G薄膜）をおよそ6nmの膜厚で細胞表面に形成すると，2層目の細胞が接着した。FNは細胞表面の$\alpha_5\beta_1$インテグリンやコラーゲン，ゼラチンとの相互作用ドメインを有しているため，わずか6nmという膜厚でも細胞接着足場として機能したと考えられる。一方，対照実験として薄膜を形成しない場合や膜厚が薄い場合，均一な2層構造は得られなかった。また，10nm以上の薄膜でも同様の効果が確認されたため，少なくとも6nm以上のFN-G薄膜が次層の細胞接着の足場として重要であることが明らかとなった。本手法を繰り返すことで，望みの細胞を望みの層に配置した3次元構造が構築可能となった。我々はこれまで，血管内皮細胞と平滑筋細胞を組み合わせた"血管壁モデル"[9, 10]や，筋芽細胞による"骨格筋モデル"[11]，癌細胞と線維芽細胞による"腫瘍モデル"[12]などを構築しており，生体組織により近い応答が得られることも明らかとなった。

5　細胞集積法

　以上のように，細胞積層法は細胞の配置を1層ずつ制御して多層構造を構築できる画期的な手法であるが，各層の細胞が安定に接着するまで半日ほど培養する必要があり，1日2層の作製が限度であった。例えば，10層の構造を作製するためには約5日必要である。より短期間で積層構造を構築できれば，幅広い応用展開が期待される。そこで，単一細胞表面にFN-Gナノ薄膜を形成することで，短期間で3次元組織体を構築できる「細胞集積法」を新たに考案した（図4a，b）[13]。各細胞がFN-G薄膜を介して3次元的に相互作用することで，一度に多層構造が構築できると期待された。多孔質膜を介して下部から培地を供給できるセルカルチャーインサートを用いて実験を行った。約6nmのFN-G薄膜を形成した細胞をセルカルチャーインサートに播種し，24時間培養後に組織切片を観察すると，およそ8層の3次元組織体が確認された。一方，FN-G薄膜を形成しない場合は空隙や凝集が観察され，均一な構造は得られなかった。これは，FN-G薄膜が3次元的な細胞接着に機能したことを示している。インサートへの播種細胞数を制御することで得られる層数は制御可能であった。さらに，培地の量を増やすことで，細胞の種類に依存せず最大およそ100～200μmの組織体が得られた。生体内には，およそ100～200μmに1本の毛細血管が存在することで栄養を供給している。そのため，100μm以上の組織体において内部細胞の壊死を防ぐためには，毛細血管網を構築する必要がある。そこで，我々は，細胞集積法を用いてヒト臍帯静脈血管内皮細胞（HUVEC）や皮膚微小リンパ管内皮細胞（LEC）のサンドイッチ培養を行うことで，毛細血管だけでなくリンパ管の構築を検討した（図4c）。その結果，毛細血管およびリンパ管網が共存した3次元組織体を得ることに成功した[14, 15]。これらのネットワークは全体に均一に形成され，ネットワークが占める面積はおよそ50～60%，チューブ間距離は100～150μmであった。様々な解析により，周辺の線維芽細胞から産生された血管新生因子がHUVECやLECのチューブ化に重要であることが確認された[15]。

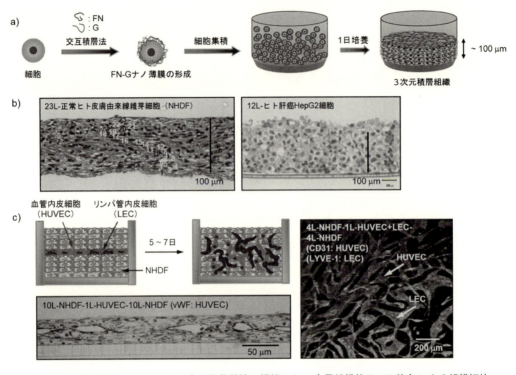

図4 a) 細胞集積法のイメージ。b) 細胞集積法で構築した3次元組織体のHE染色による組織切片写真。c) HUVECおよびLECの積層培養のイメージ（左）と蛍光免疫染色による共焦点レーザー顕微鏡イメージ（右）。HUVECとLECがそれぞれ独立したネットワーク構造を形成。抗vWF抗体を用いてHUVECを染色したHUVECのみ積層培養後の組織切片写真（左下）。

以上より，細胞集積法を用いることで毛細血管・リンパ管網を有する3次元組織体の構築が可能であった。

6 肝組織チップによる薬物毒性評価

構築した積層構造体を生体組織モデルとして薬剤応答評価に応用するためには，細胞種や層数が異なる組織モデルを大量に作製する必要がある。マイクロメートルサイズの様々な組織モデルを集約した「組織チップ」が構築できれば，医薬品評価において大変有効である。そこで，詳細は割愛するが，インクジェットプリント装置による細胞プリントの技術を開発した（図5a）[16]。

組織チップの薬剤評価への応用を目的として，ヒト肝癌細胞（HepG2）とHUVECのヘテロ積層組織チップの作製に取り組んだ（図5b）。肝臓は薬物を分解する重要な臓器であり，薬物毒性の7割は肝臓で発現するため医薬品開発では最も重要な臓器である。しかし，ヒト初代肝細胞は日本国内では入手困難であるため輸入する必要があり，また，継代培養ができないため高価な初代肝細胞を大量に購入して使用しているのが現状である。一方，HepG2のように株化されて

第 5 章 高分子化学に基づく 3 次元組織構築

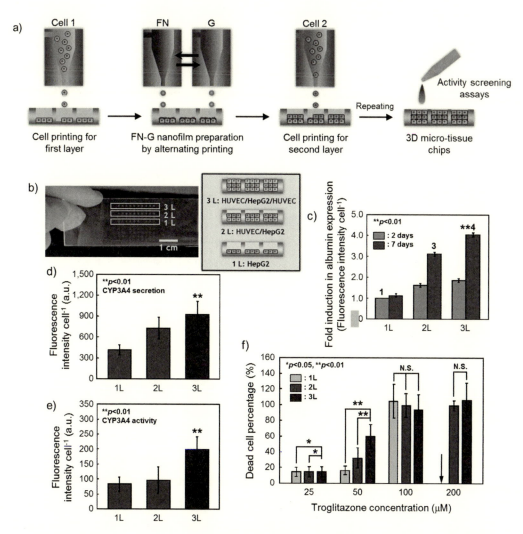

図 5　a) インクジェットプリントによる 3 次元組織チップの構築イメージ。b) ヒト肝癌細胞（HepG2）とヒト臍帯静脈血管内皮細胞（HUVEC）で作製した 1〜3 層構造の肝組織チップの写真。c) アルブミン発現量と層構造の関係。抗アルブミン抗体で蛍光染色した各ウェルの蛍光強度で比較した。d) CYP3A4 発現量および e) 活性と層構造の関係。抗 CYP3A4 抗体での蛍光染色で発現量を評価し，vivid red を用いて活性を評価した。f) トログリタゾン濃度に依存した死細胞の割合と層構造の関係。LIVE/DEAD アッセイにより死細胞を蛍光強度で評価した。矢印は死細胞が剥離して定量できなかったことを示す。

継代培養が可能な肝癌細胞も市販されているが，初代肝細胞と比較して代謝活性が激減している。したがって，HepG2 細胞の機能を高めて初代肝細胞に近づけることができれば，薬剤評価に大変有用である。肝組織は肝細胞が血管に挟まれた 3 次元構造であるため，HepG2 を HUVEC で挟んだ積層構造を構築することで HepG2 の代謝活性の向上が期待される。そこで，HepG2 と

HUVEC の 1 層から 3 層の構造を 1 枚のチップの中に作製して種々の活性を評価した[16]。肝細胞機能の指標となるアルブミン産生量を評価した結果，7 日間培養後において 3 層構造が 1 層構造と比較して 4 倍以上のアルブミンを産生することが明らかとなった（図 5c）。また，薬物代謝酵素の一種であるシトクロム P450 3A4（CYP3A4）の発現量と活性を評価した結果，やはり 3 層構造が最も高い発現量と代謝活性を有していることが確認された（図 5d および 5e）。そこで，実際に肝毒性がある薬物を用いて評価を行った。トログリタゾン（TGZ）は，インスリン抵抗性を軽減する糖尿病治療薬として市販されたが，肝障害が明らかとなり 2000 年に自主回収された薬剤である。その後の分析で，CYP3A4 で代謝された反応性代謝物が毒性を示すことが明らかとなった[17]。そこで，CYP3A4 代謝活性が高いほど低濃度の TGZ で毒性が発現して死細胞数が増加するため，近年では CYP3A4 の薬物代謝活性試薬として用いられている。図 5f に，TGZ 濃度に対する層数の死細胞数変化のグラフを示した。3 層構造においてより低濃度でも死細胞が顕著に観察され，特に TGZ が 50 μM の場合，1 層構造では 16% の死細胞割合であったのに対して 3 層構造では 60%（約 4 倍）まで増加し，HUVEC で挟んだ 3 層構造にすることで HepG2 の薬物代謝活性が向上することが明らかとなった。

　以上より，本 3 次元肝組織チップは，肝組織のハイスループットな薬効・毒性評価を可能とする革新的なツールとして応用が期待される。

7　おわりに

　本稿では，高分子化学に基づいた 3 次元組織構築を紹介した。細胞集積法を基盤技術とした「細胞積層培養キット：CellFeuille®」[18] が住友ベークライト㈱より販売され，研究者に広く使って頂ける状況となった。しかし，ここで強調したいのは，本研究の目的は，「生体組織を作ること」ではなく，「医薬品評価に使える組織体を作ること」である。単純化された構造であるため，余計な因子を省いてシンプルに評価できる可能性がある。究極的には，生体に極めて類似していることが望まれると思うが，まずは，「使える物」を一つ一つ構築することが重要である。

　最近，生体の結合組織にヒントを得た，新たな 3 次元組織体の構築方法を考案した。様々な「化学的細胞操作技術」を適宜組み合わせることで，より生体に近い組織体の構築が期待される。

文　　　献

1)　K. Takahashi *et al.*, *Cell*, **131**, 861 (2007)

2)　A. Matsuzawa *et al.*, *J. Biomed. Mater. Res. A*, **103**, 1554 (2015)

3)　D. Huh *et al.*, *Science*, **328**, 1662 (2010)

第 5 章　高分子化学に基づく 3 次元組織構築

4) 松崎典弥, 明石満, 進化する医療用バイオベースマテリアル, シーエムシー出版（2015）

5) R. Langer and J. P. Vacanti, *Science*, **260**, 920（1993）

6) J. Yang *et al.*, *Biomaterials*, **26**, 6415（2005）

7) II. Akiyama *et al.*, *Biomaterials*, **31**, 1251（2010）

8) M. Matsusaki *et al.*, *Angew. Chem. Int. Ed.*, **46**, 4689（2007）

9) M. Matsusaki *et al.*, *Angew. Chem. Int. Ed.*, **50**, 7557（2010）

10) P. Chetprayoon *et al.*, *Angew. Chem. Int. Ed.*, **55**, 4461（2016）

11) V. Gribova *et al.*, *Biochem. Biophys. Res. Commun.*, **474**, 515（2016）

12) M. Matsusaki *et al.*, *Adv. Healthcare Mater.*, in press. DOI:10.1002/adhm.201700057

13) A. Nishiguchi *et al.*, *Adv. Mater.*, **23**, 3506（2011）

14) M. Matsusaki *et al.*, *Adv. Mater.*, **24**, 454（2012）

15) A. Nishiguchi *et al.*, *Biomaterials*, **35**, 4739（2014）

16) M. Matsusaki *et al.*, *Adv. Healthcare Mater.*, **2**, 534（2013）

17) M. T. Smith *Chem. Res. Toxicol.*, **16**, 679（2003）

18) http://www.sumibe.co.jp/product/s-bio/cell-culture/cellfeuille/index.html

第6章　電気化学的手法による3次元組織の構築

福田淳二[*]

1　はじめに

　創薬の分野では，培養細胞を用いた初期スクリーニングの結果が，その後の動物実験の結果と十分に一致しないことが古くから課題となっていた。この不一致は，膨大な数のリード化合物を試験することで部分的に補われてきたが，動物実験数が増大して評価に要する期間も長期化するため創薬プロセスを高コスト・非効率化する大きな要因となってきた。そこで，3次元細胞培養や培養液の工夫など様々な細胞培養技術の改善が試みられてきた。しかしながら，この不一致を解消して創薬プロセスを変革させるほどには至っておらず，現在までに3次元細胞培養は製薬業界に取り入れられているとは言い難いのが現状である。さらに，国際競争の激化や動物実験の廃止・低減に向けた動きなどに対応するため，製薬分野では従来以上の効率的な創薬プロセスが必要となってきており，培養細胞を用いた試験法の重要性が高まっている。

　そこで近年，半導体微細加工技術などを用いて細胞培養マイクロデバイスを作製し，細胞と同等スケールで細胞培養環境を制御する研究が進められており，上述した不一致を解消しうる可能性が示されつつある。この分野は，従来はBioMEMS，Lab-on-a-chipと呼ばれ[1]，近年は特にBody-on-a-chip，Organs-on-a-chipなどと呼ばれている[2]。この分野では，大きく分けて2つの方向から研究が進んでいると思われる。1つは，生体をできる限り模倣して細胞周囲の微小環境を作り出し，生体と同じような薬物応答が得られる培養系の構築である。例えば，肺を模倣したLung-on-a-chip[3]が有名である。このデバイスでは，シリコーンゴム製のメンブラン上下に肺胞上皮細胞と血管内皮細胞を接着させ，生体の呼吸に伴う肺胞の伸縮を模擬して物理的な伸縮刺激を加えることで，肺における種々のイベントを模擬できることが示されている。この研究グループは，肺以外にも肝臓や心臓，腸，骨髄などの臓器モデルも報告している[4~6]。もう1つは，複数の臓器細胞培養をマイクロ流路で接続した培養系の構築である。このアプローチでは，従来の単一細胞の培養では難しかった吸収・代謝・排泄などの連続する薬物動態に関する情報や，二次代謝物などによる遠隔臓器での毒性発現などが評価できる[7,8]。1つ目のアプローチは，一つ一つの臓器モデルが非常に複雑であり，それらをマイクロ流路で接続して評価することが現状では難しい。一方，2つ目のアプローチは細胞培養環境は従来の平面上での培養でありそれぞれの臓器細胞がそもそも生体応答を反映しているかどうかが不明で，薬物動態が定量的に評価できるか

---

　*　Junji Fukuda　横浜国立大学　大学院工学研究院　機能の創生部門　教授；
　　　　　(地独)神奈川県立産業技術総合研究所(KISTEC)　研究準備室長

第 6 章　電気化学的手法による 3 次元組織の構築

という懸念がある。したがって，この 2 つのアプローチをそれぞれ発展させ，高度なレベルで融合することが，動物実験を代替し創薬プロセスを革新するために必要であろう。特に，ごく最近，臓器連関と呼ばれる臓器同士のシグナル伝達の破綻が多くの病態に関与していることが明らかとなりつつあるため，単純化が可能な生体外培養系を確立できれば，このメカニズムを解明し，さらにその知見に基づき効果的な薬剤を開発するための重要なツールとなりうる。

　本章では，著者らが取り組んでいる細胞培養マイクロデバイスを紹介する。まず，薬剤評価における血管の重要性を簡単に説明する。そして，独自に考案した電気化学細胞脱離という方法を用いて送液可能な血管構造を導入する方法を述べ，これを用いて血管網を備えた生体に類似した細胞密度の高い立体組織を構築する手法について紹介する。また，後半では，臓器細胞をマイクロ流路で接続したマイクロデバイスについて説明する。このデバイスでは，各臓器細胞はシート状またはスフェロイド状といった簡易的な細胞集合体として培養するものの，培養液はシーソー型送液機構によって流動させるため，簡便に複数のデバイスによる同時評価が可能な系となっている。

2　電気化学的な細胞脱離を利用した血管構造の作製

　生体内に投与された薬剤は，血流に乗って全身を巡り，目的臓器の細胞へと到達する。この時，目的臓器細胞への取り込まれやすさは，種々の臓器の血管内皮細胞層の透過性や輸送能が大きく影響する。例えば，肝臓では非常に細い血管である類洞が有窓性の血管内皮細胞で構成されているため物質の透過性は高く，逆に脳では血液脳関門と呼ばれる密着結合で連結された血管内皮細胞層が並び，高いバリア機能と選択的な輸送機能を担っている。生体のありとあらゆる組織に固有の血管網が張り巡らされていることを考えると，薬剤評価のための培養組織にも血管網構造を導入し，培養液を送液しながら薬物を添加することが生体応答を再現するのに重要と考えられる。

　そこで我々は，図 1 に示すアプローチで，血管網を備えた細胞組織の構築方法を提案している。つまり，血管内皮細胞に裏打ちされた送液可能な血管様構造を等間隔に配置し，その周囲のハイドロゲル内には臓器細胞や血管内皮細胞などを導入する。臓器細胞は高い細胞密度で充填するためにあらかじめスフェロイドを形成させる。そして，送液培養を行うことで，血管様構造から毛細血管網を伸長させ，周囲の臓器細胞スフェロイドを含めた血管ネットワークを形成させるという方法である。この技術のポイントは，如何に素早く血管様構造を導入して，培養液の送液を開始するかである。なぜなら，ハイドロゲル内に高密度に臓器細胞を導入するため，作製プロセスに長時間を要すると，細胞が低酸素障害を受けてしまうためである。そこで，我々は電気化学的な反応を利用した細胞脱離技術を独自に開発した[9, 10]。図 2 に示すように，この原理は比較的単純であり，細胞接着性オリゴペプチドを介して細胞を金薄膜をコートした基板上に接着させ，電位を印加してこのオリゴペプチド層を切断することで細胞も脱離させる技術である。この方法

臓器チップの技術と開発動向

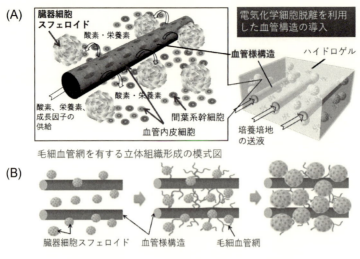

図1 (A)血管構造を備えた立体組織作製と(B)送液培養による血管網伸長の模式図

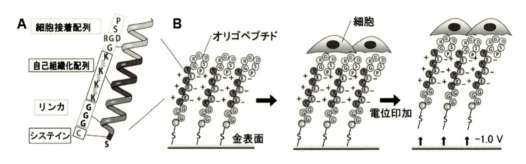

図2 (A)細胞接着性オリゴペプチドの配列と(B)それを用いた電気化学細胞脱離の原理

は，5分程度の電位印加で細胞を表面から脱離できる。ここで用いるオリゴペプチドは，独自に設計したものであり，4つの機能配列から構成されている[11]。末端のC（システイン）は側鎖にチオール基を持つため，自発的に金-チオール結合を形成する。この結合は金表面に一定以上の負電位を印加することによって切断され，オリゴペプチドを還元して脱離させることができる。GGGの配列は，金表面からの影響を低減するためのスペーサー配列である。そして，これに続くKEKEKEKの配列は，正の電荷を持つK（リシン）と負の電荷を持つE（グルタミン酸）の繰り返し配列であり，いわゆる両性イオン配列と呼ばれるものである。このような配列を持つペプチドは，隣り合うペプチド間で静電的な相互作用が生じ，金表面上で自己組織化して密な分子層を形成する。そしてCの逆末端に，細胞接着配列であるGRGDSPを配置しており，細胞はインテグリンを介して表面に接着する。

実際に，このオリゴペプチドを介して細胞を接着させ，-1.0 V（vs. Ag/AgCl）の電位を印加

第6章　電気化学的手法による3次元組織の構築

し，細胞が基板から脱離している様子を図3に示した。接着伸展していた細胞が数分間の電圧印加で脱離して球状の形態を示した。また，この基板上で細胞が表面を覆うまで培養した後，その細胞層の上にハイドロゲルを滴下し，同様に電位を印加した後，ハイドロゲルを剥がすと，細胞をハイドロゲル側に転写可能であった[12]。つまり，シングル細胞だけではなく，2次元的に細胞が接着した細胞シートも，脱離させてハイドロゲルへ転写することが可能であった。さらにこの時，細胞の生存や細胞間のギャップ結合が良好に維持されることも確認している。また，細胞を転写する前後では，細胞極性が上下反転することになる。しかしながら，転写後12時間培養すると，細胞極性が本来の方向へ再構成されることを確認している。

　この電気化学細胞脱離は，フラットな培養基板だけではなく，例えばニードルのような円柱構造にも適用することができる。そこで，この方法を利用して内表面が血管内皮細胞に覆われた血管様構造を素早く作製する方法を考案した（図4）。つまり，直径600 μmのニードルに金薄膜をコートしてオリゴペプチドを修飾した後，ヒト臍帯静脈内皮細胞（HUVEC）を播種して，表面を覆うまで培養した。このニードルを培養チャンバに500 μmの間隔で固定し，その周囲に光架橋性ゼラチンハイドロゲルを流し込み，約90秒間の光照射によりゲル化させた。そして−1.0 V（vs. Ag/AgCl）の電位を印加しHUVECを金ニードルからゲルへと転写し，ニードルを引き抜くことによって，血管様構造を作製した。この方法で作製した血管様構造を図5に示した。この手法では，ハイドロゲルを導入して血管様構造を作製し送液を開始するまでの一連のプロセスを10分以内に完了可能であった。血管様構造の直径は，ニードルの直径を変更することで容易に変えることができ，これまでに直径200〜700 μmの血管様構造を作製している。このようにして作製した血管様構造のバリア機能を評価するために，送液する培養培地中に蛍光デキストラン（分子量3,000）を添

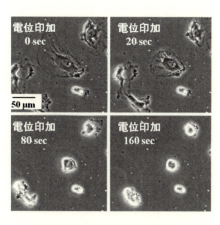

図3　電気化学細胞脱離の様子

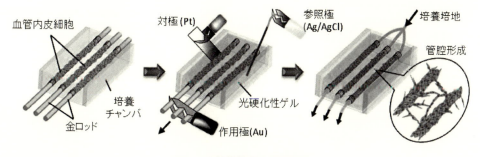

図4　血管様構造の作製手順

臓器チップの技術と開発動向

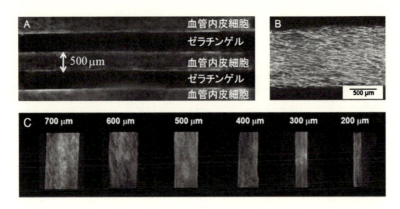

図5 (A)ゼラチンゲル中に作製した血管様構造と(B)表面を覆う血管内皮細胞の蛍光顕微鏡写真（送液培養7日後），(C)直径200〜700μmの血管様構造

加し，血管様構造からのデキストランの漏洩を蛍光顕微鏡を用いて経時的に評価した。その結果，図6に示すように，血管内皮細胞を転写していない場合（EC−）や血管内皮細胞を転写した直後の血管様構造（EC＋，0h）では1時間以内にデキストランの漏洩が確認された。一方，24時間送液培養した血管様構造ではデキストランの漏洩は少なくとも2時間以上確認されなかった。すなわち，血管内皮細胞層のタイト結合は，電気化学細胞転写またはニードルの引き抜きによって，部分的に壊れるが，送液培養中により24時間以内に修復されることが示された。

この血管様構造を作製する方法を薬物代謝の中心臓器である肝組織の作製に応用した。ハイドロゲル内にあらかじめ肝細胞（Hep G2やiPS細胞由来肝細胞）のスフェロイド，血管内皮細胞，間葉系幹細胞を加えた。その結果，図7に示すよう，送液培養中に毛細血管ネットワークを形成し，比較的直径の大きい血管様構造の間

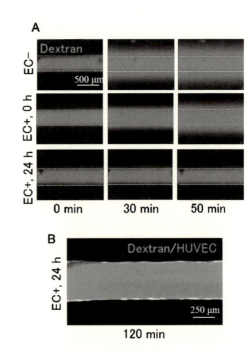

図6 電気化学細胞脱離で作製した血管様構造のバリア機能
(A)デキストランの漏洩評価，(B)デキストランと血管内皮細胞の可視化

を接続する様子が観察された。また，送液培養7日後には，iPS由来肝細胞スフェロイドがハイドロゲル中に遊走して増殖するとともに，微小血管ネットワークと相互作用する様子も観察された（図7）。そして，培養培地中へのアルブミン分泌量と尿素合成の指標となるアンモニア代謝量を定量的に評価したところ，培養時間の増加とともにこれらの値が上昇することが示された。

第6章 電気化学的手法による3次元組織の構築

ヒト初代肝細胞スフェロイドを用いた場合と比較するとiPS由来幹細胞スフェロイドの機能はまだ低いものの，さらに長期的に送液培養し，増殖およびその後の成熟化を誘導できれば，薬剤評価に適した血管網を備えた立体肝組織が調製できるものと考えている。

3 静水圧を利用したシーソー型送液システムの開発

上述した肝組織は，構造および機能において，生体により近い組織を構築できる可能性があるが，取り扱うためには特殊な訓練が必要であり，これにさらに他の臓器を接続することは現状では困難である。特に，培養培地を送液するためにシリンジポンプを利用すると，培養系は密閉する必要があり，薬剤の添加やサンプリングには煩雑な操作が伴うようにな

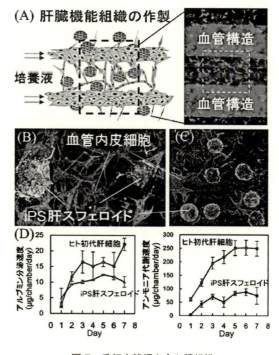

図7 毛細血管網を含む肝組織
(A) 血管様構造から伸長した毛細血管構造，(B, C) iPS由来幹細胞スフェロイドを用いた肝組織の作製，(D) 肝機能評価。

る。基本的な細胞培養技術があれば，誰もが使用できるような培養デバイスが本来は必要である。そこで我々は，血管様構造を作製した後，ステージ上に培養デバイスを置くだけで送液培養が可能であり，ピペット操作で従来の培養ディッシュと同様に薬剤添加やサンプリングが可能なシステムを構築した（図8）。このステージは，シーソーのように一定速度で傾斜する。また，細胞

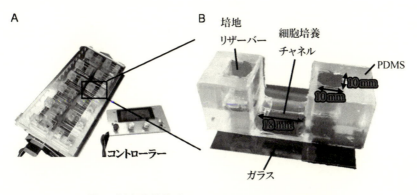

図8 (A)細胞培養デバイス，(B)シーソー型送液装置

79

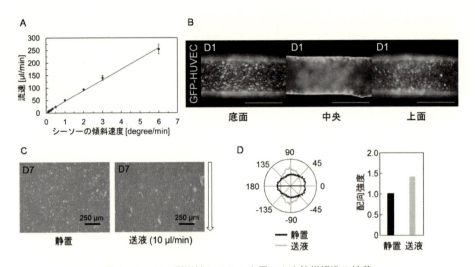

図9 シーソー型送液システムを用いた血管様構造の培養
(A) シーソーの傾斜速度と流速の関係, (B) 作製した血管様構造, (C) 送液培養による細胞の配向性変化の様子, (D) 配向強度の比較。

培養デバイスには血管様構造の両端に培養チャンバを配置しているため, ステージの傾斜に応じて液面のヘッド差により培養液が血管様構造の内部を流れるようになっている。このステージ上には, 当然ながら複数の培養デバイスを同時に置くことが可能であるため, 複数の培養条件を評価することが可能である。

図9に示すように, 培養培地の送液速度がシーソー型ステージの傾斜速度と一致していることは確認している。また, このシステムでは, 液の流れが双方向に時間的に切り替わるため, 血管様構造への送液培養を行い, シリンジポンプで一方向に送液した結果と比較したところ, 少なくとも血管内皮細胞の配向状態に大きな違いがないこと, 静置培養と比較すると配向強度が約1.5倍になることを確認している。

このシーソー型送液システムを用いて, 複数の臓器細胞の培養系を接続したデバイスの開発にも取り組んでいる(図10)。このデバイスでは, 薬剤や化学物質の吸収, 代謝, 排泄といった連鎖的な過程を評価することを目標としている。これまでにシリンジポンプを用いた方法が報告されている[13]が, 上述したように取扱いが難しいという問題がある。また, 従来はいずれの臓器細胞も平面上で培養する研究が多いが, 本デバイス(図11)では, 例えば肝臓や心筋の細胞はスフェロイドアレイ[14]を形成させ, また皮膚や小腸, 肺の細胞は細胞シートを形成させるように工夫している。これにより, 肝臓や心筋はより生体に近い機能を発現することが期待できる。そしてこのデバイスを用いて皮膚や小腸で吸収された薬剤が肝臓に届けられ代謝された後, 心臓などの臓器でどのように作用するかといった薬剤の全身毒性を評価できると考えている。

第6章 電気化学的手法による3次元組織の構築

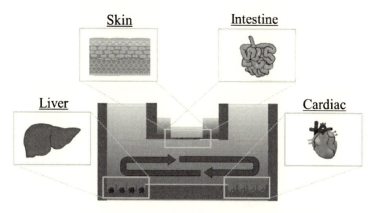

図10 吸収・代謝部位を有する細胞培養デバイス

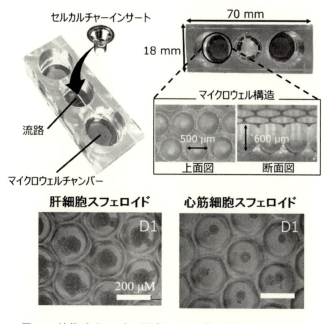

図11 培養デバイス内で形成させた心筋と肝臓スフェロイド

4 おわりに

本稿では，我々が開発している血管網を備えた肝組織の作製方法と，これを簡便に送液培養するためのシーソー型送液システムについて概説した．特に，血管様構造を3次元組織に導入するための電気化学的な細胞脱離技術を紹介した．また，複数の臓器細胞をスフェロイドあるいは細胞シートとして搭載した細胞培養デバイスについても紹介した．これらの研究は，まだまだ工夫および評価すべきことが山積しているが，動物実験代替法として，実験動物数の低減や創薬プロセスにおける細胞培養試験の信頼性向上を目指して，今後も発展させていきたいと考えている．

臓器チップの技術と開発動向

文　　献

1)　A. Folch, Introduction to BioMEMS, CRC Press (2012)
2)　S. Aleksander *et al.*, *Drug Discov. Today*, **21**, 1399 (2016)
3)　H. Dongeun *et al.*, *Science.*, **328**, 1662 (2010)
4)　U. Johan *et al.*, *Nat. Mater.*, **16**, 1 (2017)
5)　H. J. Kim *et al.*, *Integr. Biol.*, **5**, 1130 (2013)
6)　Y. Torisawa *et al.*, *Nat. Methods*, **11**, 663 (2014)
7)　Y. Imura *et al.*, *Anal. Chem.*, **82**, 9983 (2010)
8)　S. Aleksander *et al.*, *Sci. Rep.*, **7**, 8837 (2017)
9)　R. Inaba *et al.*, *Biomaterials*, **30**, 3573 (2009)
10)　Y. Seto *et al.*, *Biomaterials*, **31**, 2209 (2010)
11)　T. Kakegawa *et al.*, *Tissue Eng.*, **19**, 1, 290 (2013)
12)　T. Kageyama *et al.*, *Biofabrication*, **6**, 025006 (2014)
13)　S. Aleksander *et al.*, *Sci. Rep.*, **7**, 8837 (2017)
14)　T. Anada *et al.*, *Biomaterials*, **33**, 8430 (2012)

第7章　血管内包型3次元組織の構築

森　宣仁[*1]，竹内昌治[*2]

1　はじめに

　組織工学においては，細胞および細胞外マトリックスを組み立てることで人工的に種々の組織を構築する。構築した組織は，創薬における薬剤試験のツールや，医療における移植片などとして利用されている。しかしながら，単純に組織を作製した場合，血管が欠如しているため，栄養および酸素の供給を培養液からの拡散のみに依存することとなり，壊死を発生させずに維持可能な組織の厚みは数百 μm 程度のオーダに限定されてしまう。加えて，血管の欠如は薬剤試験における血管－組織間の物質交換の評価を困難にし，また，移植片として利用する際には生着率を制限してしまう。このような課題を解決するため，これまで血管を内包する組織（以下，血管内包型3次元組織）の構築が様々に試みられてきた。本章では，このような血管内包型3次元組織の構築方法について説明するとともに，この代表例として我々のグループにおいて開発した血管内包型皮膚チップ[1]について詳細を述べる。

2　血管内包型3次元組織の構築方法

　血管内包型3次元組織の構築は，これまで様々なアプローチにより試みられてきた。本節ではこれらの方法について大きく4種に分類して各方式の特徴を述べる（図1）。なお，ここではそれぞれの方式をワイヤ抜去法，コラーゲン・ソフトリソグラフィ法，犠牲構造除去法，血管新生法と名付けた。また，血管内包型3次元組織の構築にあたって採用すべき方式を決定するための指針となるよう，これらの方式の長所・短所について比較を行う。

2.1　ワイヤ抜去法

　組織に埋め込んだ棒状部材を引き抜くことで血管を構築する方法を，ここではワイヤ抜去法と呼ぶ[2~6]。図1aに示すように，(ⅰ)ニードルやワイヤなどの棒状部材を通したデバイス中でコラーゲンやフィブリンなどをゲル化させ，(ⅱ)棒状部材を引き抜いて空洞の流路を形成し，(ⅲ)血管内皮細胞を流路中に播種することで流路壁面を被覆して血管とする。このようにして作製した血管に，デバイスを介してチューブを接続して灌流を行う。なお，コラーゲンなどのゲルには種々の

　＊1　Nobuhito Mori　東京大学　生産技術研究所　特任研究員

　＊2　Shoji Takeuchi　東京大学　生産技術研究所　教授

臓器チップの技術と開発動向

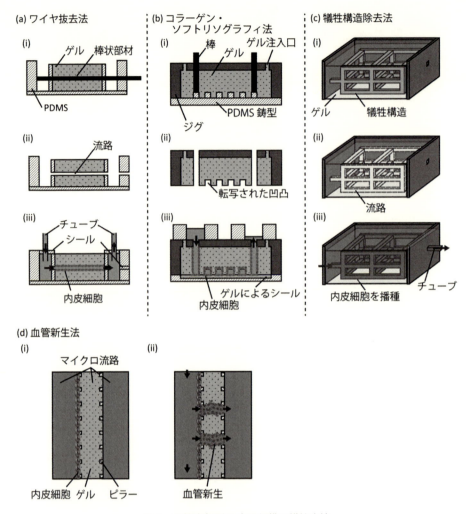

図1 血管内包型3次元組織の構築方法

細胞を含めることが可能である．また，棒状部材の直径や断面形状を変更することで，作製される流路の大きさなどを変更することが可能である．本方式は，棒状部材を引き抜くという手法の簡便さや，（円柱状の棒状部材を用いた場合）作製される流路断面が円形であるため流路壁面において均一な流速分布が得られるというメリットがある．一方，その単純な作製方法ゆえ，多数の流路や，枝分かれや曲線などを含む複雑なネットワークの形成が難しい点がデメリットである．

本方式を用いた一例として，テーパをつけたニードルを用いて，コラーゲンゲル中に狭窄した血管を構築したものがある[3]．テーパをつけたニードルをコラーゲンゲルから引き抜くことで作製した狭窄血管を用いて，シアストレスの大小が血管のバリア機能に与える影響を示すことに成功している．

第7章　血管内包型3次元組織の構築

2.2　コラーゲン・ソフトリソグラフィ法

　マイクロ加工技術により作製した鋳型を用いて血管を構築する方法を，ここではコラーゲン・ソフトリソグラフィ法と呼ぶ[7]。本方式では，（ⅰ，ⅱ）マイクロ加工技術により作製したPDMS製の鋳型を用いてコラーゲンなどのゲルに流路のもととなる凹凸構造を転写し，（ⅲ）ゲルの薄膜をアクリル樹脂製またはPDMS製のジグによって圧迫してシールすることで流路を形成し，ここに血管内皮細胞を播種することで血管を構築する（図1b）。本方式は，マイクロ加工技術により様々なネットワーク形状を作製可能であることから，枝分かれなどを含む複雑なネットワークの血管流路を形成することができる。しかし，本方式で得られる流路は，基本的にはその断面が長方形となるため，流路中での流速分布が不均一となりやすく，また生体の血管とはその断面形状が大きく異なる。加えて，作製可能な流路が平面的であり，3次元的に広がるネットワークを構築することが難しいことや，ゲルをジグによって上下から圧迫するためゲルを露出した状態での培養が難しいことなどが制限となる。

　Zhengらは本方式を用い，ペリサイトや平滑筋細胞といった血管周囲の細胞（perivascular cell）を包埋したコラーゲンゲル中に，血管内皮細胞によって覆われた血管を構築し，内皮－周辺細胞間の相互作用の観察を達成している[7]。

2.3　犠牲構造除去法

　犠牲構造を用いて血管を構築する方法を，ここでは犠牲構造除去法と呼ぶ[8~10]。手作業により犠牲構造を構築する方法もあるが[11]，近年は3Dプリント技術の発展に伴い，3Dプリンタを用いて犠牲構造を造形する報告が増えている。本方式においては，（ⅰ）3Dプリンタでデバイス中に犠牲構造を構築したうえで，それを埋めるかたちでコラーゲンなどを注入してゲル化し，（ⅱ）犠牲構造を除去して流路を形成し，（ⅲ）流路に血管内皮細胞を播種することで血管とする（図1c）。なお，犠牲構造の材料としては糖類，ゼラチン，その他高分子材料が使用される。また，血管内皮細胞の播種方法として犠牲構造の中にあらかじめ混合しておく方法もある。本方式の最大の利点は，様々な3次元構造を造形可能な3Dプリンタの特性を活かし，分岐や曲線を含む複雑な3次元ネットワークの血管を構築可能ということである。また，流路の断面形状もコントロール可能であるため，流路壁面において均一な流速を得られる円形断面の流路を構築可能である。本方式を実施するためには，犠牲構造の材料を造型可能な特殊な3Dプリンタが必要であるが，近年の3Dプリント技術の一般化を考慮すると，今後より発展する方式であると推測される。

　Koleskyらは，犠牲構造の材料としてPluronic，細胞を包埋するゲル材料としてゼラチンを用いて，線維芽細胞や間葉系幹細胞を含む組織中に，血管内皮細胞に被覆された3次元ネットワーク状の血管を構築し，長期間（6週）の灌流培養に成功している[10]。

2.4　血管新生法

　血管内皮細胞がコラーゲンなどのゲルに自発的に血管を形成（血管新生）する特徴を活用する

方法を，ここでは血管新生法と呼ぶ[12~16]。代表的な方法としては，図1dに示すように，（i）ソフトリソグラフィを用いてピラーで区切られたマイクロ流路を作製し，ゲルを注型したうえで血管内皮細胞を播種し，（ii）共培養された細胞の産生する成長因子などを利用して血管内皮細胞の血管新生を誘導して血管を構築するものがある。なお，ゲル中にあらかじめ血管内皮細胞を包埋しておき，血管新生を誘導する方法もある。本方式の最大の特徴は，構築される血管が生体の毛細血管に近い3次元的なネットワークの流路ということである。また，形成される多くの流路断面が円形であり，流路壁面での流速が均一になる。このように，本方式により形成した血管は，他の方法と比べてより生体に近い特徴を有すると考えられる。しかしながら，細胞の自発的な血管新生に依存した方法であるため，ネットワークの形状および位置の制御が困難であることや，作製に時間がかかることが制限として挙げられる。また，本方式は，血管内皮細胞の自発的な血管新生を利用したものであるため，ゲル中に組み込める細胞の種類，密度，配置などが限定される可能性がある。例えば線維芽細胞などの血管新生を促進する細胞をゲルに埋め込んだ場合には，細胞の位置や密度によっては上記の手順(ii)において意図した成長因子の濃度勾配の形成が阻害され，うまく血管新生が誘導できない可能性がある。

　本方式を用いた例として，Bangらが血液脳関門を模擬したチップを報告している[13]。Bangらは，血管新生法で構築した血管を有する組織表面にアストロサイトや神経細胞などを播種して血管内皮細胞と共培養することで，血液脳関門の特徴である高いバリア機能を実現した。

2.5　各方式の比較

　ここまでに述べた4つの方式について，表1に各々の特徴をまとめた。それぞれの方式について，作製可能な流路の形状，培養条件の自由度，さらには流路の加工に要する手間や必要な装置といった加工条件が異なる。いずれの方式を用いるべきかを一概に決定することは難しいため，血管内包型3次元組織の構築にあたっては，作製する組織の大きさ，種類，使用用途などを勘案して方式を選択する必要があると考えられる。

3　血管内包型皮膚チップ

　我々のグループでは，これまでに灌流可能な血管を有する皮膚チップを開発してきた。本節では，この血管内包型皮膚チップについて，血管内包型3次元組織の代表例として，作製方法から薬剤試験ツールとしての応用までを紹介する。

3.1　皮膚チップについて

　皮膚チップのベースとなる皮膚モデルは，1980年代にBellらによって開発された[17]。皮膚モデルは，線維芽細胞を内包したコラーゲンゲルを真皮層とし，その表面に表皮角化細胞を播種し，気液界面で培養することにより角化を促進し，表皮層を形成したものである。これまで皮膚モデ

第7章　血管内包型3次元組織の構築

表1　各構築方法の比較

大分類	小分類	ワイヤ抜去法	コラーゲン・ソフトリソグラフィ法	犠牲構造除去法	血管新生法
作製可能な流路形状の特性	流路の位置やネットワーク形状の制御	○可	○可	○可	×難
	複雑なネットワークの形成	×難	△平面のみ	○可	○可
	流路断面形状	○円形	×四角形	○円形	○円形
	流路径	50 μm〜	50 μm〜	100 μm〜	10〜50 μm
培養条件の自由度	ゲルを露出しての培養	○可	×難	○可	○可
	ゲル中への他の細胞の導入	○可	○可	○可	×制限有[#]
加工条件	血管作製に要する時間	○短い	○短い	○短い	×長い
	必要な加工装置	汎用3Dプリンタ，または切削加工装置	フォトリソグラフィ用装置	ハイドロゲルなど特殊素材を造形可能な3Dプリンタ	フォトリソグラフィ用装置

[#] 細胞の密度，位置，種類による制限が生じる可能性あり

ルは，化粧品や薬剤の試験，創傷部位の被覆材料などとして用いられてきた。また，皮膚モデルをより生体のものに近づけるため，メラノサイトやランゲルハンス細胞など種々の細胞の共培養や，汗腺や脂腺などの付属器の追加が試みられてきた[18〜20]。中でも，皮膚モデルへの血管の構築[21]は，移植における生着率向上や，薬物の血管への吸収および血管に与える効果の測定が可能となるといった利点があるため注目されている。加えて，血管は栄養・酸素の供給経路として働くため，高次構造・機能を皮膚モデルに構築するための基盤となると期待できる。しかしながら，これまでに皮膚モデルに構築された血管は，血管内皮細胞がランダムに形成した毛細血管様の構造であったため流路として機能せず，血管を通じた皮膚モデルとの物質交換が困難であり，前述のアプリケーションに制限を生じていた。そこで我々は，灌流可能な血管を有する皮膚モデルの開発を行った。

3.2　血管内包型皮膚チップの開発

我々は皮膚モデルへの血管構築にあたって，気液界面での培養が必須であることや，コラーゲンゲル層への線維芽細胞の導入が必須であることを考慮するとともに，作製プロセスの単純化を図るため，前述の4方式のうちワイヤ抜去法を採用した。しかしながら，皮膚モデルは培養中に大きく収縮する性質を持つため，単純に従来のワイヤ抜去法を適用しても，培養期間中に組織および血管が培養デバイスから脱離してしまう。この問題を解決するため，我々は図2に示すよう

臓器チップの技術と開発動向

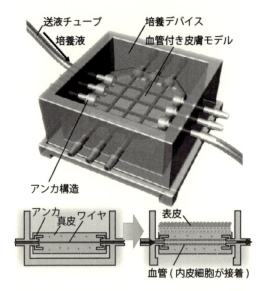

図2　培養デバイスおよび血管付き皮膚モデルで構成される血管内包型皮膚チップ

な培養デバイスを開発した。この培養デバイスは3Dプリンタによって造形されており，血管へのコネクタ部に組織を固定するためのアンカ構造が設けられている。さらに，表面をO_2プラズマで処理することによって，細胞やコラーゲンゲルの接着性を向上している。以下，培養デバイスと血管付き皮膚モデルを合わせて血管内包型皮膚チップと呼ぶ。

3.3　皮膚モデルの評価

図3に構築した血管内包型皮膚チップを示す。前項記載のアンカ構造およびO_2プラズマ処理によって，少なくとも10日程度の培養期間において，灌流培養を実施することが可能となった。また，構築された皮膚モデルの表皮バリア機能を検証するため，生理食塩水を表面に配置したところ，表皮によって弾かれて半球状の水滴を形成した。この結果は，表皮と，特にその最上層である角層が形成されたことを示唆している。さらに皮膚モデルの断面を観察したところ，表皮と真皮の2層構造が造られ，さらに血管も形成されていることが確認できた。また，血管については免疫染色によって血管内皮細胞に被覆されていることや，蛍光色素の透過性が従来の in vitro の血管と同程度であることを確認した（図4）。このように形態・機能の観点から，我々の構築した血管付き皮膚モデルが，皮膚および血管として基本的な性質を備えていることが示唆されている。

3.4　経皮吸収試験への応用

血管内包型皮膚チップの化粧品・医薬品開発への応用可能性を示すため，経皮吸収試験を実施した（図5）。まず，皮膚モデル表面に狭心症治療用の経皮吸収型製剤の成分である二硝酸イソ

第7章　血管内包型3次元組織の構築

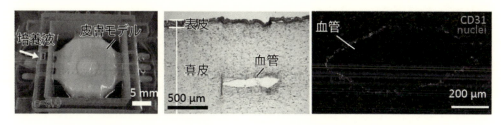

図3　構築した血管内包型皮膚チップおよび組織断面のHE染色像と免疫染色像

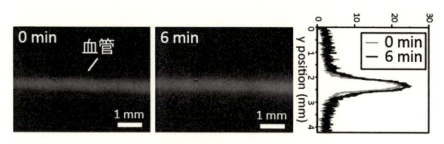

図4　70 kDa蛍光デキストランの拡散の様子

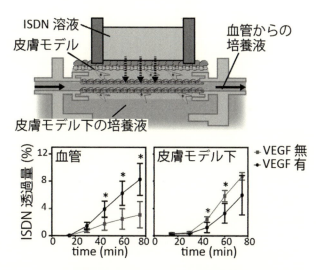

図5　経皮吸収試験の模式図および薬剤透過積算量－時間のグラフ

ソルビド（ISDN）の溶液を設置した。血管から排出された培養液と皮膚モデル下の培養液を15分おきに採取してISDNを定量したところ，それぞれのサンプルから透過量を測定することに成功した。さらに，生体において内皮細胞の結合を緩める作用のある血管内皮細胞成長因子（VEGF）を加えて同様の実験を行ったところ，血管に透過するISDNの量が増加した。この結果から，VEGFによって生体と同じように内皮細胞の結合が緩んで物質が透過しやすくなった

こと，さらに血管内包型皮膚チップの血管が生体と類似した機能を持っていることが示唆された。以上の結果から，血管内包型皮膚チップが化粧品・医薬品の開発の支援ツールとして利用されることが期待できる。

4　おわりに

本章では血管内包型3次元組織の構築方法について，先行研究に基づいて4種類に分類して比較を行った。また，血管内包型3次元組織の実例として，我々の開発した血管内包型皮膚チップについて詳細を記述した。血管内包型3次元組織は，再生医療や臓器チップ（organ on a chip）の隆盛，および3Dプリント技術の進歩に伴い，今後開発が加速するものと考えられる。

文　　　献

1)　N. Mori *et al.*, *Biomaterials*, **116**, 48 (2017)
2)　K. M. Chrobak *et al.*, *Microvasc. Res.*, **71**, 185 (2006)
3)　G. M. Price *et al.*, *Biomaterials*, **31**, 6182 (2010)
4)　D. -H. T. Nguyen *et al.*, *Proc. Natl. Acad. Sci.*, **110**, 6712 (2013)
5)　H. Takahashi *et al.*, *Sci. Rep.*, **7**, 42426 (2017)
6)　T. Osaki *et al.*, *PLoS One*, **10**, e0123735 (2015)
7)　Y. Zheng *et al.*, *Proc. Natl. Acad. Sci.*, **109**, 9342 (2012)
8)　J. S. Miller *et al.*, *Nat. Mater.*, **11**, 768 (2012)
9)　L. E. Bertassoni *et al.*, *Lab Chip*, **14**, 2202 (2014)
10)　D. B. Kolesky *et al.*, *Proc. Natl. Acad. Sci.*, **113**, 3179 (2016)
11)　N. Mori *et al.*, *J. Biosci. Bioeng.*, **122**, 753 (2016)
12)　S. Kim *et al.*, *Lab Chip*, **13**, 1489 (2013)
13)　S. Bang *et al.*, *Sci. Rep.*, **7**, 8083 (2017)
14)　D. Hikimoto *et al.*, *Adv. Healthc. Mater.*, **5**, 1969 (2016)
15)　Y. Nashimoto *et al.*, *Integr. Biol.*, **9**, 506 (2017)
16)　K. Yamamoto *et al.*, *J. Biomech. Sci. Eng.*, **8**, 114 (2013)
17)　E. Bell *et al.*, *Science*, **211**, 1052 (1981)
18)　S. Huang *et al.*, *Biomaterials*, **31**, 5520 (2010)
19)　M. Michel *et al.*, *Vitr. Cell. Dev. Biol. Anim.*, **35**, 318 (1999)
20)　V. Facy *et al.*, *J. Invest. Dermatol.*, **122**, 552 (2004)
21)　V. Hudon *et al.*, *Br. J. Dermatol.*, **148**, 1094 (2003)

第8章　微小流体デバイス内における生体組織と血管網の融合

梨本裕司[*1]，横川隆司[*2]

1　はじめに

半導体微細加工技術に基づくナノ・マイクロ加工技術を生体材料と融合することで，マルチスケールにおいてバイオ応用システムの開発が行われてきた。これらの根幹をなすものは，A. Manz らによる Micro Total Analysis Systems（μTAS）の概念の提唱である。これは，数〜数十 mm 角のチップ上にナノ・マイクロメートルの流路を配置して分子の反応，合成，検出などの複数の機能を集積化する考え方である[1]。有機・無機化学材料を対象にしたマイクロリアクターの例は枚挙に暇がなく，それを支えるポンプ，ミキサ，バルブなどの要素技術の開発も長期にわたり研究されてきた[2,3]。このような研究背景から，筆者らはナノ・マイクロ加工技術を専門としながら，ナノメートルレベルでは生体分子機械であるモータタンパク質を用いた分子ソーター[4,5]や分子検出技術[6,7]を開発してきた。また近年では，これらの知見をμTAS の概念に留まらず，細胞，組織，臓器あるいはそれらの織りなす高次機能を再構築し，その相互作用を理解するためのナノ・マイクロ加工技術の応用展開に取り組んでいる。中でも生体の形作りを理解することを目指した発生生物学に着目し，当該分野で確立されてきた器官培養技術を長期に渡って可能にして，その理解を助けるためのデバイス開発を行ってきた。生体組織を *in vitro* に取り出す器官培養においては，血管を介した循環系が失われることで組織深部の細胞の壊死が起こり培養期間が短くなってしまう。そこで，本来組織が有する血管網にアクセスして，さらに *in vitro* で人為的に灌流を行うことのできる血管網が必要である。筆者らはこのニーズに対し，組織モデルとしての細胞凝集体スフェロイドに対し，外来の血管網を接続することでマイクロ流路を介した灌流が可能なシステムを提案してきた[8]。このアプローチは，結果的に本書の主題である再生医療や創薬応用を目指した臓器チップあるいは Organ-on-a-Chip においても必須の構造であり，対象の臓器を問わず3次元培養におけるプラットフォームを提供するものである。本章では，オンチップ血管網の技術開発の経緯とその応用展開について概説する。

 ＊1　Yuji Nashimoto　京都大学　大学院工学研究科　マイクロエンジニアリング専攻　特定助教

 ＊2　Ryuji Yokokawa　京都大学　大学院工学研究科　マイクロエンジニアリング専攻　准教授

2 血管内皮細胞を用いた血管網形成技術

血管内皮細胞の生体内外での振る舞いやその血管網形成能は，古くから研究の対象であり非常に多くの知見が蓄積されている。例えば，流体の剪断応力に応じて血管内皮細胞が配向することはよく知られており，メカノバイオロジー研究としていまだに論文として数多く報告されている。しかし，歴史的には1970年代から報告が見られるようになり，イヌの大動脈を切り取り90度向きを変えて円筒状に整形して縫合することで，細胞が血液の流れ方向に揃うこと[9]，in vivoで培養した血管内皮細胞が引っ張り刺激に対して90度の方向に配向すること[10]などが初期に報告されている。その後，in vitro での培養により Vascular Endothelial Growth Factor（VEGF，血管内皮細胞増殖因子）等による血管内皮細胞の誘導[11]，Matrigel を用いた Tube formation assay[12] や Fibrin bead assay[13] などにより2次元から3次元での培養が可能になってきた。さらに，in vivo における血管では線維芽細胞や間葉系幹細胞が加わって微小環境を構成しているため，これらの産生する増殖因子やサイトカイン，ケモカインを含めたアッセイ系が構築され，より in vivo に近いアッセイ環境が実現してきた。

このような血管生物学の発展を背景に，微小流体デバイス内において細胞外基質（ECM）と各種細胞を3次元的に再構成して，毛細血管網を構築することが可能になってきた[8]。ECM にあらかじめ中空構造を成型しておきその内壁に血管内皮細胞を播種する方法（図1a）と，ECM 内に血管内皮細胞が自己組織的に管腔構造を形成する性質を利用する方法（図1b）があり，いずれも細胞間接着を形成した血管腔構造ができる。前者を Pre-designed 法，後者を Self-organization 法と呼んでいる。Pre-designed 法における成型の方法として，ステンレス製のマイクロニードルを ECM に包埋しておきそれを除去する方法がよく知られており[14]，マイクロニードルを糖質のような高分子材料[15]や自己組織化単分子膜を用いた金ロッド[16]に置き換えるなどの方法も報告されている。これらはいずれも材料の違いこそあれ犠牲層を用いる作製方法であるが，近年ではバイオプリンティングにより成型するより直接的な作製法も提案されている[17]。Pre-designed 法は，マイクロ加工技術を有効に活用して所望の位置，形状，サイズに血管網を製作することができ，その血管網に対してはあらかじめ設置したマイクロ流路を介してアクセスできることが利点として挙げられる。よって，血管網に対し物理化学的な入力を定量的に与えることが容易であり，例えば血管内皮細胞とペリサイトの共培養における透過性の評価[18]，剪断応力の印加によるバリア機能の評価[19]，血管内への腫瘍細胞の転移の再現[20]などに用いられている。

一方の Self-organization 法では，微小流体デバイス内部において VEGF 等の血管新生促進因子の濃度勾配を規定することにより血管網が形成される。ここで重要なことは，マイクロ流路ではレイノルズ数が非常に小さく層流が支配的であり，溶液の混合が起こりにくいことから細胞間相互作用に関わる液性因子の分布を規定しやすい点である。血管新生促進因子を産生するヒト肺線維芽細胞（hLF）とヒト臍帯静脈内皮細胞（HUVEC）をデバイス内で共培養することにより，HUVEC が血管新生（図1b 上）や脈管形成（図1b 下）により血管網を自発的に構築する[21,22]。

第8章 微小流体デバイス内における生体組織と血管網の融合

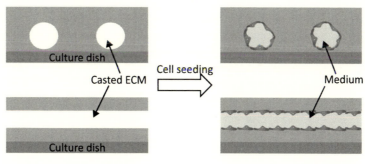

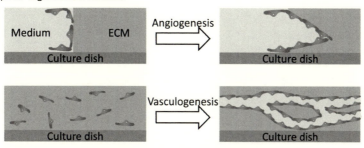

図1 微小流体デバイス内における血管網形成法
a) Pre-designed 法。あらかじめ ECM 内に内腔構造を成型しておき，血管内皮細胞を培養して血管構造と見なす。b) Self-organization 法。血管内皮細胞の血管新生能や脈管形成能を利用して，ECM 内に血管構造を作製する。

hLF のもたらす液性因子のうち，何が HUVEC を誘引するのか様々なアプローチで研究が行われてきたが，未だに十分特定されていない。しかし，hLF を共培養することなく液性因子のみを HUVEC に与える方法が考案されるなど応用の幅が広がってきた[23]。Self-organization 法は，Pre-designed 法に比べ設計の自由度が劣るとともに，形成された血管内腔に対してアクセスするための技術的な難しさがある。しかし，in vivo における血管網の形成過程を模倣したアッセイ系であることから，その欠点を補って余りある「より in vivo 様の血管網を形成できる」という利点があり，Pre-designed 法よりも血管透過性が低くより生体内の血管網に近いという報告もある[22]。臓器チップへの応用においては，Pre-designed 法と Self-organization 法のそれぞれの特徴を把握して，用途に合った血管網の形成方法を選択する必要がある。

3 オンチップにおける hLF による HUVEC の血管新生

オンチップの生体組織のモデルと血管網を融合する試みは，骨や筋組織に対するがん細胞の転

移モデル[24]，骨組織モデル[25]，脳血液関門モデル[26]などが報告されている。より大きなスケールでは，血管網を有するラット大腿部の筋組織をそのまま利用して，細胞シートに対して灌流を可能にした例もある[27]。しかし，器官培養で求められるような高密度の細胞凝集体に対して灌流可能な血管網を配置することが実現しておらず，数時間程度の短期的な管腔内の流れしか評価できていないため in vitro での長期培養も実現していない。同時に，臓器チップを目指す上ではヒト細胞を用いたアッセイ系の構築が必須であり，この点においても従来法は達成できていなかった。そこで，筆者らは生体組織に近い高い細胞密度を有するスフェロイドをモデルとし，スフェロイド内部への管腔構造の形成とそれを介した灌流のためのマイクロ流路を接続したアッセイ系の構築を目指した。HUVEC と hLF を培養すると，Fibrin ゲル内を HUVEC が hLF の液性因子に従って誘導されるというこれまでの知見から[21]，筆者らはオンチップで Fibrin ゲルの濃度と hLF の播種密度がどのように HUVEC の誘導，つまり血管新生に影響するかを HUVEC の進展（スプラウト）長さによって評価することから始め，最終的にスフェロイドまで HUVEC を到達させることを目指した[28,29]。

血管新生の評価に用いた微小流体デバイスは，ソフトリソグラフィでマイクロ流路を成型した

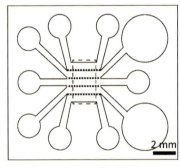
a) Schematic of microfluidic device

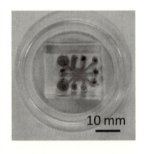
b) Device filled with red ink

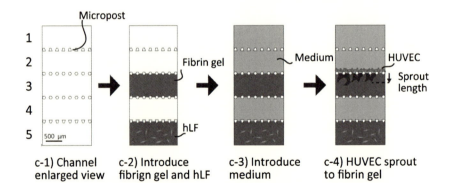
c-1) Channel enlarged view　c-2) Introduce fibrign gel and hLF　c-3) Introduce medium　c-4) HUVEC sprout to fibrin gel

図2　血管新生の評価に用いた微小流体デバイスと培養法
デバイスの a) CAD 図と b) 全体写真。c) 流路への Fibrin ゲル導入と細胞播種の手順。

第8章　微小流体デバイス内における生体組織と血管網の融合

PDMS をカバーガラスに接合したものである。デバイスの概観と写真を図 2a と図 2b に示す。デバイスは，1. 培地導入用，2. HUVEC 導入用，3. Fibrin ゲル導入用，4. 培地導入用，5. hLF 導入用の 5 本の流路を持つ。丸い部分は上部が開放されたインレット，アウトレットになっており培地や細胞の導入が可能である。図 2a の中央部の点線で囲まれた部分の拡大図と各流路の番号を図 2c-1 に示す。各流路は，$100\,\mu m$ 間隔の六角形または台形の柱（マイクロポスト）で区切られており，流路幅は $700\,\mu m$，高さは $100\,\mu m$ である。実験では，流路 3 に Fibrin ゲル，流路 5 に hLF を含む Fibrin ゲルを導入し（図 2c-2），室温で 5 分間インキュベートすることで凝固させた。この際，ゲルはマイクロポストと接する面での表面張力によりそれぞれの流路内に保持され，流路 2 や 4 に漏出することはないよう設計されている。その後，流路 1，2，4 には培地 EGM-2 を導入し（図 2c-3），気泡除去や hLF の増殖のため 37℃，5% CO_2 インキュベータ内で 24 時間培養した。最後に，流路 2 に HUVEC（5×10^6 cells/mL）を導入して，流路 3 の Fibrin ゲル内への進展長さを評価した（図 2c-4）。

　流路 3 に進展した HUVEC の位相差観察像を図 3 および図 4 に示す。Fibrinogen 濃度を 2.5 mg/mL で一定とし（Thrombin 濃度は常に 0.5 U/mL），hLF の濃度を 0，0.3，1×10^7 cells/mL と変化させた結果が図 3a であり，写真上部の流路 2 側から HUVEC によるスプラウトが形成されている様子が分かる。図 2c-4 に示すように，流路 2 と 3 の境界からスプラウト先端までの垂直方向距離をスプラウト長さ（sprout length）と定義し，定量したものが図 3b のグラフである。どの条件においても培養 4 日目にスプラウトが長くなっており，かつ hLF を高密度で播種した場合の方がスプラウトが長かったことから，より高濃度の液性因子が HUVEC に届きスプラウトの進展を促進したと言える。次に hLF の播種密度を 1×10^7 cells/mL で一定とし，Fibrinogen 濃度を 2.5 mg/mL と 5.0 mg/mL の場合について比較した（図 4a, b）。いずれの条件においてもスプラウトの進展は観察されたが，培養 4 日目では Fibrinogen 濃度が 2.5 mg/mL の条件の方がより長いスプラウトが得られることがわかった。つまり，ゲルがより柔らかい方がスプラウトしやすいと考えられるため，より低濃度の Fibrin ゲルでも同様の実験を行った。しかし，ゲル濃度を下げすぎると凝固が不十分となり細胞播種や培地導入の際に Fibrin ゲルが崩れることがわかり，2.5 mg/mL を Fibrinogen の最適濃度と結論づけた。

　さらに，得られた最適条件（Fibrinogen 濃度 2.5 mg/mL，hLF 濃度 1.0×10^7 cells/mL）において形成される血管網が，どの程度長期培養に耐えうるかを評価した。培地交換を 3 日に一度行い，培養 7，14，30 日目における流路 3 内の様子を示したものが図 5 である。14 日目には流路 4 にまでスプラウトが到達しており，全体の構造は少なくとも 1 ヶ月は維持されることがわかった。

　微小流体デバイス内部でのスプラウトの進展条件を最適化できたことを受けて，この技術により生体組織のモデルとしてのスフェロイド内部に血管網を導入するアッセイ系の構築を目指した。まず，スフェロイドを導入するためのデバイス形状やサイズを決定するため，hLF を用いて播種細胞数とスフェロイドサイズの関係を調べた。非接着性のウェル Prime Surface 96-well（住友ベークライト）に $0.1\sim2\times10^4$ cells/100 μL EGM-2/well の細胞数で hLF を播種し，培養 2

95

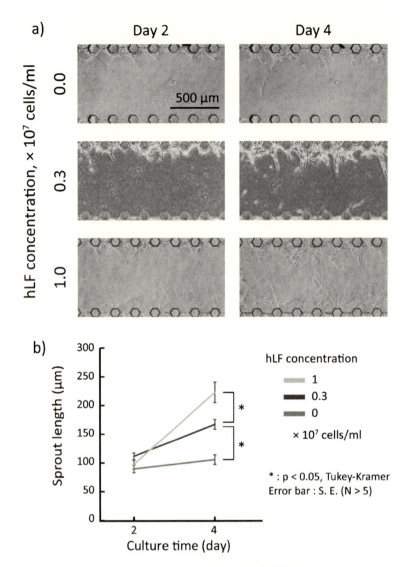

図3 スプラウト長さのhLF細胞濃度依存性
a) 細胞濃度0, 0.3, 1×10^7 cells/mLにおける培養2日目および4日目の様子。
b) スプラウト長さの定量評価の結果。Fibrinゲル濃度は2.5 mg/mLで一定とした。

日後の直径を計測した結果が図6aである。細胞数に応じてスフェロイドの直径も大きくなり，2×10^4 cells/100 μL EGM-2/wellにおいて直径は730 ± 9 μm（N=6）となった。さらに，HUVECがスフェロイド内部で自己組織的に血管網を構築するかを調べるために，hLFとHUVECの共培養スフェロイドを作製した。まず，hLFを2×10^4 cells/100 μL EGM-2/wellで播種し，培養2日後に培地を除去し，HUVECを5×10^3 cells/100 μL EGM-2/wellとなるよう追加した。さらに3日間培養後の共焦点レーザー走査型顕微鏡像が図6bである。一方，培養開始

第8章　微小流体デバイス内における生体組織と血管網の融合

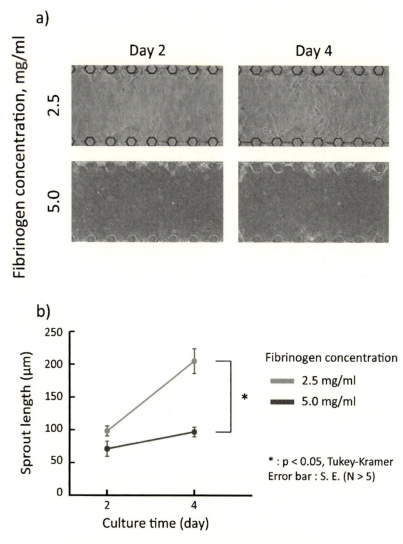

図4　スプラウト長さのFibrinogen濃度依存性
a) Fibrinogen濃度2.5, 5.0 mg/mLにおける培養2日目および4日目の様子。
b) スプラウト長さの定量評価の結果。hLF濃度は1×10^7 cells/mLで一定とした。

時にそれぞれの細胞を hLF 2×10^4 cells/100 μL EGM-2/well, HUVEC 5×10^3 cells/100 μL EGM-2/well で混合し、2日間培養した場合が図6cである。いずれも、スフェロイドの底面から35 μm上方を観察しており、後からHUVECを追加した場合はスフェロイドの外側をHUVECが取り囲みながら、一部が内部へ進展している。一方、同時に培養を開始するとhLFとHUVECが混在し、HUVECが血管網を形成していることが図6cからわかった。

97

臓器チップの技術と開発動向

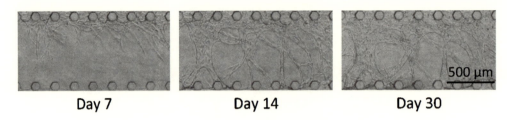

図5　長期培養の結果
Fibrinogen 濃度 2.5 mg/mL，hLF 濃度 1.0×10^7 cells/mL において形成した血管網を3日に一度培地交換して長期培養した。

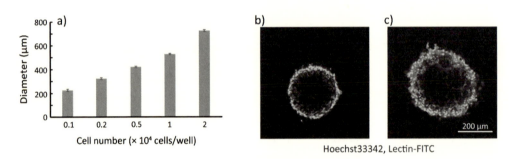

図6　生体組織モデルとしてのスフェロイド
a) hLF の細胞数とスフェロイド直径の関係。b) hLF を 2×10^4 cells/100 μL EGM-2/well で播種，2日間培養後に HUVEC を 5×10^3 cells/100 μL EGM-2/well 追加し3日後のスフェロイド。c) 培養開始時に hLF 2×10^4 cells/100 μL EGM-2/well，HUVEC 5×10^3 cells/100 μL EGM-2/well で混合し2日間培養したスフェロイド。

4　自己組織化によるスフェロイド内部への管腔構造の形成

　微小流体デバイス内におけるスプラウト条件の最適化とスフェロイド内における HUVEC の血管網の配置を参考に，以下ではスフェロイドに対し外部から血管網を誘導し，かつ内部まで導入することで灌流可能な血管網を構築する取り組みについて概説する。前節の結果から，hLF からの液性因子は流路2本分の幅 1,400 μm 離れた HUVEC に対してもスプラウトを促進すること，また30日程度の長期培養により少なくとも 700 μm の長さに成長することが分かった。そこで，中央の流路3を幅 2 mm に拡張し，その中央に組織モデル導入用の直径 1 mm のウェル（スフェロイドウェル）を持つデバイスを設計した（図7a）。スフェロイドは，図6の結果を参考に hLF を 2×10^4 cells/100 μL EGM-2/well の条件で培養して直径 730 μm 程度となる条件で準備した。流路2と4に導入する HUVEC は 5.0×10^6 cells/mL，Fibrinogen 濃度は 2.5 mg/mL，Thrombin 濃度は 0.5 U/mL とした。

　スフェロイドを Fibrin ゲルに懸濁し，流路3のスフェロイドウェルから導入した。この際，スフェロイドウェル以外の部分は流路の高さが 100 μm と低いため，スフェロイドはウェル内に

第8章 微小流体デバイス内における生体組織と血管網の融合

留まる一方，ゲルは流路3に広がる．流路2と3の間，および流路3と4の間にあるマイクロポストによりゲルが漏出せず，流路3のみがゲルで満たされる．流路1，2，4，5には培地を導入した後，37℃で15分間インキュベートすることでゲルを硬化させた（図7b）．さらに24時間培養した後，流路2にHUVECの懸濁液を導入し，デバイスを90°傾け30分間静置することでHUVECをFibrinゲルの側面に接着させた．同様のプロセスを流路4に対しても行い，流路3に充填されたゲルの両側面にHUVECが接着した状態を実現した（図7c）．これ以降は，流路内の培地を3日に一度交換し，スフェロイドへの血管新生を評価した（図7d）．

　培養開始後2，4，6，8日目の位相差観察像が図8aであり，培養日数に従ってスフェロイドに向かってスプラウトが伸びていくことがわかった．スプラウト長さを図2c-4と同様に定義して計測した結果が図8bであり，8日目には平均485 μmとなりスフェロイドウェルに到達していることがわかる．培養9日目に細胞核（Hoechst 33342）とHUVEC（Lectin-FITC）を染色した蛍光顕微鏡像（図8c）からも，HUVECの方向性を持ったスプラウトが観察できた．このスプラウトにより構成された血管網が管腔構造を有するか，また流路2から4への灌流が可能な連続

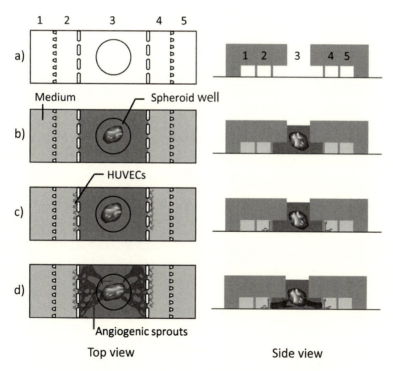

図7　微小流体デバイス内におけるスフェロイドへの血管網形成法
a) 図2のデバイスを改良し，直径1 mmのスフェロイドウェルを流路3に製作．b) Fibrinゲルに懸濁したスフェロイドをウェルに導入し，他の流路を培地で満たす．c) HUVECを流路2および4に導入し，ゲル壁面に付着させる．d) 長期培養によりスフェロイドに向けて血管新生し，オンチップ血管網が形成される．

臓器チップの技術と開発動向

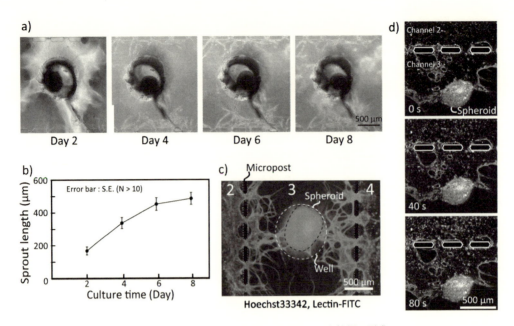

図8 hLF のみを用いたスフェロイドへの血管網の形成
a) 培養開始後 2, 4, 6, 8 日目の位相差観察像。b) スプラウト長さの定量評価の結果。
c) 培養開始後 9 日目の蛍光顕微鏡像。d) 蛍光ビーズ導入時の経時変化。

した血管網になっているかを評価するため，直径 1 μm の蛍光ビーズ (Duke Scientific, R0100) を流路 2 に導入した。すると，蛍光ビーズは血管網から漏れ出すことなく流路 3 のスフェロイドウェルにまで到達していることがわかったが，流路 4 には到達しなかった (図 8d)。つまり，血管網はスフェロイドを中心に接続した管腔構造となっていたものの，その内部まで灌流できるものではなくインレットとアウトレットを有する構造にはならなかった。

そこで，図 6c のようにあらかじめスフェロイドに HUVEC を加えておくとその内部に血管様の構造を形成することを参考に，hLF に加え HUVEC を含む共培養スフェロイドを用いて同様の実験を行った。この際，細胞数の比は hLF：HUVEC＝4：1 (2×10^4 cells/200 μL：5×10^4 cells/200 μL) となるよう混合したスフェロイドを作製し，流路 2 および 4 からのスプラウト長さを評価した。しかし，流路 2 および 4 のコラーゲンコート (100 μg/mL collagen I in PBS) の有無，培地 EGM-2 への 20 ng/mL VEGF の添加の有無，および培地交換の頻度 (毎日あるいは 3 日に一度) などの条件の組み合わせの違いによって，スプラウト長さの違いが大きいことがわかった。これらの方法を最適化し，コラーゲンコートはなし，VEGF の添加はなし，および培地交換は毎日とすることで，最も太く長い血管網をスフェロイドの内部まで導入することに成功した (図 9a, b)。スフェロイドに由来する HUVEC は Red Fluorescent Protein (RFP) を発現しており，流路 2 と 4 に導入した HUVEC は Green Fluorescent Protein (GFP) を発現しているため，血管網を構成する HUVEC がどちらに由来するものかわかる (図 9b)。培養 14 日後

第 8 章　微小流体デバイス内における生体組織と血管網の融合

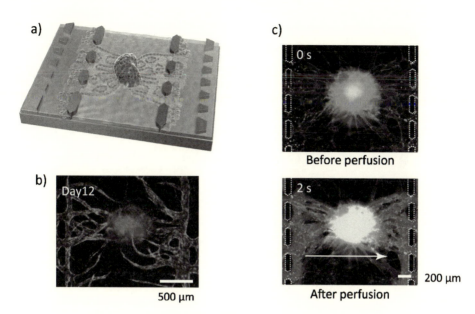

図 9　hLF と HUVEC の共培養スフェロイドへの血管網の形成
a) 概念図。b) 流路 2 および 4 へ GFP-HUVEC を導入し，培養 12 日後の蛍光顕微鏡像。RFP-HUVEC は共培養スフェロイド由来。c) 灌流試験前（Lectin-FITC 染色）と流路 2 への赤色蛍光ビーズ導入による灌流試験後の蛍光顕微鏡像。

に 4% Paraformaldehyde（PFA）による固定，0.1% Triton X-100 による透過処理 1% Bovine Serum Albumin（BSA）によるブロッキングなどを経て，5 μg/mL Lectin-FITC により染色した蛍光顕微鏡像が図 9c（上，灌流前）である。ここで流路 2 に赤色蛍光ビーズ（直径 1 μm，1.8×10^8 beads/mL）を導入すると，途中で止まらずにスフェロイド内を通過して反対側の流路 4 まで到達した（図 9c 下，灌流後）。これによって，hLF と HUVEC の共培養スフェロイドを組織モデルとして用いて，培養条件を最適化することにより，その内部まで血管網を導入して灌流を実現した。ここで重要なことは，通常のシャーレを用いた培養では拡散してしまう hLF の液性因子の濃度勾配を，微小流体デバイスを用いることによって安定的に形成して，その濃度勾配に従った血管新生を誘導できたことである。つまり，微小流体デバイスなくしては，スフェロイドを中心とした濃度勾配は形成されず，方向性を持った血管網の誘導は実現できなかったわけである。

5　おわりに

微小流体デバイス内部に血管網を再構築し，リアルタイムで観察をしながら生化学的な細胞の機能や形態を評価する研究がこの 10 年程度で広がってきた。一方で，各臓器の細胞を微小流体デバイス内で培養してその機能を模倣する Organ-on-a-Chip 技術は，Harvard 大学などアメリ

臓器チップの技術と開発動向

カの大学と研究機関が主導し十分成熟してきたと言える。近年では，オンチップ血管網の周りに他の臓器由来細胞を培養するなど，血管網と異種細胞の相互作用を評価することが可能になってきた。しかし，高密度な組織様の細胞塊と血管網が融合したオンチップアッセイ系は，まだ筆者らの取り組み程度しか報告されておらず十分に確立しているとは言えない。例えば，ヒト iPS 細胞など多能性幹細胞を用いたオルガノイドの開発に見られるように，各種細胞塊に対して微小流体デバイス内に構成した血管網との融合アッセイ系を提案できれば，その長期培養や灌流によるオルガノイドの発生への影響を評価することが可能になる。さらにオルガノイド全体の毒性を評価するようなアッセイ系が実現できれば，創薬研究への展開も期待される。今後，各分野の垣根を越えた研究が展開し，我が国がヒト iPS 細胞技術の強みを活かして Organ-on-a-Chip の分野において主導的な研究の役割を果たすことが期待される。

謝辞

本研究の推進にあたり，JST-CREST (Grant Number JPMJCR14W4)，COI-STREAM，AMED，みずほ学術振興財団工学研究助成の支援を受けました。

文　　　献

1) A. Manz *et al., Sens., Actuators,* **B1**, 244 (1990)
2) 前一廣，マイクロリアクター技術の最前線，シーエムシー出版 (2012)
3) A. K. Au *et al., Micromachines,* **2**, 179 (2011)
4) N. Isozaki *et al., Sci. Robot.,* **2**, eaan4882 (2017)
5) N. Isozaki *et al., Sci. Rep.,* **5**, 7669 (2015)
6) K. Fujimoto *et al., ACS Nano,* **7**, 447 (2013)
7) S. Subramaniyan Parimalam *et al., Lab Chip,* **16**, 1691 (2016)
8) T. Miura and R. Yokokawa. *Dev. Growth Differ.,* **58**, 505 (2016)
9) J. T. Flaherty *et al., Circ. Res.,* **30**, 23 (1972)
10) C. L. Ives *et al., In Vitro Cell Dev. Biol.,* **22**, 500 (1986)
11) H. Gerhardt *et al., J. Cell Biol.,* **161**, 1163 (2003)
12) T. J. Lawley and Y. Kubota, *J Invest. Dermatol.,* **93**, 59S (1989)
13) M. N. Nakatsu and C. C. W. Hughes, *Methods Enzymol.,* **443**, 65 (2008)
14) K. M. Chrobak *et al., Microvasc. Res.,* **71**, 185 (2006)
15) J. S. Miller *et al., Nat. Mater.,* **11**, 768 (2012)
16) N. Sadr *et al., Biomaterials,* **32**, 7479 (2011)
17) C. Norotte *et al., Biomaterials,* **30**, 5910 (2009)
18) Y. Zheng *et al., Proc. Natl. Acad. Sci. USA,* **109**, 9342 (2012)

第8章　微小流体デバイス内における生体組織と血管網の融合

19)　G. M. Price *et al.*, *Biomaterials*, **31**, 6182 (2010)

20)　I. K. Zervantonakis *et al.*, *Proc. Natl. Acad. Sci. USA*, **109**, 13515 (2012)

21)　J. H. Yeon *et al.*, *Lab Chip*, **12**, 2815 (2012)

22)　S. Kim *et al.*, *Lab Chip*, **13**, 1489 (2013)

23)　H. Ryu *et al.*, *J. Lab. Autom.*, **20**, 296 (2015)

24)　J. S. Jeon *et al.*, *Proc. Natl. Acad. Sci. USA*, **112**, 214 (2015)

25)　N. Jusoh *et al.*, *Lab Chip*, **15**, 3984 (2015)

26)　S. Bang *et al.*, *Sci. Rep.*, **7**, 8083 (2017)

27)　H. Sekine *et al.*, *Nat. Commun.*, **4**, 1399 (2013)

28)　Y. Nashimoto *et al.*, *Integr. Biol.* (*Camb*), **9**, 506 (2017)

29)　T. Hayashi *et al.*, The 28th IEEE International Conference on Micro Electro Mechanical Systems (MEMS 2015), 476 (2015)

第9章　On-chip 細胞デバイス

民谷栄一[*]

1　はじめに―オンチップテクノロジーから細胞デバイスへ―

　著者は，バイオセンサーを専門とするが，生体の有する分子認識機能と信号変換デバイスに関連した研究であるため，生体分子機能・細胞機能の理解や操作技術の進展に伴い，様々なバイオセンサーが研究開発されてきた。1980年代から始まった半導体テクノロジーを基礎としたバイオチップ研究により，遺伝子情報と連携したDNAチップ，マイクロ流体を活用した微小集積化バイオセンサーなどが進展した。マイクロマシン技術を用いてチップ上に各種機能ユニットを設計・作製し，これらをシステム化したデバイスをメディカル・バイオ分野へ応用しようとする研究も進んだ。微小集積化によりサンプルの微量化やハイスループット化が可能となる。1細胞レベルでの操作・測定が可能となるため，新たな研究ツールの提案も可能である。著者は，こうし

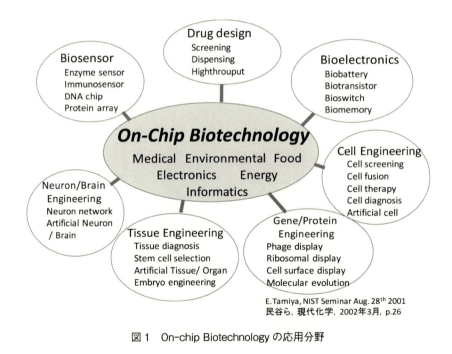

図1　On-chip Biotechnology の応用分野

＊　Eiichi Tamiya　　大阪大学　大学院工学研究科　精密科学・応用物理学専攻　教授；
　　　　産総研・阪大　先端フォトニクス・バイオセンシングオープンイノベーションラボラトリ　ラボ長

第9章 On-chip 細胞デバイス

たチップテクノロジーとバイオテクノロジーの融合した展開を1990年代から提案しており，On-Chip Biotechnology（オンチップバイオテクノロジー）として示してきた（図1）。こうしたチップ技術を用いてバイオセンサー，ドラッグデザイン，バイオエレクトロニクス，細胞工学，遺伝子工学，組織・発生工学，脳神経工学などの各分野への応用が期待され，広くバイオテクノロジー全体にも波及する基盤技術として有用と考えている[1,2]。ここでは，特に細胞デバイスに関する著者らの取り組みについて示す。

2 細胞チップを用いたアレルゲンの測定

生体のアレルギー反応に着目し，肥満細胞のアレルギー応答を検出する新規細胞チップの開発を試みた。この際，2種類の方法により細胞をチップ上に配置し，それぞれについて細胞応答を検出するとともに，細胞とチップのインターフェイスについて検討した。SU-8による鋳型をSi基板上に作製した。これをPDMS（polydimethylsiloxane）に転写して，微小流路構造を有するチップを作製した（図2）。さらに，このチップに対する上蓋部を作製してお互いを貼り合わせ，送液用のチューブを接続して最終的なチップを作製したPDMSチップ上の細胞培養チャンバー内を酸素プラズマ処理，塩酸処理およびγ-APTES（γ-aminopropyltriethoxysilane）処理により表面改質した。ここに浮遊懸濁させた肥満細胞をIgEにより感作してチップ上に播種し培養した。微小流路システムを構築し，蛍光色素を添加した。流路内をバッファーで洗浄後に抗原を導入し，細胞が刺激されて放出した蛍光色素を，流路下流に設けた光学検出系により検出を試み

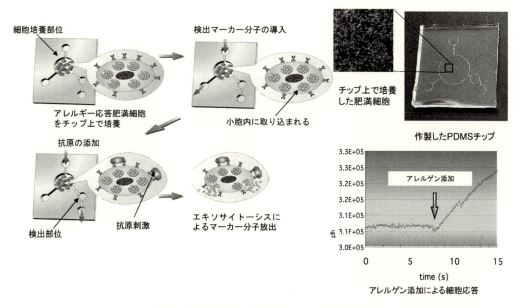

図2 肥満細胞チップを用いたアレルゲン計測

た．直接配置法ではPDMS表面の改質により，細胞をチップ上に安定に配置することができた．これは，未処理表面と比較すると，明らかに細胞の接着数が多く細胞の形状も正常であった．今回行った表面処理法では，PDMS表面でOH基やNH$_2$基が露出する．表面にこれらの官能基を導入することにより細胞の接着，増殖を促したものと考察される．さらに微小流路システムを利用して細胞応答の検出を行ったところ，ほぼ予想通りの応答をチップ上で検出することができた（図2）[3]．

3 ペプチドライブラリーアレイチップを用いた神経成長因子の スクリーニング

脳神経細胞は，ニューロンやグリア細胞が複雑にネットワークを形成し，これによって高度な機能が発現維持されている．こうした神経細胞に作用する薬剤などのスクリーニングには，細胞レベルで一度に多くの薬剤の効果を調べることが要求される．そのため，多数の混合された化合物のライブラリーから有用な物質を探索するコンビナトリアルケミストリーは有用である．そこで集積化された神経細胞チップとコンビナトリアルケミストリーを組み合わせることでハイスループットスクリーニングを検討した．ここでは，コンビナトリアルケミストリーで合成したペプチドライブラリーを細胞チップに配置し，神経成長因子（nerve growth factor：NGF）を探索した．細胞チップは，シリコン基板に微細加工を施した上蓋とコラーゲンコートを施したスライドガラスを合わせることで作製した．シリコン基板部分は，一辺500×500 μm，深さ200 μmのものを24×52＝1,248個を集積化した（図3）．ペプチドは，Fmoc固相合成によりビーズ上に

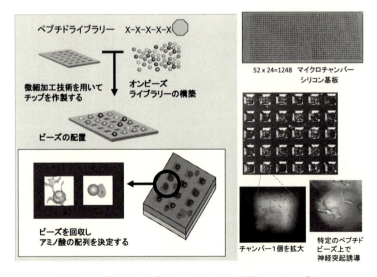

図3　ペプチドライブラリービーズを配置したチップを
　　　用いた神経突起誘導因子の探索

第9章 On-chip 細胞デバイス

ペプチドを合成し，ライブラリーは，スプリット合成法により構築した。作製したペプチドライブラリー（X-X-X-X-X：X＝Met, Val, Ile, Lue, Phe）をチップ上に配置し，PC12細胞を用いて，3日間培養し，神経突起を有する細胞がないかを観察した。その結果，特定のビーズ上に神経突起の誘発が見られた（図3）。次にこのビーズを回収し，シーケンサーにより配列を決定したところ，4種類のペプチドを得ることができ，このペプチドをPC12細胞に添加し，神経突起伸張率とELISA法を用いてERK（extracellular signal-regulated protein kinase）活性の測定を行った。またTrkAレセプターの阻害剤であるK252aでTrkAレセプターを阻害させ，神経突起伸張率とERKの測定を行い，神経突起誘発メカニズムの検討を行った。PC12細胞に，スクリーニングから得られたペプチドM-M-V-I-Fを加えることで，15％の神経突起の伸張が見られ，伸張した細胞からERK活性が見られ，さらにTrkA阻害剤：K252aを加えると，神経突起の伸張とERK活性が抑制された。その結果，M-M-V-I-Fは，TrkA〜ERKの経路により神経突起を伸張していることがわかった。したがって，本研究によって開発した神経細胞を解析するペプチドチップによって，細胞の培養や刺激応答だけでなく，ドラッグスクリーニングが行える細胞チップシステムであることが示唆された[4]。

4 局在表面プラズモン共鳴ナノデバイスを用いた細胞シグナルモニタリング

著者らは，金ナノ粒子の周期構造による光学特性を利用したバイオセンシングシステムを構築している。この方法は基板を容易に調製でき化学標識を必要とせず局在表面プラズモン共鳴（localized surface plasmon resonance：LSPR）に基づく検出が可能である。測定系も基板に対

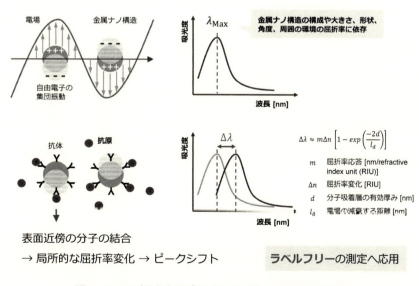

図4　LSPR（局在表面プラズモン共鳴）の測定方法と特徴

臓器チップの技術と開発動向

して垂直方向の入射光・反射光を用いるため，より単純な光学系で行うことができ，オンチップでの集積化がきわめて容易である（図4）。ここでは，免疫センサとしての特性評価を行った。まず，金蒸着したガラス基板へdithiodibutyric acid（DDA）にて自己組織化単分子層（self assembled monolayer：SAM）形成をした。そしてSAM形成した基板表面へγ-APTESにて表面修飾を行った粒径100 nmのシリカ微粒子を基板表面へ共有結合させた後，再度微粒子の上へ金蒸着を行い，周期構造基板とした。作製した周期構造基板に対して入射光を照射し，その反射光に対する吸収スペクトルを測定したところ，シリカ微粒子周期構造基板では558 nmの波長にて吸収ピークが観察された。著者らが作製した300スポットからなるプロテインアレイプラズモンバイオチップを作製した[5]。その結果，各抗体固定化スポットの光学特性変化量は添加した抗原濃度に応じて異なる吸収ピーク強度変化を示すことが観察された。検出限界は測定対象によって異なるがほぼ100 pg/mLであった。次に，このデバイスを用いて細胞シグナルであるインターロイキン2（IL-2）の計測を検討した。すなわち，チップ表面へ抗IL-2抗体を固定化した後，concanavalin-A（Con-A）にて刺激を行ったマウス胸腺の細胞を添加・培養し，これらマウス細胞より代謝されたIL-2の非標識検出および定量を行った。その結果，刺激されたマウス細胞の培養時間に応じた光学特性変化を観察することができた（図5）[6]。また，この光学特性変化量は，細胞濃度に応じて異なることも観察された。そして，本抗体固定化LSPRバイオチップより得られた特性と従来法であるELISA法より得られた特性とを比較した結果，本抗体固定化LSPRバイオチップより得られた特性はELISA法より得られた特性と類似した挙動を示すことが観察された。この結果から，本LSPRバイオチップは細胞代謝産物を測定対象とした生体分子相互作用の非標識検出にも有用であることが示唆された。

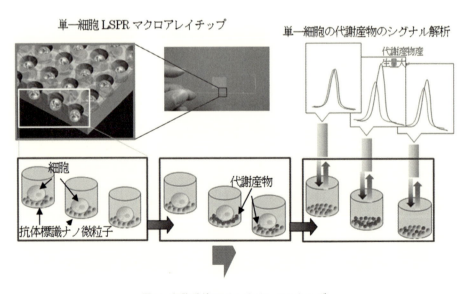

図5　細胞分泌サイトカインセンシング

第9章 On-chip 細胞デバイス

また，顕微面分光システムを用いて画素ごとにスペクトルデータを入手し，各空間の情報とLSPRスペクトル情報とをリンクできるシステムを構築しており，これによりリアルタイムに細胞からのシグナルを広い範囲で捉えることができ，細胞間のネットワーク解析にも有用と考えられる[7]。

5 シングル細胞解析デジタルデバイス[8〜10]

ここでは，シングル細胞チップを用いた免疫細胞ネットワーク解析の例について以下に紹介する。免疫システムにおいて中心的役割を担うBリンパ球細胞は，外部からの病原体となる異物あるいは抗原を認識する抗体分子を生成する。B細胞は多くの人の場合，10^8 以上の種類の抗体を生産できるとされており，その多様性をもって様々な抗原に対応していると考えられている。

ここで用いたマイクロチャンバーアレイチップは，ナノリソグラフィー技術であるLIGA (lithographie, galvanoformung, abformung) プロセスを用いて作製した。図6に示すような細胞サイズに合わせたマイクロチャンバー（直径 10 μm 程度）を構築し，30×30を1ブロックとし，15×15ブロック形成した。全体で202,500個のマイクロチャンバーをスライドグラスサイズのチップの中心部分に形成した。

こうしたマイクロアレイを用いたシステムは，細胞1個ずつの解析を一度にかつ大量に行える点が特徴である。既存の細胞分析技術としてセルソーターを用いるフローサイトメトリー法があるが，これとの相違は，セルソーターは，単位時間あたりに解析できる細胞数は多いが，本研究で用いるB細胞のような刺激前後の応答を比較するような場合，刺激前後の細胞集団を別々に調製して測定するため，特定の細胞を1細胞レベルでその応答を比較することは不可能であり，あくまでも統計的な細胞集団解析しか行えない。また，セルソーターは高速で細胞を流すため，測定感度に限界があり，非特異的に反応する細胞も約 0.1% 以上の確率で出現することが知られている。したがって，その測定限界以下の極めて低い割合の特異的な細胞のスクリーニングおよび解析は困難である。一方，本研究によって開発したシングル細胞チップでは，個々の細胞が収納できる20万個以上のチャンバーアレイをチップ基板上に構築しており，0.001%以下の細胞も検出可能であるばかりでなく，独立したマイクロチャンバー内に単一細胞が別々に配置され，その空間的な座標についてもデーター化されてい

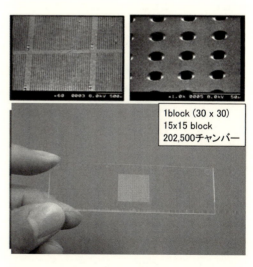

図6 PSポリマーシングル細胞チップアレイの作製と構造

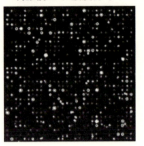
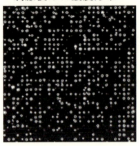

図7　免疫B細胞の網羅的シグナル解析

る。そのため，マイクロチャンバーアレイに配置された全細胞を網羅的に細胞1個ずつのレベルで刺激前後の応答の比較解析が可能になる。

そこで，モデル実験として，マウスBリンパ球細胞を用いて，マイクロチャンバーに1細胞の導入が行われるかを調べた。その結果，ポリスチレンチップは疎水性のため，細胞が効率よく導入できないことが明らかとなった。そこで，チップ表面を酸素プラズマスパッタ処理により親水化した。スパッタ時間により親水化の程度を変化させて細胞導入率が向上したが，親水化が進みすぎると導入された細胞がチャンバーに保持されないことも示された。チップ全体として約80〜90％程度のチャンバーに細胞が導入できることが示

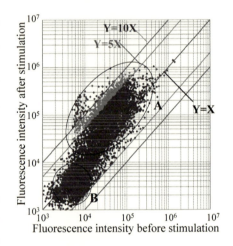

図8　B細胞の特異抗原を刺激前後のカルシウム応答の分布

された。そこで，B細胞を配置した後で，抗マウスIgGを抗原として刺激を行った結果を示す（図7）。これより，刺激後に各々の単一B細胞のシグナルが増強していることが確認でき，さらに網羅的な定量解析を行った結果，刺激後の細胞集団の中に，コントロールと比べて大きな応答を示した細胞が存在することが明らかになった（図8）。こうした解析後，抗原刺激に特異的な単一細胞をマイクロマニピュレーターによって回収することも可能であり，回収されたB細胞は1細胞PCRにより，特定の抗体の抗原認識部位の遺伝子配列を増幅，入手することが可能である。この遺伝子を解析すれば，抗原認識部位の構造についてのデータも得られる。このようにして，特定のB細胞が生成する抗体分子を入手できれば，この抗体分子のコードする遺伝子情報の入手も可能であるため，この遺伝子をクローニング，あるいはタンパク質合成系に適用することにより，所定のモノクローナル抗体を作製入手することも可能である[8,9]。

現在では，この細胞アレイチップシステムをさらに発展させ，岸，村口らの研究グループによって，実際にヒト血液から抗体産生細胞をスクリーニングし，抗原特異的なモノクローナル抗

第9章 On-chip細胞デバイス

体を作製することに成功している。彼らは，抗原特異的な抗体産生細胞を直接チップ上で検出するシステムとして，マイクロアレイチップ上に1個ずつ配置されたB細胞から産生される抗体を各マイクロチャンバー周辺にトラップし検出することによって確実に抗体産生B細胞を検出できる immunospot-array assay on a chip（ISAAC）法を確立した。このシステムを用いて，まず感染者あるいはワクチン接種ボランティアの血液から抗体産生細胞を濃縮し，細胞チップでさらに抗原特異的な細胞をスクリーニングした。スクリーニングされた細胞は，マイクロマニピュレーターで回収し，その抗体遺伝子を解析後，試験管内タンパク質合成の技術を用いて抗体タンパク質を作製し，実際に抗体価の高い抗体作製に成功している。以上より，開発された細胞マイクロアレイチップは，ハイスループットに1細胞レベルで高感度測定できるシステムであることから，将来種々の細胞において，1細胞レベルでの詳細な機能解析といった基礎研究から，様々なスクリーニングや診断といった応用研究まで期待される[10]。

6 マイクロ流体デバイスを用いたシングル細胞機能解析

近年，マイクロチップテクノロジーの発展によって，緻密でかつ複雑な構造を有する様々なチップデバイスが可能となり，DNAチップに代表されるマイクロアレイだけでなく，流路（フロー）型のチップデバイスも盛んに研究開発されている。その理由としては，流路型チップの特徴として，アレイ型チップとは異なり溶液交換などが容易であるため，細胞分離，細胞破壊，検出などを1枚のチップ上ですべて行うこと（ワンチップ化）が可能である。著者らは，ポンプを使用せずに，遠心回転操作により細胞を分離，1細胞毎に配置できる遠心型マイクロ流体チップ

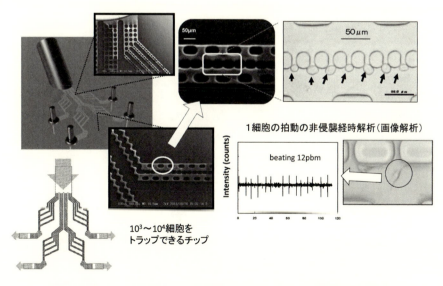

図9 遠心マイクロ流体シングル細胞デバイスと単一心筋細胞の拍動解析

を作製した。具体的には図9に示すような1細胞トラップサイトを流路内に多数形成させ，これに心筋細胞をトラップさせた。その後，培養液を移送し，細胞培養を継続させながら，細胞形態の変化や拍動状態を画像解析により行った。これによりシングル細胞レベルで拍動を捉えることに成功した。拍動周期が培養時間とともに変化し，72〜96時間後に最大の拍動数を示した。心筋細胞は心房性細胞，心室性細胞，結節性細胞などヘテロであり，これらに由来して拍動状態の相違が観測されると考えられた。また，培養過程で複数の心筋細胞が連結することにより拍動周期が同調する現象も捉えられている[11, 12]。

7 ラマンイメージング解析を用いた細胞分化プロセスの非侵襲解析

ラマンスペクトルはラマン効果により現れる散乱スペクトルである。ラマン効果とは，物質に光を通したとき，入射光と等しい周波数を持った強い弾性散乱光と入射光の周波数からわずかに周波数のずれた非弾性散乱の光が散乱される現象である。周波数のずれた非弾性散乱は物質中で振動する原子や分子，イオン分子に起因するもので，その原子や分子の種類，状態によって，その周波数が異なるため，ラマンスペクトルを解析することによって，物質中の原子・分子の種類やイオン状態を特定することが可能である。ラマンスペクトルによる分光分析は赤外吸収スペクトルと同様に原子・分子の振動に起因するものであるが，赤外吸収スペクトルと比較して，得られるスペクトルはより特異的で，さらに，水の吸収の影響を受けない。顕微鏡下で観察される細胞について，数マイクロ程度の分解能でラマンスペクトル測定を行い，画像化することのできる顕微ラマンイメージングは蛍光プローブを利用せずに特定の分子の分布の画像化が可能である。また，ラマンスペクトルと形態の情報の両方を一度に測定できる方法である。細胞内外の特定物質の局在や，時間的な分布の変化を解析できる。

ここでは，骨形成に関与する骨芽細胞による石灰化過程の解析に適用した。マウス間葉系幹細胞株 KUSA-A1 を使用し，その石灰化過程を顕微ラマンイメージングにより経時的に解析した。すなわち，分化誘導開始5日後から4時間毎に24時間，その分化過程を顕微ラマンイメージングにより解析した。その結果，ハイドロキシアパタイト（HA），β-カロテン，シトクロム c の局在変化を同時に観察できることが示された（図10）。HA は骨の主成分であり，その蓄積量は石灰化過程の進行に伴い増加するため，石灰化過程の指標となる。β-カロテンは，プロビタミン A の一種で，骨芽細胞への分化や骨基質タンパク質の産生を促す効果を有することが知られている。また，シトクロム c は，アポトーシス初期になると，ミトコンドリア内膜から細胞質中へ流出するため，その局在変化はアポトーシス開始の指標となる。同一組織から取得したラマンイメージから，HA 産生前に，骨芽細胞周囲の微小領域に β-カロテンが局在したのち，その周囲で HA が産生されてくる様子が観察された。さらに，別組織における経時的ラマンイメージとの比較から，β-カロテンの石灰化過程促進効果は，その濃度に大きく依存することが示された。本結果より，β-カロテンは，石灰化開始部位のバイオマーカーとなりうる可能性が示唆さ

第 9 章　On-chip 細胞デバイス

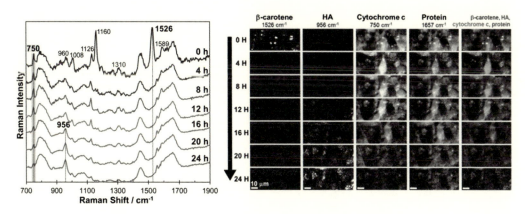

図 10　ラマンイメージングによる骨細胞分化過程のモニタリング

れた。さらに，経時的ラマンイメージングにより，同一培養皿内の隣接した細胞でも，異なるタイミングでシトクロム c 量が減少し始める様子が見られた。以上のように，顕微ラマンイメージングにより，骨細胞の分化過程の解析が可能であることが示された[13,14]。

文　　献

1) 民谷栄一，NIST seminar 講演資料，Aug. 28th (2001)
2) 民谷栄一ほか，現代化学，**372**, 23 (2002)
3) Y. Matsubara *et al., Biosens. Bioelectron.,* **19**, 741 (2004)
4) 森田資隆，動物実験代替のためのバイオマテリアル・デバイス（酒井康行，民谷栄一監修）286，シーエムシー出版（2007）
5) T. Endo *Anal. Chem.,* **78**, 6465 (2006)
6) T. Endo *Anal. Chim. Acta,* **614** (2), 182 (2008)
7) H. Yoshikawa, *Anal. Methods,* **7**, 5157 (2015)
8) S. Yamamura *et al., Anal. Chem.,* **77**, 8050 (2005)
9) Y. Tokumitsu, *Cytometry Part A,* **71A**, 1003 (2007)
10) A. Jin *et al., Nat. Med.,* **15**, 1088 (2009)
11) W. Espulgar *Lab Chip,* **15**, 3572 (2015)
12) W. Espulgar, *Sens. Act. B Chem.,* **207**, 43 (2015)
13) A. Hashimoto *J. Raman Spectrosc.,* **45** (2), 157 (2014)
14) A. Hashimoto *Sci. Rep.,* **5**, 12529 (2015)

第10章　細胞培養マイクロ流体デバイスの凍結保存

二井信行*

1　はじめに

　臓器チップは，その名のとおり，人工物である「チップ」，より具体的にはマイクロ流体チップに，細胞や細胞塊を導入し，臓器を模擬できるようにすべく増殖・成長・分化などの状態におけるようにしたものといえる。臓器チップは，生産方法も使用方法もそれぞれ専門性が要求される。それゆえ，他の科学機器や医療器具と同様，生産者（メーカー）と使用者（エンドユーザー）が別々にいてしかるべきで，臓器チップの生産者と使用者を結ぶ，「物流」もあってしかるべきである。しかし，現状では，細胞という複雑な生命を維持するシステム，いわば「なまもの＋こわれもの＋貴重品」である臓器チップを物流に載せるのは簡単ではない。

　もし，臓器チップを，あたかも細胞をクライオチューブに入れて凍結するように，「そのまま凍結保存」し，必要に応じて解凍して使用できるようになれば，上記の問題を解決できると考えられる。まず，そのまま凍結保存できるということは，システム全体の可搬性が少なくとも部分的には向上していることを意味する。そして，臓器チップを細胞の導入と予備培養などの，生産時点で完了しているべき重要なステップを実施したうえで在庫すること，使用者の注文に応じて解凍して供給することが可能となる。

　本章では，細胞の凍結保存と，マイクロ流体デバイスの応用について概観したうえで，筆者らが開発している「そのまま」凍結保存できる細胞培養マイクロ流体デバイスを紹介する。

2　細胞の凍結保存とマイクロ流体

2.1　細胞の凍結保存に求められる条件

　細胞培養とは，細胞を体外に取り出して維持し続けることであるが，これを長期的に続けると，使用上期待される性質を失うという問題がある。細胞をその性質を保ったまま長期保存するには，細胞を水の凝固点以下，さらにはガラス転移温度（−140℃）以下にすること，すなわち凍結保存することが必要である[1]。細胞をただ凍結しても死滅するだけだが，1949年にグリセロール，1959年にジメチルスルホキシド（DMSO）の細胞周囲への水の添加が凍結時の細胞の死滅を防ぐことが明らかになったことで凍結保存の可能性が示された。これらの物質は，凍結保護剤（Cryoprotective agent：CPA）と総称される。その後，凍結や解凍によりなぜ細胞が死滅する

　　＊　Nobuyuki Futai　芝浦工業大学　工学部　機械工学科　准教授

第10章　細胞培養マイクロ流体デバイスの凍結保存

のか，なぜCPAが細胞の死滅を抑制するかのメカニズムも解明されてきた。また，上記以外の新しいCPAや，ガラス化法などの新しい凍結方法，凍結解凍された細胞の評価法も開発されてきた。

　一方，細胞の凍結保存は，様々な方法が開発されたことにより選択肢が多くなっていることに加え，互いにトレードオフとなる条件を持つこと，細胞の種類やその状態によって好ましい条件が異なることから，一つの確立された方法を使えばよいというものではなく，基本的に最適化を要するプロセスであることも知られている。表1に，細胞の凍結保存において最適化あるいは考慮すべき要素を簡単にまとめた[2]。

2.2　細胞凍結保存のためのマイクロ流体チップ

　このように，細胞の凍結保存は相当の最適化を要するプロセスであるため，精密な流体操作に適したマイクロ流体システムを用いて，凍結保存の何らかの条件を最適化する意義もある。ここでは，マイクロ流体下における細胞の凍結保存の研究の現状の方向性について述べたい。マイクロ流体下の細胞凍結保存についての最近の総説[3]では，これまでに開発された，細胞を凍結保存するためのマイクロ流体デバイスの方向性として，以下のように分類している。

(A)　凍結保存の条件の最適化[4]

(B)　生殖医療のための，卵子・胚・精子の凍結保存[5]

(C)　凍結保存可能な実験プラットフォーム[6]

　このうち，もっとも盛んに開発がすすめられているのは(A)の条件最適化である。精密な流体制御や，少数の細胞を弁別して観察・評価できるというマイクロ流体デバイスの特質を生かして最適化を効率的に行う。具体的には，凍結保存中の細胞膜の透過特性の評価[7]，CPAの添加と除去の速度と量の制御[8]，降温・昇温の精密な制御または高速化[9]がなされている。次いで多いのは，(B)の生殖医療への応用である。ただし，生殖医療においては，チップ内で凍結保存した卵子や精子は，基本的には個体に導入するか戻すものである。よって，「臓器チップを物流に対応させる」という目的とは異なり，解凍後も内部で細胞を維持するかわりに，凍結保存後にそれらを取り出すことの容易さが求められる。マイクロ流体下で授精から胚培養まで行う研究も行われているが，2017年の時点で，マイクロ流体チップを胚培養に用いる利点を明確に示した結果はまだないということである[10]。

　本章で述べた細胞凍結保存の目標に近いのは(C)の実験プラットフォームであるが，報告数は多くない。なかでも，マイクロ流体チップをまるごと凍結保存して，その後解凍して回復培養を行っているのは，細川らによるポリジメチルシロキサン(PDMS)-ポリスチレン(PS) マイクロ流体チップ内の接着細胞の凍結保存の報告[6]と，Liらによる細胞導入済みPDMS-ガラスマイクロ流体チップの凍結保存法の報告[11]，の2件のみを見つけることができた。これらのマイクロ流体チップは，細胞を導入した状態で凍結保存し，解凍後，そのまま培養を継続することができるが，凍結保存の条件の最適化の余地はまだあると思われる。また，前者のデバイスは，細胞培養

115

表1 細胞の凍結保存において考慮すべき選択肢またはトレードオフ

凍結保存液の選択	CPA に関しては，細胞膜をよく透過するほうが凍結保護効果は高い分，細胞毒性も現れやすい。血清の添加には，有効・無効の双方の意見がある。基本培地は，代謝を抑制する傾向のものに変更するか，逆になるべく変更しないようにするという選択がある。また，市販の凍結保存液を使うか，対照的に，培地に CPA を用時添加して使うか，という選択もある。
細胞を剥離するか接着させたままにするか	一般的には剥離して懸濁液にすることが多い。その方が細胞膜に対する機械的負荷や傷害が少ないともいわれているが，剥離・懸濁と，解凍後の再度の接着に関する手間がかかる。接着させたまま凍結させても細胞は生存する（接着対象の培養表面の材質等にも依存する）が，経験的に死細胞が増加することがわかっている。
懸濁液中の細胞密度	凍結前に細胞密度を高くすれば当然生細胞数も増加するが，細胞への機械的負荷が大きくなる。また，細胞密度を高くすることで細胞外の溶液の量が相対的に減少し，細胞内外間の物質拡散が抑えられる。細胞凍結保存に関する解説（たとえば[1]）においては，高い細胞密度は生存に不利とする意見が多いが，有名な細胞培養の教科書[2]には，傷んだ細胞膜を介しての溶質のリークが抑えられることで生存に有利と記されている。
CPA の添加（loading）と除去の速度	速いと浸透圧変化（osmotic shock）を増大させ，遅いと CPA の毒性がより顕在化する。どちらがより致死的かは，採用した CPA の濃度に依存する。また，細胞の種類や状態にも依存する。
緩慢凍結か急速凍結（ガラス化法）かの選択	緩慢凍結は，CPA の濃度を低く抑えられる（毒性も抑えられる）が，氷晶が生成され，細胞に傷害を与える。ガラス化法は，氷晶の生成は抑制できるが，高い CPA 濃度を要求する。温度制御についてはそれぞれの難しさがあるが，一般に，急速な降温を要するガラス化のほうが難しいとされている。
（緩慢凍結における）凍結速度	凍結速度が遅いと細胞が脱水し，細胞内部の溶質濃度が過度に上昇する。凍結速度が速いと細胞内で水が過冷却し，より多くの氷晶を生じる。どちらも細胞に致死的な傷害となる。
解凍速度	解凍速度が遅いと氷晶の再結晶と成長が促進され，細胞内部の溶質濃度が過度に上昇する。解凍濃度が速いと CPA が細胞に残留しがちとなり，その細胞毒性が現れやすい。
細胞膜の透過性	細胞の種類によって，CPA 分子の透過性が異なる。そのため，凍結や解凍の速度，CPA の種類，細胞の種類によって調整する必要がある。さらに，細胞種だけでなく，細胞のそのときどきの状態によって（つまり各回の凍結ごとに）条件を調整すべきだと主張している論文もある。
解凍後の細胞の健全性の評価	解凍直後の膜透過性判定は簡便であり導入コストも少ないが，解凍後 24〜74 h 以上後に生じる細胞死（cryopreservation-induced cell death）を検出できない，細胞の致死的でない変質を評価できないというデメリットがある。一方培養期間をおいての細胞代謝の評価，分化能や組織形成能の評価は，時間がかかり，コストもかさむ。

ディッシュの底面に設けられた開放系のマイクロ流体デバイスであり，解凍や流体操作時に慎重な取り扱いを要すると思われる。後者は，凍結保存時にチップを閉鎖系にすることはできるものの，その際にはチューブを連結してフィルムで包むなどの特殊な取り扱いを要するなど，全般的な可搬性についてはそれほど考慮されていないように思われる。

　我々は，単に流路内で凍結保存ができるだけでなく，使い勝手を損なわない程度に凍結保存条

第10章　細胞培養マイクロ流体デバイスの凍結保存

件の最適化を図り，加えて，総合的な可搬性を高めることが，臓器チップを物流に載せ，その導入障壁を低減するために求められると考える。

3　可搬性のある細胞凍結保存用マイクロ流体チップの開発

3.1　細胞凍結用マイクロ流体チップに求められる条件

　これまでに開発された，細胞の凍結保存を行うマイクロ流体デバイスの多くは，CPA濃度（とその時間変化）・温度などの凍結保存の最適化に必要なパラメータを精密に調整すること，CPAの導入中・降温中・昇温中・CPA除去中の細胞の形態を調べること，または，高速な昇温・降温（ガラス化）の実現に主眼がおかれている。そして，これらの点に，マイクロ流体の利点が生かされていることは間違いない。

　しかし，これら「凍結を最適化するためのマイクロ流体チップ」は，全体としての可搬性が低くなりがちであり，改善されなければならない。例えば，CPAの濃度を時間的に正確に変化させたいとき，正確な流量を得るためのシリンジポンプをチップに接続することが多いが，その場合，凍結前後にチップから配管を切り離して密閉するか，チップ・配管・シリンジをまとめて凍結するか，チップを冷却する装置を用いることになる。いずれも，可搬性を損なう結果になる。

　一方，凍結保存に適した条件をどこまで追求するかについては，可搬性ほど明確な方針はないように思われる。その理由は，凍結保存の成績を左右するパラメータは多岐にわたり，また，それらの影響の度合いもしばしばばらつくことにある。そういうわけで，凍結保存の条件最適化の機能は，その実装に対するコストが成績向上に見合うものに限るべきといえる。我々は，可搬性と凍結プロセスの最適化を両立することを検討し，以下の機能を実装することとした。

　⑴　マイクロ流路を樹脂製のエンクロージャで囲い，内部でパッシブに雰囲気制御をする。

　⑵　簡単なピペット操作でマイクロ流れを調整できる。

　⑶　市販のプログラムフリーザやディープフリーザの内部に置くことで降温できる。

　⑷　流路内に導入する総細胞数はなるべく少なくし，流路内で濃縮して細胞密度を高める。

　⑸　細胞を移動させずに，周囲の液体を完全に置換できるようにする。

　⑹　解凍後，流路内の別の場所に細胞を移動できるようにする。

　⑺　死細胞は解凍後なるべく早いうちに簡単に除去できるようにする。

　このうち，⑴〜⑶は，可搬性を高めるための条件である。⑶〜⑸は，凍結保存条件の最適化を狙ったもので，それぞれ，コントロールされた降温，細胞密度の増加による生細胞数の増加，そして，CPA濃度の誤差低減に関するものである。⑹は，回復培養や，解凍後の細胞に適用できるアッセイの自由度を増加させたいという狙いであり，いわば拡張性である。⑺は，どれだけ最適化しても，凍結保存後の死細胞をゼロにするのは困難という認識のもと，死細胞をチップ外に排出することで，チップ内の生細胞の存在確率が向上することを狙ったものである。

117

3.2 デバイスの構造

以上の目標に基づき，我々が開発したマイクロ流体デバイスを図1に示す．デバイスの全体構造としては，図1Aに示すように，2つのねじ口をもつ透明樹脂の箱型形状（エンクロージャ）で，底面がガラスである．マイクロ流路は，底面のガラスの上に接合されていて，エンクロージャに完全に囲まれている．ねじ口の一つを開けることで流路への液体導入ができ，閉じることで流路は外界から遮断される．なお，もう一つのねじ口には，PDMSからなる円筒形の容器が取付けられていて，そこに炭酸－重炭酸緩衝液を導入することでデバイス内部の炭酸ガス雰囲気を一定に保つ[12]。

このデバイスに含まれるマイクロ流路は，図1Bに示すように，2つのウェルをもつU字型の1方向流路である．マイクロ流路は幅1mm，深さ30μm，各ウェルのサイズは，幅1.2mm，長さ5.2mm，最大深さ100μmである．末端にはφ2mmの導入口があり，ピペットにより液滴を盛るように滴下できる．2つのウェルは，細胞を凍結保存するときに留めるウェルと，解凍後に

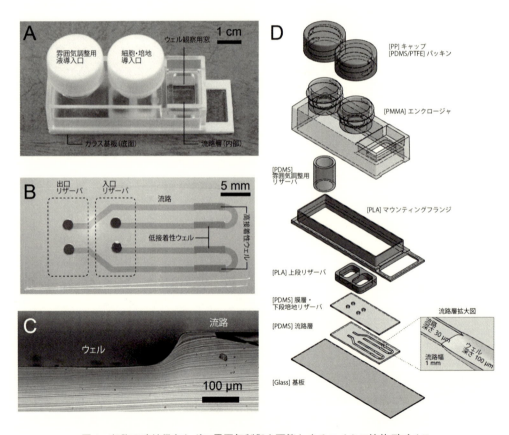

図1 細胞の凍結保存とガス雰囲気制御を可能とするマイクロ流体デバイス
A. デバイスの外観写真．B. デバイスに含まれる流路層．流路に色素を導入して色づけしている．C. 流路とウェルの境界の凹構造の断面写真．D. デバイスを構成する各部品と組立の模式図．カギ括弧内は材料名．

第 10 章　細胞培養マイクロ流体デバイスの凍結保存

回復培養を行うときのウェルである。それぞれのウェルは，背面拡散光ソフトリソグラフィ[13]により，断面積が徐変する形状（図 1C）とすることで，流線剥離とそれに伴う渦の発生を抑えている。このことにより，細胞をウェルに留めて細胞密度を高めながら，周囲の液体を迅速かつ完全に置換することができる。ウェルを 2 つ設けた理由は，培地を迅速に除去できる大流量の流れにおいても細胞を流出させないことと，凍結時と培養時でウェル底面の細胞接着性を変えたいことにある。

　図 1D にデバイスを構成する部品を示す。まず，スライドガラスサイズ（76×26 mm）の No.5 カバーガラス（厚み約 0.5 mm）を底面とすることで，顕微鏡ステージへの設置と光学的アクセスを容易とするとともに，冷却装置との間の熱抵抗を少なくしている。PDMS の流路層と膜層は上記カバーガラスの上にプラズマ接合した。膜層は，マイクロ流路の導入口となる穴を有する。ねじ口を有するエンクロージャはアクリル樹脂（PMMA）の射出成形で製作した。流路末端に培地等を保持し，静水圧を印加するためのリザーバはポリ乳酸（PLA）の 3D プリンティングで製作した。エンクロージャ内面には PDMS 製の円筒容器（雰囲気調整用リザーバ）を取付ける。PLA 製のマウンティングプレートは，エンクロージャを位置決め・仮置きするのに便利である。PDMS 流路層・膜層以外の樹脂部品は，すべてシリコーン接着剤を用いて接着した。

3.3　マイクロ流れの生成

　マイクロ流れは，細胞密度や CPA の濃度など，細胞の凍結保存に重要なパラメータを左右する。このデバイスでは，外部配管を使用せず，図 2 に示すように，ピペット操作のみで，流路の異なる 2 種類のマイクロ流れを発生させられるようにした[14]。一つは，図 2A に示すように，導入口に滴下した液滴と外気の界面張力により液滴内部に生じる圧力（Laplace 圧）による流れで，比較的低流速，低流量の流れの発生とその微調整に適する。もう一つは，図 2B に示すように，気液界面を培地リザーバ全体に満たすことで支配的になる静水圧を利用した流れで，比較的高流速，高流量とその長期維持に適する。

　培地中の CPA の添加・除去の速度は，2 種類の流れを使い分けることでおおまかに調節し，液滴径や液位でさらに調整することができる。例えとして，図 3 に，純水で満たされた流路とウェルの導入口に，蛍光色素溶液の 10 μL の液滴（液滴を単純に球とみなすと，直径 2.7 mm）を 1 回導入したときの流路・ウェルの蛍光像の時間経過を示す。蛍光色素溶液を導入してから約 100 s でウェルに達し，その後約 300 s で液の置換が完了した。液量を変化させることで，さらに高速に置換する，あるいは，より長手方向に広がった濃度勾配をつくりだすことも可能である。

　また，ウェルの長さと深さは，Laplace 圧による流れでは底の細胞が動かず，静水圧による流れによって動くように設定したため，細胞のウェル間移動も，導入口の液量によって調節することができる。ピペット操作は，エンクロージャを未接着状態にしておいたほうが容易である。この場合は，操作後にエンクロージャを接着して閉鎖系にしてから凍結（降温）する。

119

臓器チップの技術と開発動向

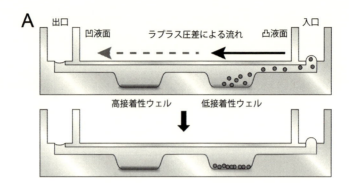

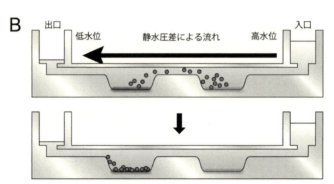

図2　細胞凍結保存用流路における流れの切り替えとウェルへの
　　 細胞の移動
A. Laplace 圧による低流速の流れによる細胞の低接着性ウェルへ
の沈降。B. 静水圧による高流速の流れによる細胞のウェル間移動
兼培地の迅速置換。

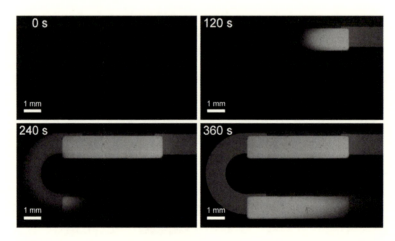

図3　Laplace 圧による細胞凍結用流路内の流れと液体置換の過程の可視化
最初に流路とウェル全体を純水で満たし，0 s において 10 μL のフルオレセイン
ナトリウム溶液液滴を流路入口に配置した。時間とともに，流路とウェル内の
純水が蛍光を発する溶液に置換された。

第10章　細胞培養マイクロ流体デバイスの凍結保存

3.4　細胞の凍結保存

図1に示すマイクロ流体デバイスに細胞を導入した状態で凍結し，そのまま解凍し培養を継続することを試みた。使用した細胞は，毛細血管構造の形成にかかわる実験によく用いられる代表的な初代培養細胞であるヒト臍帯静脈内皮細胞（HUVEC）である。この細胞は，継代を繰り返すと血管構造を形成する能力が低下するため，凍結保存がその使用プロトコルの重要なステップの一つである。そして，まるごと凍結保存できるデバイスとすることの意義も大きい。HUVECは，CPAの透過性が高くないゆえに解凍時の浸透圧ショックを抑えるのが難しい[15]。そこで，本デバイス内を用いて，HUVEC周囲のCPAを緩慢に置換することも試みた。

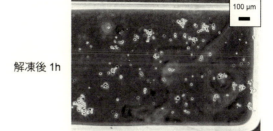
解凍後 1h

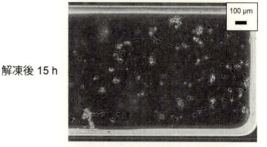
解凍後 15 h

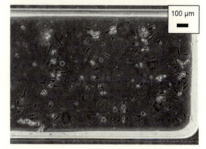
解凍後 38 h

図4　ポリジメチルシロキサン（PDMS）製マイクロウェルにて凍結保存されたヒト臍帯静脈内皮細胞（HUVEC）

HUVECを導入したデバイスを凍結保存（−80℃, 24 h）し，解凍後ただちにHUVECをフィブロネクチンコートされた高接着性ウェルに移動させ，同時に凍結保存液から培地への置換を行った。

　実験の手順の概要を以下に示す。
(1)　入口側のウェルをブロッキング試薬N102（日油）でコートし，細胞の接着を阻止する（低接着性とする）。
(2)　もう一方のウェルをフィブロネクチンでコートすることで，細胞の接着を促進させる（高接着性とする）。
(3)　雰囲気調整用リザーバを，$NaHCO_3$ 0.8 M，Na_2CO_3 65 mMを含む水溶液で満たす。
(4)　HUVECを市販の細胞凍結保存液（バンバンカー，日本ジェネティクス）に懸濁し，流路入口に滴下する。
(5)　細胞が低接着性ウェルに移行，沈降したのを確認。
(6)　デバイスをプログラムフリーザCCS-80CP，サイニクスの底面に置き，1℃/minで降温し，−80℃で24 h保持する。
(7)　デバイスをサーモプレート（37℃）に移し，2 min静置して，常温付近に戻す。
(8)　培地を入口側のリザーバに120 μL加え，細胞を低接着性ウェルから高接着性ウェルに移動させつつ，凍結保存液を培地に置換する。

⑼　引き続きサーモプレート上で培養を継続する。

　解凍後に高接着性ウェルに到達した細胞の回復培養の経過の例を図4に示す。解凍後も長期間継代せずに培養を継続できることを狙い，細胞密度は少なめにしたが，通常の継代直後程度の細胞密度でもって細胞が生存・接着・増殖開始していることが位相差顕微鏡像より確認できた。

4　おわりに

　本章では，マイクロ流体デバイスの細胞凍結保存技術への応用を，臓器チップへの応用を念頭に述べた。そして，細胞凍結保存用のマイクロ流体デバイスの具体例として，オンチップ・インキュベーション・システムに，徐変断面をもつウェルをもつマイクロ流路を組み合わせたマイクロ流体デバイスを紹介した。Laplace圧と静水圧による流れを併用することでマイクロ流れを調節でき，CPA濃度の時間変化の最適化が可能となる。さらに，一つのデバイス内で細胞の凍結と解凍，そして回復培養に至るプロセスを完結できる。

　臓器チップに細胞の凍結技術を応用するには，多種の臓器由来の細胞を凍結できるようにするとともに，3次元共培養のプラットフォームに凍結後の細胞を迎える必要がある。これは，それなりに複雑な流路構成やシステムを要する。その点，本章で示したマイクロ流路は，ウェルがついているとはいえ分岐のない単純な流路であるため，既存の共培養システムに組み合わせやすい点で有利と思われる。

　今後，有用な臓器チップが物流に載せられるようになり，その導入コストを低減できるようになることを願ってやまない。本章が，そのようなチップあるいはデバイスの開発の一助になれば幸いである。

文　　　献

1)　J. M. Baust *et al.*, *In Vitro Cell. Dev. Biol. Anim.*, **53**, 669 (2017)
2)　R. I. Freshney, "Culture of Animal Cells", Wiley (2005)
3)　G. Zhao and J. Fu, *Biotechnol. Adv.*, **35**, 323 (2017)
4)　L. Li *et al.*, *Cryobiology*, **79**, 82 (2017)
5)　D. Lai *et al.*, *Hum. Reprod.*, **30**, 37 (2015)
6)　E. Kondo *et al.*, *Biotechnol. Bioeng.*, **113**, 237 (2016)
7)　G. Zhao *et al.*, *Lab Chip*, **17**, 1297 (2017)
8)　Y. Zheng *et al.*, *Sens. Actuat. B Chem.*, **255**, 647 (2018)
9)　X. Zhou *et al.*, *Appl. Therm. Eng.*, **119**, 189 (2017)
10)　G. D. Smith and S. Takayama, *Mol. Hum. Reprod.*, **23**, 257 (2017)

第 10 章　細胞培養マイクロ流体デバイスの凍結保存

11)　L. Li *et al.*, *RSC Adv.*, **4**, 34443 (2014)

12)　A. Takano *et al.*, *Biomicrofluidics*, **8**, 061101 (2014)

13)　N. Futai *et al.*, *Adv. Mater.*, **16**, 1320 (2004)

14)　高野温ほか，低温生物工学会誌，**62**, 115 (2016)

15)　D. Niu *et al.*, *Tissue Eng. Part C Meth.*, **22**, 270 (2015)

第11章 Body-on-a-chip を用いた薬物動態解析と個体レベルへの外挿の重要性

楠原洋之[*1]，前田和哉[*2]

1 はじめに

Body-on-a-chip（BOC）は，各臓器に対応するモデル細胞を培養したコンパートメント間を流路で繋いだシステムであり，臓器間の機能連携を再現する次世代の創薬プラットフォームとして注目されている。搭載する細胞としてヒト由来の細胞を利用することで，前臨床ステージから臨床ステージへのブリッジングでしばしば問題となる実験動物とヒトの間に存在する薬物動態・薬効の種差を克服する，あるいは疾患モデル細胞を利用することで，病態を模倣したシステム上で薬物スクリーニングを実現するなど，医薬品開発の成功確率の飛躍的な向上に資することが期待されている。

生体内に投与された薬物は，血流により各臓器へと送達されることから，血液中薬物濃度の時間推移は，薬効や有害事象の発現プロファイルを反映する1つの指標として活用されており，その決定要因の分子実体の解明や，遺伝子変異による対象分子の発現／機能変動・併用薬との薬物相互作用など薬物動態の個人間変動に繋がる事象の探索および各場合における薬物動態変動の定量的予測に関する研究が進展してきた。薬物動態を定量的に取り扱う理論体系である薬物速度論（pharmacokinetics：PK）において，各臓器に対応するコンパートメントを，生体内における配置に従って，血流による物質交換を考慮して連結したモデルを，生理学的薬物速度論（physiologically-based pharmacokinetic：PBPK）モデルと呼び，全身レベルでの薬物の挙動を予見するために利用されている。PBPK モデルでは，臓器容積や各臓器を流れる血流速度など生理解剖学的なシステム固有のパラメータと，代謝・輸送能力や蛋白結合性といった薬物固有のパラメータを用いることで，薬物投与後の血液中濃度や組織中濃度の時間推移を計算することができる。本モデルでは，*in vitro* 試験や前臨床動物試験から断片的に得られるデータを統合化することができ，ヒト体内動態予測に加えて，臓器障害や併用薬との相互作用など様々な外的要因が薬物の血中・臓器中動態に与える影響を定量的に予測するためのツールとして用いられている。

BOC では，通常，灌流液により薬物が各臓器コンパートメントに供給されることから，灌流液中および各コンパートメント中の薬物濃度は，薬効との関連を考える上で重要なバイオマーカーの1つである。BOC は流路を介して各組織が連結された循環系であり，理想的には，そこ

＊1 Hiroyuki Kusuhara　東京大学　大学院薬学系研究科　分子薬物動態学教室　教授
＊2 Kazuya Maeda　東京大学　大学院薬学系研究科　分子薬物動態学教室　講師

第11章　Body-on-a-chipを用いた薬物動態解析と個体レベルへの外挿の重要性

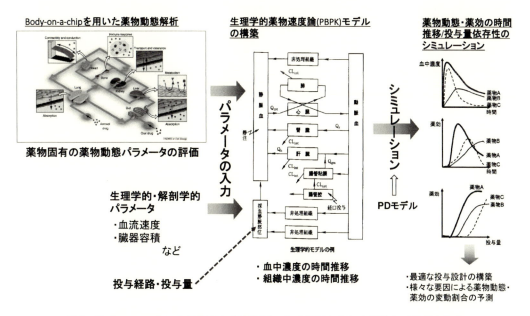

図1　Body-on-a-chipから得られた解析データを元にしたヒト個体レベルにおける
　　　薬物動態・薬効予測ストラテジー
　　　　　　　　　（文献13）より一部転載）

で得られた結果がそのままヒト個体レベルの現象を反映していることが期待される。しかし一方で，BOCは未だ開発途上の技術であり，現時点においては，チップ上で薬物動態や薬効に関連する定量的なデータを取得し，素過程の速度論パラメータをヒト in vivo レベルに適切にスケールアップすることで，モデル上の各種パラメータを計算することは可能である。それらを用いて，前述のような数理モデルや，さらに薬物動態から薬効（pharmacodynamics：PD）までを一気通貫に定量的に解析するいわゆるPK/PD解析の手法に基づき，体内動態・薬効強度の時間推移をチップ上の事象からヒト個体レベルのイベントへと適切に外挿することにより，当該薬物の有効性・安全性を判断することが可能になるものと考えている（図1）。

2　BOCにおけるコンパートメント中の薬物濃度に関する考察

　流路により薬物がコンパートメントに供給される場合，インフローにおける薬物濃度は，実際に細胞に曝露されるコンパートメント内の薬物濃度と等しいと考えてよいであろうか。ここで，薬物がコンパートメント内に移行後の薬物の消失は，出口側からの流出（アウトフロー）のみとする（図2(A)）。仮に，薬物を一定濃度でインフロー側からコンパートメントを1回だけ通過して灌流し，再循環を考慮しないとした場合，コンパートメントにおける物質収支式は，

$$V \cdot \frac{dC_t}{dt} = Q \cdot C_{in} - Q \cdot \frac{C_t}{K_p} \tag{1}$$

で表される。ここで，C_{in} はインフロー中の薬物濃度，V はコンパートメント容積，Q は灌流液の流速，C_t はコンパートメント全体にある薬物量を V で除した濃度である。この時，アウトフロー中の薬物濃度（C_{out}）と C_t の間の関係は，コンパートメント内に入った薬物は，コンパートメント内の細胞と灌流液の間で瞬時平衡が成立するという仮定のもとで，K_p というパラメータを使って関連づけられる（$C_{out}=C_t/K_p$）。K_p については，(2)式に示すように，コンパートメント全体の容積（V），コンパートメント内の細胞が占める容積（V_{cell}），アウトフロー中の薬物濃度（C_{out}）ならびに細胞中の薬物濃度（C_{cell}）を用いて書き表すことができる。

$$K_p = \frac{[C_{cell} \cdot V_{cell} + C_{out}(V - V_{cell})]}{C_{out} \cdot (V - V_{cell})} \tag{2}$$

したがって，細胞内蛋白質や脂質への結合性が強い薬物や，ミトコンドリアやリソソームのような細胞内オルガネラに高度に分布する薬物の場合，K_p は大きい値を示す。一方，コンパートメント中の細胞への薬物分布が無視できるほど小さいのであれば，K_p は 1 に等しくなる。

さて，(1)式の微分方程式の解析解は，

$$C_t = K_p \cdot C_{in} \cdot \left(1 - e^{-\frac{Q}{K_p \cdot V}t} \right) \tag{3}$$

となる。すなわち，時間が十分に経過すると，コンパートメントに流入する薬物濃度（C_{in}）とコンパートメントから流出する薬物濃度（$C_{out}=C_t/K_p$）は等しくなり，定常状態に達する。定常状態に達するまでに必要な時間は，$K_p/(Q/V)$ で決定され，$K_p/(Q/V)$ の 2.3 倍が経過すると，C_{out} は C_{in} の約 9 割に達する。この時間が，対象とする事象の計測時間に比して無視できないのであれば，計測時間内の薬物濃度の変動も考慮する必要が出てくるであろう。

では，このコンパートメントに播種した細胞が，薬物を不活性化する場合はどうであろうか（図 2 (B)）。一般に薬物動態に関わる不活性化反応は一次速度に従って生じるとされ，薬物濃度に比例して起こる。その比例定数を CL_{int} とする。ただし，薬物は血漿中ではアルブミンなど蛋白質に薬物が結合している状態と乖離している状態の 2 つの状態で存在している。ここで旧来の仮説（フリー薬物仮説：free hypothesis）に従い，蛋白非結合形の薬物のみが細胞膜を透過し，代謝を受けると考えた時，薬物の総濃度に対する蛋白非結合形濃度の比を f とおくと，不活性化に相当するフラックスは $CL_{int} \times f \times C_t/K_p$ と表すことができる。BOC においても，灌流液中にアルブミンなど蛋白質が添加される場合が想定される。この場合のコンパートメント中の物質収支式は，(1)式に前述の不活性化に相当するフラックスの項を追加した(4)式で与えられる。

$$V \cdot \frac{dC_t}{dt} = Q \cdot C_{in} - (Q + f \cdot CL_{int}) \cdot \frac{C_t}{K_p} \tag{4}$$

したがって，(4)式の解析解は，(5)式として与えられる。

$$C_t = \frac{K_p \cdot C_{in} \cdot Q}{Q + f \cdot CL_{int}} \cdot \left(1 - e^{-\frac{Q + f \cdot CL_{int}}{K_p \cdot V}t} \right) \tag{5}$$

図 2 (C)には，C_{in} を固定して，異なる f・CL_{int} を用いて，コンパートメント中の薬物濃度（C_t）

第11章　Body-on-a-chipを用いた薬物動態解析と個体レベルへの外挿の重要性

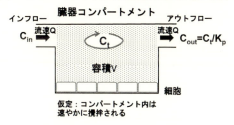

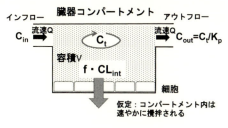

図2　薬物がコンパートメントを1回通過時の薬物動態の考え方

の時間推移を計算した結果を示す。$f \cdot CL_{int}$がQに比して十分に小さいところでは，時間の経過とともにコンパートメント中の濃度は$K_p \cdot C_{in}$に近い値で定常に達するが，$f \cdot CL_{int}$がQに比して無視できない程の大きさになると，定常状態におけるC_tは，C_{in}に対して低くなることがわかる。そして，$f \cdot CL_{int}$がQに比して十分に大きい場合，(5)式の形からも推察できる通り，C_tは，$f \cdot CL_{int}$にほぼ反比例することになる。

次に，代謝酵素によって親化合物が代謝されることにより，初めて生理活性を有する代謝物に変換されるプロドラッグのような薬物の動態解析を考える。仮に，親化合物が1種類の代謝物へと変化され，代謝物のさらなる代謝は無視できる場合を想定すると，コンパートメント内における代謝物の物質収支式は，(6)式と表すことができる。

$$V \cdot \frac{dC_{met}}{dt} = CL_{int} \cdot f \cdot C_{parent} - Q \cdot C_{met} \tag{6}$$

ここで，C_{parent}，C_{met}は，それぞれ親化合物および代謝物のコンパートメント内濃度を表す。厳密には，代謝による親化合物の濃度の減少も考慮すべきであり，親化合物に関する物質収支式との2元連立微分方程式とすべきところであるが，ここでは簡略化するため，コンパートメント中の親化合物の濃度（C_{parent}）は一定と仮定する。その時，(6)式の解析解は，

$$C_{met} = \frac{CL_{int} \cdot f \cdot C_{parent}}{Q} \cdot \left(1 - e^{-\frac{Q}{V}t}\right) \tag{7}$$

と記述される。すなわち，十分に時間が経過した場合，コンパートメント中の代謝物の濃度（C_{met}）は，代謝物の生成速度と流速の比で決定される。このようなコンパートメントを直列に

連結した場合には，この濃度で次のコンパートメントが代謝物に曝露されることになる。

3 BOCにおいて想定される薬物動態に関する考察

前節では，薬物がコンパートメントを1回だけ通過することを想定した事例を紹介したが，生体同様に，各コンパートメントのアウトフローが統合されて，再び組織へと分配して流れ込むような循環モデルでは，血液コンパートメントおよび組織コンパートメントにおける薬物濃度の時間推移は，どうなるであろうか。

最も単純に，血液コンパートメントと肝細胞など薬物の不活性化能力を有する細胞コンパートメントが閉鎖循環系で連結された状況を想定すると（図3(A)），システム内における物質収支式は，以下のような2元の連立微分方程式で表すことができる。

$$V_b \frac{dC_b}{dt} = -Q \cdot C_b + Q \cdot \frac{C_{cell}}{K_{p,cell}} \tag{8}$$

$$V_{cell} \frac{dC_{cell}}{dt} = Q \cdot C_b - (Q + f \cdot CL_{int}) \cdot \frac{C_{cell}}{K_{p,cell}} \tag{9}$$

この数式に基づくと，時間0の時点ですべての薬物が血液コンパートメントに瞬時投与された後の血液および細胞コンパートメントにおける薬物濃度の時間推移は図3(B)のように計算される。細胞コンパートメントにおける薬物の不活性化によるクリアランスがあるため，時間の経過とともに血液コンパートメント中の薬物濃度は減少するが，一定時間経過した後は，片対数プロットした場合，血液・細胞両コンパートメント中の薬物濃度の時間推移を表すグラフは互いに平行になる。

ここで，血液コンパートメントに注目して，その薬物濃度の時間−曲線下面積（area under the concentration-time curve：AUC，時間0から無限大時間までの薬物濃度の時間推移の積分

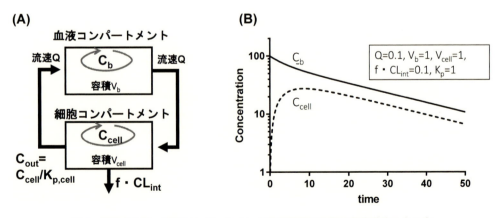

図3 薬物が血液・細胞コンパートメント間を循環する際の薬物動態の考え方

第11章 Body-on-a-chipを用いた薬物動態解析と個体レベルへの外挿の重要性

値）を求めると，その値は，

$$AUC = Dose \bigg/ \frac{Q_{cell} \cdot f \cdot CL_{int,cell}}{Q_{cell} + f \cdot CL_{int,cell}} \tag{10}$$

と表される．ここで，$f \cdot CL_{int,cell}$ が Q_{cell} と比較して十分に小さい場合には，システム全体からのクリアランスは，$f \cdot CL_{int,cell}$ に近似され，固有クリアランスと比例関係にあるものの，$f \cdot CL_{int,cell}$ が Q_{cell} に対して無視できない程度の大きさになると，次第に固有クリアランスの増加ほどにはシステム全体からのクリアランスは増加しなくなり，最終的には，細胞コンパートメントの流速（Q_{cell}）に近づいて頭打つ．$CL_{int,cell}$ が大きい薬物の場合，システムからの消失が速いことから，一定の薬物濃度を系内で維持するためには，頻回に薬物を外部より添加することが必要となる．

BOCにおいては，複数のコンパートメントを流路で接続することで複合組織系を構築することができる．その際，血液コンパートメントに対して，薬物の不活性化能力を有する細胞コンパートメント（クリアランスコンパートメント）と並列に，もう1つ別のクリアランスコンパートメントを設ける場合（図4(A)），血液コンパートメントのAUCは，

$$AUC = Dose \bigg/ \left(\frac{Q_1 \cdot f \cdot CL_{int,1}}{Q_1 + f \cdot CL_{int,1}} + \frac{Q_2 \cdot f \cdot CL_{int,2}}{Q_2 + f \cdot CL_{int,2}} \right) \tag{11}$$

となり，分母は，各クリアランスコンパートメントにおけるクリアランスの和として表される．

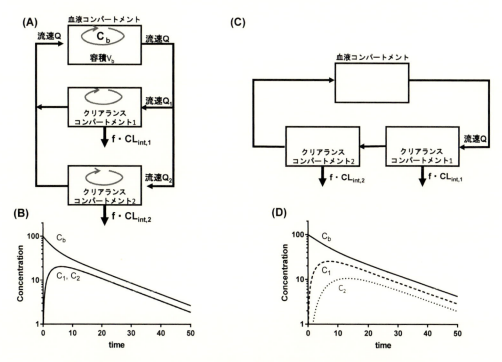

図4 複数のコンパートメントが並列・直接に接続された際の薬物動態の考え方

図4(B)には，各コンパートメント内の薬物の濃度推移の一例を示した。例えば，一般的な医薬品のクリアランスは，主に肝臓と腎臓の2つの臓器で行われるが，この場合，システム全体（個体レベル）のクリアランスは，肝臓・腎臓それぞれのクリアランスの和で表されることと対応している。

　一方，2つのクリアランスコンパートメントを直列に接続した場合（図4(C)），血液コンパートメントの AUC は，

$$AUC = Dose \left/ \left[\frac{Q \cdot (1-Q^2)}{(Q+f \cdot CL_{int,1})(Q+f \cdot CL_{int,2})} \right] \right. \tag{12}$$

と表すことができる。図4(D)には，各コンパートメント内の薬物の濃度推移の一例を示した。後述（セクション4）するように，肝毛細血管は複雑な構造をとるため，肝臓内における薬物の挙動を1つのコンパートメントで表現することが難しい。このような薬物を取り扱うため，近似的に複数のコンパートメントを直列につないだモデル（タンクモデル）を使用する場合もある。BOC においても *in vivo* に近づけるためには，このような配列をとることもあろう。

　BOC システムにおいて，薬物のクリアランスを定量的に評価する方法には2つある。1つは，薬物を血液コンパートメント中に添加後，血液コンパートメント中薬物濃度の AUC を算出し，薬物の投与量を AUC で除することにより，システム内からの総クリアランスを評価することができる。もう1つは，各コンパートメントからのアウトフロー中の薬物濃度（C_{out}）と血液コンパートメント中の薬物濃度（C_{in}）との比をとることで，

$$\frac{C_{out}}{C_{in}} = \frac{Q}{Q+f \cdot CL_{int}} \tag{13}$$

の式にしたがって，各コンパートメントにおけるクリアランスを評価することができる。

4　BOC から得られたデータに基づくヒト個体レベルの薬物動態への外挿のストラテジー

　ヒトにおける血中の薬物暴露（AUC）を予測するためには，BOC 等 *in vitro* 試験から得られた f・CL_{int} をヒト個体レベルの値へと外挿する必要がある。一般に，組織由来のホモジネートや細胞内画分，細胞など *in vitro* 評価系を用いて測定されたパラメータを，個体レベルのパラメータへと外挿する手法は，*in vitro-in vivo* extrapolation（IVIVE）と呼ばれている[1]。基本的な考え方としては，例えば肝クリアランスを想定すると，ヒト肝ミクロソームやヒト肝細胞を用いて *in vitro* 実験により実測された CL_{int} に，適切なスケーリングファクター（scaling factor：SF）を乗じることで，ヒト個体レベルの CL_{int} へと変換する。仮に，*in vitro* 実験系から得られた単位マテリアル当たりの固有クリアランスが *in vivo* の組織においても維持されると仮定できるなら，SF は本来，単位組織重量当たりの肝細胞数やミクロソーム含量，単位体重当たりの肝重量など生理解剖学的なパラメータに根差した SF（physiological scaling factor）のみを乗じること

130

第11章 Body-on-a-chipを用いた薬物動態解析と個体レベルへの外挿の重要性

で外挿可能なはずである。しかしながら現実には，そういった生理学的SFのみによる補正ではIVIVEを良好に達成することができないケースも存在することが多く知られている。その場合，乖離の原因はさておいて，プラクティカルにIVIVEのギャップを埋めるための経験論的SF（empirical scaling factor）を生理学的SFにさらに乗じることで，*in vitro*実験から予測された動態パラメータと*in vivo*動態パラメータの間の乖離を極力小さくすることがしばしば行われている。これまでの研究より，経験論的SFは，不活性化の分子機序が同じ場合には，動物種を超えて同じSFが利用可能なケースが知られている。したがって，実験動物においては*in vitro*実験，*in vivo*実験を両方執り行うことができるので，実験動物で経験論的SFを評価しておき，ヒト由来サンプルを用いた*in vitro*実験の結果に先に得られたSFを用いることで，ヒト*in vivo*におけるパラメータの推定が可能になる。図5(A)には，我々が行った肝取り込みトランスポーターOATPsの良好な基質薬物であるプラバスタチンのPBPKモデル解析の事例を示した[2]。前述の手法に基づき，ラットから求められた経験論的SFとヒト肝細胞・S9画分・膜ベシクルを用いた*in vitro*実験の結果を用いて，ヒト肝臓における取り込み・代謝・胆汁排泄各素過程の固有クリアランスに変換した。それらの値を，図中のPBPKモデルにパラメータとして適用することで，ヒトにおける単回静脈内投与および単回経口投与後の血中濃度の時間推移を再現することに成功した（図5(B)）[2]。

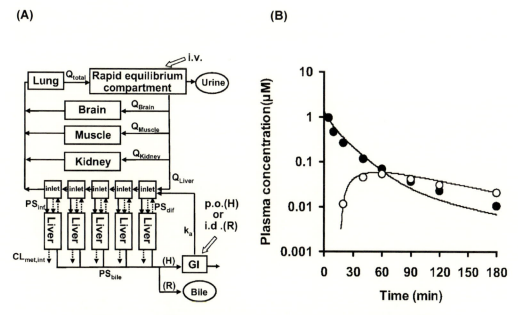

図5 *in vitro*試験データに基づくプラバスタチンのヒト体内動態の予測
(A) プラバスタチンのヒト体内動態を説明するためのPBPKモデル構造。(B) プラバスタチンの血漿中濃度推移のPBPKモデルに基づくシミュレーション値（実線）および実測値（丸印）。●：プラバスタチン静脈内投与時，〇：プラバスタチン経口投与時。
（文献2) より引用）

したがって，同様の方法論に基づき，BOCシステムの総クリアランスあるいは各コンパートメントでのCL_{int}を，IVIVEにより*in vivo*パラメータへと補正することは可能であると考えられる。もし評価対象となる新規薬物のクリアランスに関与する代謝酵素・トランスポーター分子群に関する情報が既知でかつ，それぞれの分子種を介して比較的選択的にクリアランスされるプローブ薬物のヒト臨床データが利用可能であれば，これらの薬物動態をBOC上で解析することで，各分子種ごとのヒトにおける経験論的SFを設定することができ，BOCで得られたCL_{int}からのIVIVEの成功率を高めることができると考えられる。ただし留意すべき点として，前節で紹介したように，血液コンパートメントの濃度推移から得られるBOCシステム全体からの総クリアランスは，各コンパートメントのクリアランスの総和であり（(11)式），固有クリアランスの他，流速や蛋白非結合形薬物分率を含んだハイブリッドパラメータであることから，クリアランス同士のIVIVEを行うことは理論的には適切ではなく，CL_{int}レベルでの外挿を考慮すべきである。

図6には，米国で2002年に上市された医療用医薬品のうち処方数 Top 200 を占める薬物の主排泄経路の割合が示されている[3]。これによると，上市されている薬物の半数以上の排泄はCYP代謝を介していることが分かる。肝臓の組織構造を考えると，毛細血管が組織全体に複雑なネットワークを形成しており，組織クリアランスの分母にくる動脈血中の薬物濃度と固有クリアランスの分母にくる毛細血管中の薬物濃度の間の関係は単純に記述できない。薬物速度論では，複雑な組織におけるクリアランスを取り扱うにあたり，種々の数理モデルの仮定を導入することで，実用に耐えうるシミュレーション研究を展開してきた。現在，肝臓のモデルとしては，① well-stirred モデル，② tube モデル，③ dispersion モデルの3種類のいずれかが利用されている。Well-stirred モデルでは，コンパートメント内に入った薬物は瞬時にコンパートメント内全体に均一に拡散することが仮定されており，組織入口と出口の薬物濃度差が比較的小さいときに成立するモデルである。前述のBOC上の動態解析は，コンパートメント内の薬物は瞬時に拡散すると考え，このモデルに従って紹介している。一方，tube モデルは組織内での薬物の血流方向へ拡散は考慮せず，組織入口から出口に向かって臓器内で濃度勾配が形成されることを仮定したモデルであり，dispersion モデルは，tube モデルのコンセプトに加えて，血流方向の拡散も考慮したモデルとなっている。種々薬物の肝クリアラ

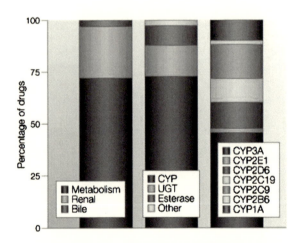

図6 米国で2002年に上市された医療用医薬品のうち処方数 Top 200 を占める薬物の主排泄経路の割合
（文献3）より引用）

第 11 章　Body-on-a-chip を用いた薬物動態解析と個体レベルへの外挿の重要性

ンスについて，各モデルでの予測性を比較すると，実際の肝臓における肝抽出率（1 回薬物が肝臓を通過した際に消失する割合）が 0.7 未満の薬物では，上記の 3 モデル間の予測性の差異は小さいが，肝抽出率がさらに大きくなると，well-stirred モデルによる予測性は低下し，tube モデルや dispersion モデルに基づいた取り扱いが必要であることが知られている[4]。上記の関係より，IVIVE により外挿した $CL_{int, vivo}$ に，血中蛋白非結合形薬物分率 f_b を乗じた値（$f_b CL_{int, vivo}$）が，肝血流速度の 2.3 倍程度より小さければ，well-stirred モデルに従って，肝クリアランス（CL_H）を算出することができる。

　上市されている大多数の医薬品の投与ルートは経口投与であるが，経口剤の薬物動態を予測するためには，肝クリアランスや腎クリアランスの予測に加えて，経口で投与された薬物量のうち，循環血中に到達して薬効発現に供される薬物量の割合と定義されるバイオアベイラビリティの予測も不可欠である。バイオアベイラビリティは，消化管管腔内から消化管上皮細胞内への吸収率（F_a），消化管上皮細胞内での代謝を回避して門脈に到達する割合（F_g）および肝アベイラビリティ（F_H）の 3 つのパラメータの積で表される。このうち肝アベイラビリティは，肝クリアランス（CL_H）と肝血流速度（Q_H）から算出可能（$F_H = 1 - CL_H/Q_H$）である。一方，消化管吸収率と小腸代謝に由来する初回通過効果（$F_a \times F_g$）は，腸管内における剤型からの崩壊・放出性や薬物の溶解性（溶解速度や溶解度）と小腸上皮細胞の透過性により決定される。これらの予測性を向上させるため，これまでに様々な取り組みがなされており，前者については，空腹時および摂食時の腸液を模した溶液（それぞれ Fasted state simulated intestinal fluid（FaSSIF），Fed state simulated intestinal fluid（FeSSIF））の利用による消化管内環境を反映した薬物の溶解プロファイルの予測[5]が進められる一方，消化管腔内の薬物の移動や管腔内 pH の部位差等を考慮して，胃～空腸まで薬剤が移動する際の溶解挙動を予測できる複合デバイスとして，gastrointestinal simulator（GIS）なども提案されている[6]。後者については，創薬過程での消化管膜透過性の評価は，現時点では，ヒト消化管由来の細胞が恒常的に利用可能な状態にないことから，専ら大腸がん由来の不死化細胞 Caco-2 細胞により形成された単層膜の透過性を観察することで行われている。少なくとも単純拡散により消化管吸収を受けることが想定される化合物群では，Caco-2 単層膜透過性（P_{Caco-2}）と in vivo の F_a の間に良好な関係が成立する（$F_a = 1 - e^{-A \cdot P_{Caco-2}}$；A は定数）ことが知られている[7]。ただし，Caco-2 細胞株間や実験間で，tight junction の形成能等に大きな差が観察されていることから，この方法を用いて F_a の予測を試みる際には，F_a が既知である複数の化合物を標準物質として，その P_{Caco-2} を実験ごとに求め，定数 A をキャリブレーションする必要があることが指摘されている。これらの実験によって得られた素過程のパラメータを統合して，消化管内における吸収挙動をシミュレーションする代表的な戦略として，消化管を上部から下部に向けて複数のコンパートメントに分割し，さらに各部位ごとに，管腔内の薬剤・未溶解の薬物・溶解した薬物・消化管上皮細胞内の薬物の各コンパートメントを置いて，消化管の蠕動運動による上部から下部への移動を考慮することで，部位ごとの薬物の状態をリアルタイムに再現するための ADAM（Advanced Dissolution Absorption and

133

Metabolism) モデルや ACAT (Advanced Compartmental And Transit) モデルが提唱されている[8,9]。我々は，薬物の消化管吸収を抑制する分子として代謝酵素 CYP3A や排出トランスポーター P-glycoprotein (P-gp) の基質薬物の F_aF_g を ACAT モデルにより良好に予測するために，CYP3A, P-gp それぞれの選択的な基質および両方の基質薬物を複数選択し，Caco-2 膜透過性・P-gp の輸送能力・CYP3A の代謝能力・溶解度等，ACAT モデルに入力する素過程のパラメータを統一された in vitro 実験系で取得した[10]。その後，それらのデータとヒトでの F_aF_g 値を対応づけることで，最も予測性が高くなる CYP3A による代謝および P-gp による輸送の IVIVE を実現する SF をそれぞれ設定した（図7(A)）。またこの値を用いて，消化管 CYP3A, P-gp の飽和による投与量依存的な F_aF_g 値の変動を比較的良好に再現することにも成功した（図7(B)）[10]。このことは，適切な SF を設定できれば，消化管吸収といった複雑な過程であっても，BOC のような in vitro 実験データに基づいて in vivo での予測が可能であることを意味している。

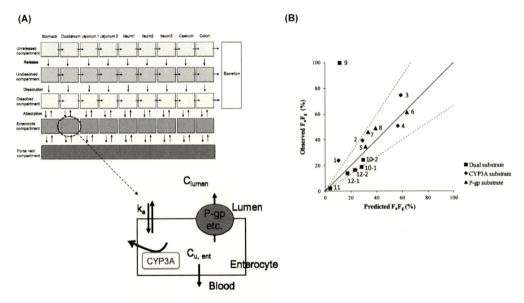

図7 消化管 CYP3A, P-gp が薬物の消化管吸収率に与えるインパクトの定量的解析
(A) ACAT モデルの構造と消化管上皮細胞コンパートメントにおける薬物の代謝・輸送の素過程を表したモデル。(B) ACAT モデルより予測された薬物の F_aF_g 値（横軸）とヒトにおける F_aF_g の実測値（縦軸）の相関。
（文献10）より引用）

第 11 章　Body-on-a-chip を用いた薬物動態解析と個体レベルへの外挿の重要性

5　体内動態における非線形性の取り扱い

　これまでの解説では，薬物濃度が変動しても CL_{int} などの動態パラメータは全て一定と考えてきた。このような状態のことを線形状態と呼ぶ。この時，薬物の血中 AUC は，薬物の投与量に常に比例する関係が成立している。しかし一方で，市販薬の中にも，薬物動態パラメータが投与量依存性，すなわち非線形性を示す薬物がある。例えば，抗てんかん薬であるフェニトインは有名な実例の 1 つであり，臨床投与量の範囲内で，投与量の増加に比例する以上に急峻に血漿中濃度が増大するため，治療域の薬物濃度を維持するための投与量のコントロールが難しい薬物として知られている。この場合は，フェニトインの代謝に主に関与する CYP2C9 の代謝飽和が原因であることが分かっている。一般的に，体内動態に非線形性が生じる原因としては様々な要因が考えられ，消化管内における薬物の溶解性の飽和，血中・組織中での蛋白結合の飽和（蛋白非結合形薬物分率の非線形性），代謝酵素やトランスポーターの飽和（CL_{int} の非線形性）などが挙げられる。BOC においても，系に添加する薬物濃度によっては，上記のような非線形現象が認められる場合があるため，その主な決定要因について簡単に解説しておく。

　薬物の排泄に関わる代謝酵素やトランスポーターは，特定の基質結合部位を有しており，代謝・輸送の中間過程では，薬物－蛋白質複合体を形成している。そのため，蛋白質の結合サイト数に比して過剰量の薬物が存在すると，全ての代謝酵素・トランスポーターが複合体の状態となってしまうため，代謝・輸送速度の上限に達してしまうことが，非線形性の要因である。一般に，酵素による代謝反応やトランスポーターを介した膜透過輸送の速度（v）は，以下に示す Michaelis–Menten 式に従う。

$$v = \frac{V_{max} \cdot C_u}{K_m + C_u} \tag{14}$$

ここで V_m は最大反応速度，K_m は Michaelis 定数，C_u は前述のフリー薬物仮説に従い，蛋白非結合形の基質薬物の濃度を表している。当然，K_m や V_{max} は，薬物と蛋白質との相互作用により決定されることから，薬物固有のパラメータであり，相手方の代謝酵素・トランスポーター分子種ごとに異なる値を示す。

　また，固有クリアランス（CL_{int}）と薬物濃度の関係は，(15)式で与えられる。

$$CL_{int} = \frac{v}{C_u} = \frac{V_{max}}{K_m + C_u} \tag{15}$$

ここで，蛋白非結合形薬物濃度（C_u）が K_m より十分に低い場合においては，CL_{int} は，薬物濃度によらず一定値（V_{max}/K_m）である。これが，線形状態が成立するための条件である。一方，C_u が K_m と比較して無視できない程度に大きくなると，速度 v は最大値 V_{max} に，CL_{int} は 0 に近づいていく。例えば，代謝を受ける薬物を代謝反応の K_m 値に比して過剰な濃度で BOC システムに添加すると，最初は代謝反応の飽和が起こるため，薬物動態は非線形性を示し，血液コンパートメントからの薬物の消失は遅延するが，薬物濃度が K_m を下回り線形状態に至ると，消失

135

速度は増大し,一定のクリアランスで消失するようになる(図8)。

灌流液中にアルブミンなどの蛋白質を加えている場合,灌流液中蛋白質の薬物の結合サイト数も有限であることから,それに比して過剰量の薬物存在下では灌流液中の蛋白非結合形薬物分率 (f) が増大する。蛋白結合の飽和性は以下の Langmuir 式に従う。

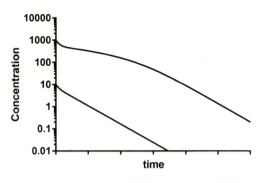

図8 クリアランスに非線形性が認められる薬物の血漿中濃度推移の投与量依存性の一例

$$C_b = \frac{B_{max} \cdot C_u}{K_d + C_u} \quad (16)$$

ここで B_{max} は結合サイト数,K_d は解離定数,C_b は蛋白結合形の薬物濃度を表している。f は定義に従うと,$f = C_u/(C_b + C_u)$ と書き表せることから,薬物の灌流液中の総濃度 $C_t(=C_b + C_u)$ と f の関係を定式化すると,

$$f = \frac{(C_t - B_{max} - K_d) + \sqrt{(C_t - B_{max} - K_d)^2 + 4K_d \cdot C_t}}{2C_t} \quad (17)$$

と表される。蛋白結合の非線形性が原因で f が増大すると,代謝・輸送反応に供せられる蛋白非結合形薬物濃度が高くなるため,代謝酵素やトランスポーターの飽和とは逆に,薬物の消失速度は増大する。なお,f が増大する薬物濃度の目安は,結合蛋白質の結合サイト数が1である場合,灌流液中に添加されている結合蛋白質の総濃度近傍となる。

6 PK モデルと PD モデルとの統合による薬効予測

BOC においても,薬効 (PD) を定量化することで,血液コンパートメント中の薬物濃度あるいは薬効標的が存在するコンパートメント中における薬物濃度と関連づけた解析を実施することができる (PK/PD 解析)。すなわち,PD の指標となるバイオマーカーなどの時間推移のデータと,PBPK モデルに基づいて再現された薬物動態の時間推移のデータを関連づけることで,薬物濃度と効果の間の関係性を適切にモデル化することができれば,医薬品開発における適切な投与設計に貢献できるものと期待される。

一般的に,薬物の効果は,蛋白質と薬物の複合体形成によってトリガーされることが多いことから,薬効標的分子に対する解離定数と比較して薬物濃度が十分に低い場合,効果と薬物濃度の間には比例関係が成立するが,薬物濃度が増大するにつれて,標的分子との結合に非線形性が生じるようになると,効果はいずれ一定の最大値に到達することが予想される。以上は,薬物と標的蛋白質の結合が速やかに効果に直結する場合であったが,一般に,薬物濃度と効果発現の間には,上記のように即時性がある場合と,遅れが認められる場合がある。後者の場合,各時点での薬物濃度と薬効強度をプロットすると,反時計回りのヒステレシスを描く。この理由として複数

第11章　Body-on-a-chip を用いた薬物動態解析と個体レベルへの外挿の重要性

の原因が考えられるが，原因の1つとして，血液コンパートメントから薬効標的部位への薬物移行に時間がかかる場合が考え得る。このような場合，Sheinerらが提案した薬効コンパートメントモデルの導入が解決策の1つとなる[11]。薬効コンパートメントは，血液コンパートメントから1次速度に従う薬物の移動を考慮するための仮想的なコンパートメントであり，薬効コンパートメントからも薬物は1次消失する。また，薬効強度は薬効コンパートメント中の薬物の濃度推移に依存して表現されると考える。こうすることにより，血中濃度の変動と薬効の間に時間遅れを生じさせることができる（図9(A)）。また，反時計回りのヒステレシスの別の要因として，生体内の内因性物質・生体反応の生成や消失に影響を与える薬物の場合，薬効標的への薬物の結合と内因性物質・生体反応の変動の間には，機構的な時間遅れが生じ得る。この場合，内因性物質の濃度や生体反応の強度の時間推移を表す数理モデル化が求められる。Juskoらは，薬効機序に基づき内因性物質・生体反応の生成や消失に対して，薬物が促進もしくは抑制効果を示す4種類のPDモデル（間接反応モデル）を構築している（図9(B)）[12]。これらのモデルを状況に応じて適切に使い分け，薬物濃度と効果との関連を明らかにすることで，最終的には，投与量に基づき，経時的な薬効の強度推移を予測することが可能となる。BOCは，通常の細胞実験系と比較して微

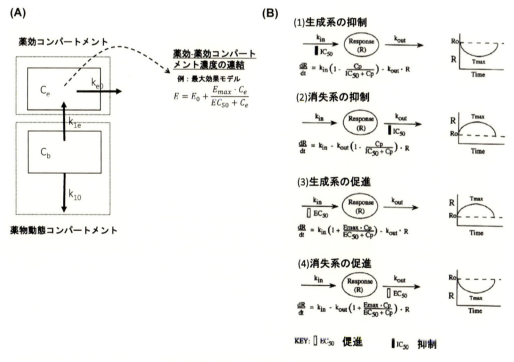

図9　薬効（PD）を表現するモデルの例
(A)薬効コンパートメントモデルによる薬効の時間遅れの表現。(B)関節反応モデルによる内因性物質・生体反応の生成／消失の促進／抑制効果の表現。
（文献12）より引用）

小サイズであることから，極めて少ない薬物量で試験が実施可能であり，添加する薬物量も容易に増減させることができるため，薬効を反映する鋭敏なバイオマーカーでかつ微小環境でも測定可能なものが選択できれば，PK/PD 解析のためのプラットフォームとして適した特性を有しているといえる。

7　終わりに

　以上，BOC を用いた薬物速度論解析について，理論体系を中心に紹介した。BOC はまだ発展途上の技術であり，チップ上での薬物動態が上記の理論に従うのか，あるいはミニチュア化に伴い，さらに考慮すべき要因が増えるのかについては，大変興味が持たれるところである。BOC を用いた薬効や有害事象の評価系はすでに実例としていくつか報告されており，本プラットフォームに基づく定量的な薬物動態解析や PK/PD 解析の実例が発表されるのもそう遠くはないであろう。薬物の曝露は，システムにおける効果を規定する主要な因子であることから，BOC から得た試験結果を用いて，適切な速度論解析を実施することで，ヒト個体レベルでの薬物動態・薬効の外挿性が高まるものと期待される。本稿が，その一助になれば幸いである。

文　　　献

1)　T. Iwatsubo *et al.*, *Pharmacol. Ther.*, **73**, 147 (1997)

2)　T. Watanabe *et al.*, *J. Pharmacol. Exp. Ther.*, **328**, 652 (2009)

3)　L. C. Wienkers *et al.*, *Nat. Rev. Drug Discov.*, **4**, 825 (2005)

4)　杉山雄一，大家毅，ファーマコキネティクス研究の方法と技術，p.87-108，日本薬物動態学会（1993）

5)　J. B. Dressman and C. Reppas, *Eur. J. Pharm. Sci.*, **11**, S73 (2000)

6)　S. Takeuchi *et al.*, *J. Pharm. Sci.*, **103**, 3416 (2014)

7)　P. Artursson *et al.*, *Biochem. Biophys. Res. Commun.*, **175**, 880 (1991)

8)　M. Jamei *et al.*, *AAPS J.*, **11**, 225 (2009)

9)　B. Agoram *et al.*, *Adv. Drug Deliv. Rev.*, **50**, S41 (2001)

10)　J. Takano *et al.*, *Drug Metab. Dispos.*, **44**, 1808 (2016)

11)　D. Verotta *et al.*, *Am. J. Physiol.*, **256**, R1005 (1989)

12)　A. Sharma and W. J. Jusko, *Br. J. Clin. Pharmacol.*, **45**, 229 (1998)

13)　D. Huh *et al.*, *Trends Cell Biol.*, **21**, 745 (2011)

【第Ⅲ編　臓器チップ】

第1章　創薬のための *in vitro* 血液脳関門モデルの開発—現状と展望

佐藤　薫[*1]，松崎典弥[*2]

1　新薬開発と血液脳関門（blood brain barrier：BBB）

　脳＝中枢神経系（central nervous system：CNS）の血管は血液と脳脊髄液間の物質交換を制限し，神経細胞を末梢由来有害物質から守っている。これを血液脳関門（blood brain barrier：BBB）と呼ぶ。基本的に 500 Da 以上の分子はほぼ 100％，低分子の 98％を透過させないとされる[1]。中枢神経薬開発において，開発スタートから上市に至る化合物はわずか 7％[2]と成功確率は他の疾患領域と比較して極端に低いが，BBB はその大きな要因となっている。毒性評価，安全性評価という観点からもこの点は問題であり，不幸な事故につながりかねない（Report by the Temporary Specialist Scientific Committee（TSSC），"FAAH（FattyAcid Amide Hydrolase)"，on the causes of the accident during a Phase 1 clinical trial in Rennes in January 2016.)。したがって，新薬開発の探索，毒性評価，安全性評価といった開発段階の随所でヒト予測性の高い *in vitro* BBB モデルの登場が期待されている。

2　BBB の構造と機能

　動脈や静脈は，内膜（内皮細胞），中膜（平滑筋細胞），外膜（結合組織）の3層で構成されている。直径 10 μm 以下の毛細血管では，脳毛細血管内皮細胞（brain microvascular endothelial cell：BMEC）の周囲を平滑筋の代わりに壁細胞＝pericyte が偏在し，表面積の 30％を覆っている[3]。その外表をアストロサイトの終足＝endfeet が取り囲むが，BMEC と pericyte は基底膜にくるまれ，アストロサイト endfeet が直接接触しないようになっている[4]。BMEC はタイトジャンクションタンパク質（tight junction proteins：TJs）（Occludin, claudin-5, ZO-1 など）により互いに強く密着し，受動輸送である傍細胞輸送＝paracellular transport が最小化されている。さらに，排出系トランスポーターによって CNS に入り込んだ分子が積極的に排出される。adenosine triphosphate-binding cassette（ABC）transporter family[5]の中でも P-glycoprotein（P-gp）は，CNS 内に広範囲に分布して構造の異なる様々な化合物を排出し[6]薬剤耐性に関与する[7]。また，BMEC には alkaline phosphatase（AP），gamma-glutamyl transpeptidase,

---

＊1　Kaoru Sato　国立医薬品食品衛生研究所　薬理部　第1室　室長
＊2　Michiya Matsusaki　大阪大学　大学院工学研究科　応用化学専攻　准教授

aromatic acid decarboxylase, cytochrome P450 など，特異的な代謝酵素が発現しており代謝バリアとしても働いている[8]。BBB の主要な機能は物質交換を制限するバリア機能であるが，必要な分子を選択的に CNS に取り込むと言い換えることもできる。アミノ酸やグルコースなどの栄養源は solute-carrier transporters（SLC）によって取り込まれる。インシュリンやトランスフェリンといった高分子は受容体を介した輸送（receptor-mediated transcytosis：RMT），プラスチャージを持ったタンパク質は absorptive-mediated transcytosis（AMT）によって取り込まれる[9,10]。このような受容体システムを使って，大分子を BBB 通過させるという新しい技術も登場している。lipoprotein receptor-related protein-1（LRP-1）の基質は angiopep-2 であるが，angiopep-2 に結合した paclitaxel は脳腫瘍動物の生存をのばしたことが報告されている[11,12]。同様に，angiopep-2 は抗体医薬 doxorubicine の脳内移行にも応用が試みられている[13,14]。BBB 機能は主に BMEC に由来するものであるが，アストロサイトも関与する。アストロサイト endfeet にも Kir4.1 K$^+$ チャネルや aquaporin4 といったイオン濃度の調節分子，P-gp，glucose transporter-1（Glut-1）などが極性をもって発現している[15,16]。また，pericyte，アストロサイト由来の液性因子や，他の血管周辺細胞が BBB 機能の緻密な調節に関わっていることも明らかになりつつある。ミクログリアは脳に常在する免疫担当細胞であるが，TJs 発現への関与が報告されている[17~19]。また，報告は少ないが，神経細胞が TJs の発現と局在に関わっていることも示唆されている[20]。このように，脳血管制御機構と中枢神経機能は切っても切れない関係であることが明らかとなっており，現在，脳血管，中枢神経系細胞を包括したシステムを一つの制御単位として neurovascular unit（NVU）と呼ぶようになっている[21]。

3 非細胞系モデル

新薬の開発初期に，種々の臓器への受動輸送を予測するため，非細胞系モデルが開発された。最初に，小腸吸収を予測する parallel artificial membrane permeability assay（PAMPA）が登場した[22]。ドナーチェンバーとアクセプターチェンバーが低結合性疎水性多孔膜（通常は polyvinylidene difluoride：PVDF）で支持された人工脂質膜で区画されており，ドナーチェンバーからアクセプターチェンバーに移動した化合物を定量する。PAMPA の各臓器への最適化は，使用する人工脂質膜をかえることによって行う。BBB に特化した PAMPA は 2003 年に登場した[23]。BBB で頻用される人工脂質は phosphatidylcholine, phosphatidylethanolamine, phosphatidylserine である。これまでで中枢神経系選択性が最も高かった報告はブタ（porcine）の polar brain lipid（PBL）である[24]。しかし，多孔膜の 70 ％以上が脂質で占有されないと充分な予測性が得られず[25]，in vivo において高移行性あるいは低移行性であることが既知の対照化合物を用いてデータ補正する必要がある。また，ドナーチャンバーとアクセプターチャンバー内の被験化合物が平衡に達すると，膜とバッファーの分配係数に従ってサンプルが分布することになり，もはや kinetics を行うことはできない。したがって，平衡に達するより短い時間でアッセ

第1章　創薬のための *in vitro* 血液脳関門モデルの開発—現状と展望

イする必要がある[26]。以上のような性状から，経細胞輸送（transcellular transport）される化合物や influx transporter 基質は PAMPA では偽陰性になりやすく，排出系 transporter の基質は擬陽性となりやすい[24]。PAMPA はハイスループット，低コストの評価系として研究受託も行われているが，受動輸送の予測にとどめておくのが望ましいことがわかる[27]。

4　細胞系モデルの登場

　非細胞系モデルの限界を打破するため，細胞を用いた *in vitro* BBB モデル開発が 1980 年代から始まった。そもそも，BMEC の培養自体は P-gp 活性や TJ 研究のために 1970 年代に始まっていた。最も汎用されている *in vitro* BBB モデルは，dish 上に静置した transwell に内皮系細胞をまいた静置型タイプである。静置型モデルには接触型と非接触型があり，接触型では transwell 上面に内皮系細胞，下面にグリア細胞や pericyte を播種する[28, 29]。非接触型では transwell 上面に内皮系細胞，グリア細胞や pericyte は dish の底面に播種される。内皮系細胞以外の細胞が内皮細胞側に移動しないように，現在 transwell のフィルターポアサイズは 0.4 μm が推奨されている。アストロサイトを共培養する場合，接触型にすると transwell のポアが endfeet で埋まってしまい，アストロサイト由来液性因子が内皮系細胞に到達しなくなってしまうことが指摘されている。

　細胞系 *in vitro* BBB モデル開発のためには，①BBB 機能をどのように定量評価するか，②BBB の機能成熟促進，生体内機能の再現，を行わなければならない。BBB バリア機能を定量的に表すために汎用されているパラメーターは経上皮電気抵抗（trans endothelial electrical resistance：TEER）である。齧歯類では *in vivo* での TEER 実測が行われており，末梢血管では 3.33 Ω cm^2 [30]，BBB では 1,500〜2,000 Ω cm^2 と報告されている[31]。しかし，TEER はタイトジャンクションの形成ばかりでなく，測定装置や温度，測定中の細胞状態などによって数値が大きくばらつくという点に留意しなければならない[32]。また，TJ 形成，イオンの移動を総合した TEER 値のみから BBB に実際起こっていることを解釈するのは難しく，その他のパラメーターとの組み合わせが重要となる。たとえば，トランスポーター基質ではない様々な分子量の親水性化合物の透過性により BBB の物理的タイトさを定量する[33]。代表的なトレーサーとしては，fluorescein isothiocyanate（FITC）で標識した bovine serum albumin（BSA）（MW：66,4303 Da），デキストラン（35,000〜50,000 Da），イヌリン（MW：約 5,000 Da），mannitol（180 Da），sucrose（342 Da），や sodium fluorescein（376 Da），Lucifer yellow（444 Da）などがある。より高度の BBB 機能評価を行う場合はさらに詳細な機能マーカーを検討することになる。まず BBB を構成する細胞のマーカー発現，TJs の発現と局在を検討する。前述したように，BBB では，BMEC に極性を持って発現するトランスポーターや受容体が血液と脳実質間での物質輸送を厳密に制御している。したがって，P-gp，乳がん耐性タンパク質（breast cancer resistance protein：BCRP），multidrug resistance-associated proteins（MRPs），SLC トランスポーターの発現，ト

141

臓器チップの技術と開発動向

ランスポーター基質が実際に排出されているかどうか，などを検討する[33]。トランスポーターには血管側，脳側の両側に発現するものが多いため，apical-basolateral（A→B），basolateral-apical（B→A）の両方向の基質透過量を実測する必要がある。また，アッセイ前後の等価係数から被験物質自体が BBB 透過性に影響を与えていないかどうかも確認する必要がある。

5　齧歯類細胞モデル

　最初に BMEC の単独初代培養に成功した動物種はラットである。当初，pericyte の混入が問題となっていたが，培養 2〜3 日目までに P-gp 基質である puromycin を処理することによって BMEC の純度を上げることに成功した[34]。In vitro BBB モデルでは，NVU を構成するその他の細胞と BMEC の共培養によって BBB の機能向上が図られている。最もよく使用されているのはアストロサイトとの共培養である[35〜37]。そもそもアストロサイトは BBB 形成を促進するグリア細胞由来神経成長因子（glia-derived neurotrophic factor：GDNF），塩基性線維芽細胞成長因子（basic fibroblast growth factor：bFGF）や angiotensin 1 といった非常に多様な液性因子を分泌する[15, 38]。しかし，齧歯類の発生学的検討では BBB 形成は胎児期，アストロサイトの発生前に pericyte によって誘導されること，pericyte が血管透過性を促進する分子発現を抑制することが報告されている[39, 40]。そこで，BMEC，アストロサイト，pericyte のトリプルカルチャーも汎用されるようになっている[41, 42]。これまでに報告されたラット in vitro BBB モデルは，TEER 値が 100〜300 Ωcm^2 [37, 41, 43〜45] および 500〜800 Ωcm^2 [35, 46, 47] のグループに分けられるが，高値を示しているのは全て共培養モデルである。また，claudin-5, occludin, ZO-1 といった TJs の発現も mRNA，タンパク質レベルで確認されている[44, 48]。しかし，Glut-1, P-gp, transferrin receptor などの発現量は培養期間中に顕著に低下してしまう[49]。一方で BCRP, MRP-1, insulin receptor は発現量が維持される[50]。SLC トランスポーターなどの流入トランスポーターは血清の有無などによる影響を排出ポンプより受けやすいという報告もある[49]。同じく齧歯類のマウス BMEC とアストロサイトの共培養では occludin, claudin-3, claudin-5, P-gp の発現が確認されている[51]。マウスモデルの TEER は 800 Ωcm^2 という報告があるものの，ほとんどが 100〜300 Ωcm^2 にとどまる[52〜55]。

6　ウシ（bovine），ブタ（porcine）細胞モデル

　BMEC は中枢神経系のその他の細胞に比べて細胞回収が困難なため，細胞収率が高く，かつ，倫理的障壁の低い畜産動物であるウシやブタからの採材が行われ始めた。最初に bovine モデルが登場したのは 1983 年である[56]。サイズ選択的に回収した毛細血管から最初に継代した BMEC を使う方法[57, 58]と，毛細血管をそのまま培養し，そこから新生してきた血管スプラウトから回収した BMEC を 7 継代する方法[59〜61]とに大きく分けられる。初代培養では単独培養系でも TEER

142

第1章　創薬のための *in vitro* 血液脳関門モデルの開発―現状と展望

値にして平均 800 Ωcm² [62~64)]，共培養系では平均 1,000~2,500 Ωcm² まで達することがある[28, 57~59, 62, 65~67)]。また，単独培養系，共培養系ともに，BCRP，MRP-1,4,5,6 の発現が確認されている[57, 68~70)]。すでに，bovine BBB モデルを用いて the receptor for advanced glycation end products（RAGE）[71)]，low density lipoprotein（LDL）receptor[72, 73)]，low density lipoprotein（LDL）receptor-related protein-1（LPR-1）[74, 75)]，transferrin receptor[76~79)]，SLC トランスポーター EAAT1，といった分子機能が研究されている[62)]。しかし，bovine モデルは同一グループの報告でもばらつきが大きい。BBB 形成は pericyte によって誘導されることはコンセンサスが得られているが，bovine モデルでは，pericyte により matrix metalloproteinase（MMPs）が誘導され，TEER がかえって下がってしまうという報告がある[80)]。

　Porcine モデルは 1989 年に登場した[81)]。Porcine はゲノム，解剖学的所見，生理学的所見，疾患の進行過程などがヒトに類似しているため，ヒト予測性の向上が期待された[82)]。Porcine の BMEC の初代培養法は 2 通りある。全脳をホモジナイズして，デキストラン中で遠心をかけることにより毛細血管を回収し，コラゲナーゼ処理により内皮細胞を単離する。これをさらにパーコール密度勾配遠心し 1 継代後に使用する。あるいは，灰白質を機械的にホモジナイズしてサイズ選択的なフィルターにより BMEC を単離する。Porcine モデルは安定的に高い TEER 値を示し，単独培養法で 500 Ωcm²，アストロサイトとの共培養で 1,500 Ωcm² に達する[62, 82~88)]。また neuroblastoma との共培養によっても TEER 値が向上することが報告されており，これまであまり議論されてこなかった神経細胞も BBB 機能亢進に関与している可能性が示されている[89)]。ZO-1, 2[29, 85, 90~92)]，claudin-5[29, 82, 92, 93)]，occludin[29, 82, 92, 94~97)]，さらに，P-gp, BCRP, MRPs-1, 4 の発現も mRNA レベル，タンパク質レベルで報告されている[82, 90, 98~100)]。最近行われたプロテオミクス研究では，porcine の BCRP：P-gp 比はサル，ヒトに近いことも報告されている[101)]。一方，SLC トランスポーターに関する知見は少ない。有機アニオントランスポーター（organic anion transporter：OAP)-1, 3 の発現は報告されているが[102)]，L 型アミノ酸トランスポーター（L-type amino-acid transporter：LAT)-1 が機能しているかどうかは証明されていない。一方，porcine モデルを使った受容体輸送に関する報告は多く Transferrin receptor[98, 103)]，LDL receptor, LRP-1, mannose-6-phosphate receptor, lactoferrin receptor[91, 92, 104~106)]などが検討されている。Porcine BMEC と共培養するアストロサイトと pericytes は TEER に関しては動物種差の影響が少ないが，TJs の発現は動物種をそろえた方が発現量が高くなる[88)]。異種動物細胞からなる共培養 BBB モデルの既報については Bicker らの総説に詳しい[107)]。

7　株化細胞モデル

　初代培養系の煩雑な採材作業や安定培養の困難さから株化細胞モデルの開発が進められている。細胞オリジンは BMEC とそれ以外に大きく分けられる。BMEC 由来の株化細胞としてマウス BMEC 由来の bEND.5, bEND.3 が開発されたが，思うように TEER 値は向上しなかっ

143

た[108~110]。そこで，大脳の毛細血管から cEND，小脳の毛細血管から cerebEND が作製された[111~113]。cEND は単独培養で 300~800 Ωcm^2 の TEER，occludin，claudin-5 の高発現を達成している。また，グルココルチコイドによって TEER が 1,000 Ωcm^2 まで上昇する[112,114~116]。cerebEND はラットのグリオーマ C6 との共培養が TEER の向上に有効である[117]。また，P-gp，BCRP，MRP-4 の発現も確認されている。両細胞では TNFα によって炎症を再現すると，TJs の発現が減少することが確認されており，炎症モデルとしての使用可能性も示されている[117]。しかし，総じて株化 BMEC は初代培養細胞に比してタイトジャンクション形成が不完全である[118]。

BMEC 以外の細胞オリジンとしては，Madin-Darby canine kidney（MDCK）cell line，human epithelial colorectal adenocarcinoma cell line（Caco-2），human urinary bladder carcinoma cell line（ECV304）などが有名である（細胞種に関しては Aparicio-Blanco らの総説[119]に詳しい）。しかし，これらの細胞は BMEC とは細胞膜組成が異なりトランスポーター発現量などが BMEC に圧倒的に劣る[120~123]。そのため，これらの株化細胞はしばしば標的分子が遺伝子導入される。ヒト MDR1＝P-gp 遺伝子を強制発現した MDCK[124~126]，P-gp を強制発現した Caco-2（VB-Caco-2）[127]などである。しかし，これらの細胞はそもそも末梢組織由来の上皮細胞であるため，トランスポーター全般の発現プロファイルが BBB と異なっている[128]。

8　ヒト細胞モデル

これまで見てきたように，様々な動物種の *in vitro* BBB モデル開発が進められてきたが，機能タンパク質の基質への親和性には種差がある[129,130]。そこで，ヒト予測性向上を目指してヒト由来細胞への置き換えも試みられている。そもそも，ヒト初代培養 BMEC はがん転移や免疫細胞の浸潤などの研究に用いられてきた。たとえば，乳がん細胞の脳転移に BMEC からの MMP9 が深く関わっていることが明らかとなっている[131]。また，ヒト BMEC，アストロサイト初代培養系を用いて，monocyte の脳内への浸潤がサイトカイン CCL19 への走化性によって引き起こされていることが示されている[132]。しかし，ヒト組織は入手が難しくヒト初代培養 BMEC の産業応用のハードルは高い。また，ヒト BMEC とアストロサイトの共培養系では，トランスポーターの発現を長期間維持することが難しい[133]。そこで2種類のストラテジーが現れている。一つは不死化ヒト BMEC の樹立[134,135]，もう一つはヒト幹細胞からの BMEC の分化誘導である[136~138]。現在，最も汎用され，性状が明らかとなっている不死化ヒト BMEC は hCMEC/D3 である。hCMEC/D3 はてんかん患者の外科治療時に切除された側頭葉の BMEC を hTERT/SV40 で不死化することで得られた。タイトジャンクションを構成する VE-cadherin，claudin-3,5,occludin，さらに，scaffolding protein である β-catenin，ZO-1,2，を発現している[109,134,139~144]。また，BMEC が持つ多様なサイトカイン受容体（CXCR-1，CXCR-5，CCR-3，CCR-6）[134]，ABC トランスポーターでは，P-gp，MRP-1,4，BCRP の発現について mRNA レベ

第1章　創薬のための *in vitro* 血液脳関門モデルの開発─現状と展望

ル[145, 146]，タンパク質レベル[134, 147~149]で報告されている。非選択的な基質ではあるが，calcein-AM（P-gp, MRP-1），rhodamin 123（P-gp, BCRP）排出が見られる[134]。また，脳移行性の知られる薬物（antipyrine, caffeine, diazepam, propranolol）と移行性のほとんどない薬物（atenolol, cimetidine, vinblastine）が選別できることも確認されている[150]。SLCトランスポーターは，mRNAレベルではGlut1, LAT-1, MCTファミリー[145, 146]，プロテオミクス研究ではGlut-1, MCT-1, insulin receptor, transferring receptor の発現が確認されている[151]。しかし，hCMEC/D3単独培養ではTEER値は30~50 Ωcm^{2}と非常に低く[109, 134, 140, 145, 152]，Claudin-5の発現量も実際の毛細血管より低い[153]。ヒトアストロサイト，pericyte との共培養が試みられ，共にTEERを上昇させることが示されているが効果が高いと言われるアストロサイトでも 60 Ωcm^{2}程度までしか上がらない[154]。TEER は低いが，hCMEC/D3の monolayer を用いて50 nm SiO$_2$ nanoparticle の取り込みや transcytosis を検討した応用例もある[155]。低分子薬物の添加によってヒト株化BMEC内皮細胞のBBB機能を向上させる試みもある[156]。ハイドロコルチゾンは培地に添加することでBBB機能を向上させる。しかし，その詳細なメカニズムはまだ明らかになっておらず細胞骨格の調節[157, 158]，TJs発現上昇[112, 140]，アポトーシス抑制[44, 159]などの関与が示唆されている。セカンドメッセンジャーである 3',5'-cyclic monophosphate（cAMP）もBBB機能を向上させることが報告されている[160]。

　一方，ヒト幹細胞由来BMECも登場している。細胞のリソースとしては，臍帯血由来幹細胞[136, 137]と多能性幹細胞[161~163]に大きく分けられる。多能性幹細胞には胚性幹細胞（embryonic stem cells：ESCs）[161]と人工多能性幹細胞（induced pluripotent stem cells：iPSCs）[162, 163]がある。生体内BMECの機能分化過程では神経前駆細胞とBMECの間のWnt/β-catenin pathway の活性化がBBBバリア機能を強固にすることが明らかとなっている[109]。臍帯血由来幹細胞から分化させた内皮細胞（endothelial cell：EC）では，pericyte から放出されるWnt-3a, 7a がTEERを上昇させる[137]。また，pericyte[137]，アストロサイト[136]との共培養系共に claudin-5, occludin, ZO-1の発現が確認されている。Pericyte 共培養系ではmRNAレベルでP-gp, BCRP, MRP-1,2,4,5,transferrin receptor, RAGE, Glut-1, LAT-1などの機能分子の発現も確認されている。アストロサイト共培養系ではGlut-1, P-gp, BCRPのタンパク質レベルでの発現が認められている。多能性幹細胞からのBMECの作製は，ECと神経系前駆細胞との混合系の分化からスタートする[138]。ヒトBMEC細胞を回収し，コラーゲンやフィブロネクチンでコートしたトランスウェルに単独培養すると，claudin-5, occludin, ZO-1は細胞接触面に発現するようになる。単独培養では250 Ωcm^{2}しかないTEERも，アストロサイトとの共培養で1,450 Ωcm^{2}まで上昇する。また，Glut-1, P-gp, BCRP, MRP-1のタンパク質レベルでの発現も確認されている。mRNAレベルではtransferrin receptor, insulin receptor, LDL receptor の発現が確認されている。ヒトiPSC/ESC由来BMECは retinoic acid を添加することで，PECAM-1, Glut-1, occludin, MRPの発現が上昇し，TEERは2,940±800 Ωcm^{2}まで上昇する[164]。初代培養ヒト pericyte，ヒト幹細胞由来アストロサイト，ヒト幹細胞由来神経細胞と共培養するとさらに機能が向上し，TEERにし

て～5,000 Ωcm^2 に達する[164]。しかし一方で，hiPSC 由来 BMEC の単独培養でも TEER 値 2,000 Ωcm^2 に達するという報告もある[165]。以上の報告は，多能性幹細胞由来 BMEC は高機能な *in vitro* BBB モデル作製のために有望であることを示唆している。神経幹細胞自体にもバリア機能促進効果があることが，機能分化促進につながっていると考えられる。実際，中胚葉性幹細胞は pericytes マーカーを発現した pericyte 様の細胞になって BBB 機能成熟を促進すると報告されている[166]。しかし，上で示したように，hiPSC 由来のモデルは使用する株によって成熟のタイムコースや TEER 値などに相違があることも報告されている。臍帯血由来幹細胞，多能性幹細胞をリソースとするモデルはいずれもまだ報告数がとぼしく，今後バリデーション研究を進める必要がある。

9　*In vitro* BBB モデルへの工学的アプローチ

「BBB を構成する個々の細胞種の十分な機能成熟」，「複数種細胞から構成される血管チューブ構造や血流の再現」は，よりヒト予測性の高い *in vitro* BBB モデルを実現するための両輪である。この目的を達成するために，生物学的アプローチと工学的アプローチはお互いに有益なフィードバックをもたらしながら *in vitro* BBB モデルを進展させてきた。齧歯類脳血管の apical side は平均 5 dyn/cm^2 の剪断応力（shear stress）を受けているとされている[167]。このストレスが BBB のバリア機能やトランスポーターの発現促進に重要であることがわかってきている[168, 169]。そこで近年，shear stress を再現したマイクロ流体 *in vitro* BBB モデルの構築が試みられている。初期のモデルとして，hollow fiber（繊維内部が中空になっている化学繊維）に bovine 大動脈内皮細胞を播種し，その上に装着するガスケットに C6 glioma を播種して共培養する DIV-BBB がある[170]。これと同じ培養フレームにラット初代培養 BMEC，アストロサイトを播種し，虚血条件における BBB 機能維持が一酸化窒素（nitric oxide：NO）シグナリングと IL-6 に依存していることが明らかにされている[171]。このモデルは TEER 値で 500 Ωcm^2 程度まで到達するが，TEER 値が安定するまで長期培養の必要がある。Wang らはマウスアストロサイト株 C8-D1A を培養したトップチャンネルと，マウス初代培養 pericyte を培養したボトムチャンネルで多孔ポリエステル膜に培養した b.End3 を挟み込む 3D マイクロ流体モデルを作製し，*in vivo* を反映する mannitol 低透過性，P-gp 排出能を実現している[172]。Booth らは，b.End3 とアストロサイト株をそれぞれ表裏に培養したポリカーボネート膜の上方から水圧をかけるマイクロ流体モデル，microBBB を発表している[2, 173]。microBBB モデルを静置培養モデルと比較すると，TEER 値は静置モデルの 10 倍向上するが[2]，一方でばらつきが大きくなることも示している[173]。これらは複雑な構成のモデルになるほど，品質安定性の確保に工夫が必要になることを示唆する重要なデータである。Shear stress は細胞周期を止めて細胞増殖を阻害する[170, 174, 175]。したがって，マイクロ流体モデルにおいて shear stress をかけるのは細胞構築が完成した後が望ましい。前述の通り，不死化ヒト BMEC である hCMEC/D3 の TEER 値は非常に低

第1章　創薬のための in vitro 血液脳関門モデルの開発—現状と展望

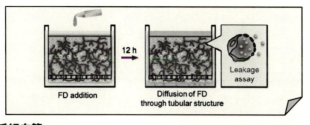

開口型毛細血管　　　　　　　　　　　　**開口型毛細リンパ管網**

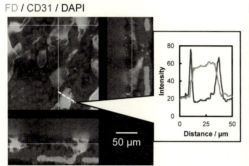
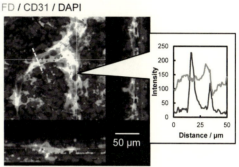

図1　細胞集積法により作製した開口型毛細血管・毛細リンパ管デバイスによる
　　　モデル薬物透過性試験

く[109, 134, 140, 145, 152]，TJs の発現も弱い[153]。これを shear stress によって改善しようとする試みがある。5 dyn/cm^2 の shear stress をかけると，TEER 値は 120 Ωcm^2 まで上昇する[176]。2017 年には shear stress と環状張力を自由に調節できる hCMEC/D3-アストロサイト共培養モデルが発表され，血流方向に伝達する脳内移行物質の排出が検出されている[177]。さらに，最近では全く新しいコンセプトに基づく in vitro BBB モデル構築が試みられている。松崎らは細胞間接着を誘起する細胞外マトリックスナノコート法（細胞集積法）[178]，血管内皮細胞のチューブ形成[179]によるマイクロ還流デバイスを報告している。接着タンパク質であるフィブロネクチンとゼラチンを細胞表面にコートし，個々の細胞に足場材料をナノレベルで担持させることで細胞間接着を誘起する手法である。本手法でヒト臍帯静脈血管内皮細胞（HUVEC）やヒト真皮リンパ管内皮細胞（HDLEC）を正常ヒト真皮線維芽細胞（NHDF）と混合して共培養すると組織体内部に上下が開口したチューブを形成することができる。すでにこのモデルでは MEC と毛細リンパ管における FITC デキストラン（FD）の挙動の相違を検出できている（図1）。現在このモデルを BBB に最適化し，ヒト予測性の高い in vitro BBB モデル構築が進められている。

10　BBB on a chip へ

マイクロ流体モデルはハイスループット化が実用への大きなハードルとなっている。さらに，TEER 値などのパラメーターの長期安定性も課題である。これらを踏まえてモデルのダウンサ

イズが試みられおり[180]，一つの解決策として BBB on a chip が提案されている。Andrews らのグループは Synvivo 社（米）のプラットフォームを使ってマイクロ流体 BBB on a chip の開発を進めている[181]。これは，アストロサイトと pericyte をランダムに含むコラーゲンチューブの内側にヒト胎児由来 BMEC を貼り付けた 3D 流体モデルである。このモデルは静値型モデルより TNFα によって誘導される G-CSF, IL-6 産生量が高いことが報告されている[182]。興味深いことに，バイオリアクターを用いて shear stress 下で 3 次元培養された初代培養 BMEC は，その後に静置培養に落とし込んだ際，強力なバリア機能を再現することが報告されている[183]。このように，より生体内 BBB に近いマイクロ流体モデルであるが，TEER 測定が困難，血管壁面積や構成細胞の比が実際の脳内を反映していない，などの課題も残されている。

　BBB on a chip の創薬応用は米国，オランダを中心に急速にグローバル展開している。米国では NIH の National center for advancing translational sciences（NCATS），Defense advanced research projects agency（DARPA），FDA が遂行している Tissue Chip Program という産官学連携プロジェクトが動いている。これまで，アカデミアを中心に進められてきた organ on a chip 研究であるが，製品化を目指して大学から多くのベンチャー企業がスピンアウトしている。BBB on a chip は Mimetas（←Leiden University［オランダ］），Nortis（←the University of Washington［米国］）が販売を開始した。Nortis は type 1 コラーゲン 3D ハイドロゲルマトリックスにヒト脳アストロサイトとヒト脳 pericyte を包埋し，その中のチューブに hCMEC/D あるいは皮膚由来の MEC を播種している（tissue-engeneered microenvironmental systems：TEMS）。細胞播種後はチューブ内を継続的に灌流する流体モデルである。アストロサイトと pericyte はランダムに播種するにもかかわらずチューブ壁に規則正しく並ぶ[184]。作った微小血管の 73% は BSA を通さず，この値は単離したほ乳類動物の血管を再現しているとされるが，薬物動態に関するデータはまだ報告されていない。

11　終わりに

　本稿で紹介したように，これまで様々なタイプの *in vitro* BBB モデル確立が試みられてきた。それぞれのモデルは，独自の優位性を備えている一方で，異なるモデルが全く同一の挙動を示すことはなく，目的に最適なモデル選択が必要である。一方で，非細胞系 *in vitro* BBB モデル，細胞系 *in vitro* BBB モデル，*in vivo* モデルといった複数モデルを組み合わせるというストラテジーが有効な場合もある。薬物動態を調べるため PAMPA, *in vitro* bovine BBB モデル，Caco-2 を組み合わせた例[185]やシアン化物の解毒剤 dimethyl trisulfide（DMTS）の脳内移行性・有効性を PAMPA, ラット triple BBB co-culture system, マウス *in vivo* モデルを組み合わせて示した例[186]などがある。新薬開発のためモデルに最も求められている点は，ヒト予測性，につきる。ヒト細胞を用いた *in vitro* BBB モデルのデータをヒトの *in vivo* 予測に活用するためには，臨床データのある薬物で，中枢神経薬とそれ以外の脳内移行性を比較し検証を行う必要があろう。抗

第1章　創薬のための *in vitro* 血液脳関門モデルの開発—現状と展望

体医薬などバイオ医薬品の開発が進む中，ヒト型モデル開発へのニーズはますます高くなってくる。様々なタイプの BBB on a chip が登場してきたが，創薬に資する実用レベルのデータ取得には至っていない。今後，モデル標準化のためには汎用性，頑健性も考慮してゴールをどこに設定するのか，臓器を超えた議論が必要である。より強固な生体内 BBB を *in vitro* で再現することは，BBB 形成メカニズムを解明することでもある。これらの新知見は，中枢神経系の薬物動態予測，ドラッグデザイン，さらには，毒性・安全性評価に大きなリターンをもたらすもので，創薬サイドからのニーズにぴたりとはまっている。

文　　献

1) W. M. Pardridge, *NeuroRx*, **2** (1), 3 (2005)
2) R. Booth and H. Kim, *Lab Chip*, **12** (10), 1784 (2012)
3) T. M. Mathiisen *et al.*, *Glia*, **58** (9), 1094 (2010)
4) I. Sá-Pereira *et al.*, *Mol. Neurobiol.*, **45** (2), 327 (2012)
5) N. J. Abbott, *Drug Discov. Today Technol.*, **1** (4), 407 (2004)
6) W. Löscher and H. Potschka, *Prog. Neurobiol.*, **76**, 22 (2005)
7) A. Fortuna *et al.*, *Epilepsia*, **53** (3), 529 (2012)
8) Y. Persidsky *et al.*, *J. Neuroimmune. Pharmacol.*, **1** (3), 223 (2006)
9) M. M. Patel *et al.*, *CNS Drugs*, **23** (1), 35 (2009)
10) N. Strazielle and J. F. Ghersi-Egea, *Mol. Pharm.*, **10** (5), 1473 (2013)
11) A. Régina *et al.*, *Br. J. Pharmacol.*, **155** (2), 185 (2008)
12) F. C. Thomas *et al.*, *Pharm. Res.*, **26** (11), 2486 (2009)
13) C. Ché *et al.*, *J. Med. Chem.*, **53** (7), 2814 (2010)
14) A. Regina *et al.*, *Mol. Cancer Ther.*, **14** (1), 129 (2015)
15) N. J. Abbott *et al.*, *Nat. Rev. Neurosci.*, **7** (1), 41 (2006)
16) S. Nag, *Methods Mol. Biol.*, **686**, 3 (2011)
17) N. J. Abbott *et al.*, *Neurobiol. Dis.*, **37** (1), 13 (2010)
18) D. Zenker *et al.*, *J. Physiol.*, **551** (Pt 3), 1023 (2003)
19) J. Correale and A. Villa, *Neurochem. Res.*, **34** (12), 2067 (2009)
20) A. Cestelli *et al.*, *J. Control Release*, **76** (1-2), 139 (2001)
21) B. T. Hawkins and T. P. Davis, *Pharmacol. Rev.*, **57** (2), 173 (2005)
22) M. Kansy *et al.*, *J. Med. Chem.*, **41** (7), 1007 (1998)
23) L. Di *et al.*, *Eur. J. Med. Chem.*, **38** (3), 223 (2003)
24) J. Mensch *et al.*, *Eur. J. Pharm. Biopharm.*, **74** (3), 495 (2010)
25) P. E. Nielsen and A. Avdeef, *Eur. J. Pharm. Sci.*, **22** (1), 33 (2004)
26) A. Avdeef, Absorption and drug development: solubioilty, permeability and the charge

臓器チップの技術と開発動向

state, John Wiley and sons (2003)

27) C. Passeleu-Le Bourdonnec *et al.*, *Pharm. Res.*, **30** (11), 2729 (2013)

28) R. Cecchelli *et al.*, *Adv. Drug Deliv. Rev.*, **36** (2-3), 165 (1999)

29) K. Cohen-Kashi Malina *et al.*, *Brain Res.*, **1284**, 12 (2009)

30) C. Crone and O. Christensen, *J. Gen. Physiol.*, **77** (4), 349 (1981)

31) C. Crone and S. P. Olesen, *Brain Res.*, **241** (1), 49 (1982)

32) B. Srinivasan *et al.*, *J. Lab. Autom.*, **20** (2), 107 (2015)

33) H. C. Helms *et al.*, *J. Cereb. Blood Flow Metab.*, **36** (5), 862 (2016)

34) N. Perrière *et al.*, *J. Neurochem.*, **93** (2), 279 (2005)

35) P. M. D. Watson *et al.*, *BMC Neurosci.*, **14**, 59 (2013)

36) N. J. Abbott *et al.*, *Methods Mol. Biol.*, **814**, 415 (2012)

37) Y. Molino *et al.*, *J. Vis. Exp.*, **88**, e51278 (2014)

38) J. I. Alvarez *et al.*, *Glia*, **61** (12), 1939 (2013)

39) R. Daneman *et al.*, *Nature*, **468** (7323), 562 (2010)

40) A. Armulik *et al.*, *Nature*, **468** (7323), 557 (2010)

41) S. Nakagawa *et al.*, *Neurochem. Int.*, **54** (3-4), 253 (2009)

42) S. Nakagawa *et al.*, *Cell. Mol. Neurobiol.*, **27** (6), 687 (2007)

43) N. Perrière *et al.*, *Brain Res.*, **1150**, 1 (2007)

44) A. R. Calabria *et al.*, *J. Neurochem.*, **97** (4), 922 (2006)

45) S. Imamura *et al.*, *Cell. Mol. Neurobiol.*, **31** (5), 787 (2011)

46) S. Veszelka *et al.*, *J. Alzheimers Dis.*, **36** (3), 487 (2013)

47) F. R. Walter *et al.*, *J. Neurochem.*, **134** (6), 1040 (2015)

48) F. L. Cardoso *et al.*, *PLoS One*, **7** (5), e35919 (2012)

49) A. R. Calabria and E. V. Shusta, *J. Cereb. Blood Flow Metab.*, **28** (1), 135 (2008)

50) H. Liu *et al.*, *Xenobiotica*, **44** (10), 941 (2014)

51) C. Coisne *et al.*, *Lab. Invest.*, **85** (6), 734 (2005)

52) R. Daneman *et al.*, *PLoS One*, **5** (10), e13741 (2010)

53) S. M. Stamatovic *et al.*, *J. Cell Sci.*, **116** (Pt 22), 4615 (2003)

54) C. Weidenfeller *et al.*, *Brain Res.*, **1053** (1-2), 162 (2005)

55) M. A. Deli *et al.*, *Inflamm. Res.*, **52** (Suppl 1), S39 (2003)

56) P. D. Bowman *et al.*, *Ann. Neurol.*, **14** (4), 396 (1983)

57) H. C. Helms *et al.*, *AAPS J.*, **16** (5), 1046 (2014)

58) P. J. Gaillard *et al.*, *Eur. J. Pharm. Sci.*, **12** (3), 215 (2001)

59) M. P. Dehouck *et al.*, *J. Neurochem.*, **54** (5), 1798 (1990)

60) M. Culot *et al.*, *oxicol. In Vitro*, **22** (3), 799 (2008)

61) S. Méresse *et al.*, *J Neurochem.*, **53** (5), 1363 (1989)

62) N. J. Abbot, Anatomy and physiology of the BBB in Drug delivery to the brain, pp.3-21, Springer (2014)

63) L. L. Rubin *et al.*, *J. Cell Biol.*, **115** (6), 1725 (1991)

64) M. J. Rutten *et al.*, *Brain Res.*, **425** (2), 301 (1987)

第 1 章　創薬のための *in vitro* 血液脳関門モデルの開発—現状と展望

65)　H. C. Helms *et al., AAPS J.,* **12** (4), 759 (2010)

66)　P. Garberg *et al., Toxicol. In Vitro,* **19** (3), 299 (2005)

67)　H. C. Helms *et al., Glia,* **60** (6), 882 (2012)

68)　Y. Zhang *et al., J. Pharmacol. Exp. Ther.,* **311** (2), 449 (2004)

69)　J. Saint-Pol *et al., Brain Res.,* **1517**, 1 (2013)

70)　V. Berezowski *et al., Brain Res.,* **1018** (1), 1 (2004)

71)　P. Candela *et al., J. Alzheimers Dis.,* **22** (3), 849 (2010)

72)　B. Dehouck *et al., J. Cell Biol.,* **138** (4), 877 (1997)

73)　C. Fillebeen *et al., J Biol Chem.* **274** (11), 7011 (1999)

74)　M. Demeule *et al., J. Neurochem.,* **106** (4), 1534 (2008)

75)　M. Demeule *et al., J. Pharmacol. Exp. Ther.,* **324** (3), 1064 (2008)

76)　C. C. Visser *et al., Pharm. Res.,* **21** (5), 761 (2004)

77)　L. Descamps *et al., Am. J. Physiol.,* **270** (4 Pt 2), H1149 (1996)

78)　J. Chang *et al., Int. J. Pharm.,* **379** (2), 285 (2009)

79)　T. J. Raub and C. R. Newton, *J. Cell. Physiol.,* **149** (1), 141 (1991)

80)　A. Zozulya *et al., Brain Res.,* **1189**, 1 (2008)

81)　U. Mischeck *et al., Cell Tissue Res.,* **256** (1), 221 (1989)

82)　A. Patabendige *et al., Brain Res.,* **1521**, 1 (2013)

83)　A. Patabendige *et al., Brain Res.,* **1521**, 16 (2013)

84)　D. Hoheisel *et al., Biochem. Biophys. Res. Commun.,* **247** (2), 312 (1998)

85)　C. Schulze *et al., J. Neurochem.,* **68** (3), 991 (1997)

86)　K. Cohen-Kashi-Malina *et al., J. Cereb. Blood Flow Metab.,* **32** (1), 177 (2012)

87)　R. A. Skinner *et al., Br. J. Pharmacol.,* **156** (7), 1115 (2009)

88)　L. B. Thomsen *et al., PLoS One,* **10** (8), e0134765 (2015)

89)　C. Freese *et al., Microvasc. Res.,* **111**, 1 (2017)

90)　J. Huwyler *et al., Br. J. Pharmacol.,* **118** (8), 1879 (1996)

91)　F. Matthes *et al., J. Biol. Chem.,* **286** (20), 17487 (2011)

92)　R. Rempe *et al., Cell Tissue Res.,* **355** (3), 717 (2014)

93)　S. Kröll *et al., Ann. N. Y. Acad. Sci.,* **1165**, 228 (2009)

94)　J. Bornhorst *et al., J. Biol. Chem.,* **287** (21), 17140 (2012)

95)　J. Lemmen *et al., Brain Res.,* **1501**, 68 (2013)

96)　J. Lemmen *et al., Brain Res.,* **J1491**, 1 (2013)

97)　D. Mulac *et al., Mol. Nutr. Food Res.,* **56** (3), 475 (2012)

98)　C. A. Cantrill *et al., Brain Res.,* **1479**, 17 (2012)

99)　M. Ott *et al., J. Pharmacol. Exp. Ther.,* **329** (1), 141 (2009)

100)　H. Gutmann *et al., Drug Metab. Dispos.,* **27** (8), 937 (1999)

101)　Y. Kubo *et al., J. Pharm. Sci.,* **104** (9), 3060 (2015)

102)　S. W. Sauer *et al., Biochim. Biophys. Acta,* **1802** (6), 552 (2010)

103)　W. van Gelder *et al., J. Neurochem.,* **64** (6), 2708 (1995)

104)　A. Böckenhoff *et al., J. Neurosci.,* **34** (9), 3122 (2014)

臓器チップの技術と開発動向

105) R. Qiao *et al.*, *ACS Nano*, **6** (4), 3304 (2012)

106) U. Hülsermann *et al.*, *J. Drug Target.*, **17** (8), 610 (2009)

107) J. Bicker *et al.*, *Eur. J. Pharm. Biopharm.*, **87** (3), 409 (2014)

108) Y. Omidi *et al.*, *Brain Res.*, **990** (1-2), 95 (2003)

109) R. Paolinelli *et al.*, *PLoS One*, **8** (8), e70233 (2013)

110) O. Steiner *et al.*, *J. Cereb. Blood Flow Metab.*, **31** (1), 315 (2011)

111) M. Burek *et al.*, *J. Vis. Exp.*, **66**, e4022 (2012)

112) C. Förster *et al.*, *J. Physiol.*, **565** (Pt 2), 475 (2005)

113) C. Silwedel and C. Förster, *J. Neuroimmunol.*, **179** (1-2), 37 (2006)

114) N. Harke *et al.*, *Mol. Cell. Endocrinol.*, **295** (1-2), 39 (2008)

115) M. Burek and C. Y. Förster, *Mol. Cell. Endocrinol.*, **298** (1-2), 19 (2009)

116) K. G. Blecharz *et al.*, *J. Cereb. Blood Flow Metab.*, **28** (6), 1139 (2008)

117) W. Neuhaus *et al.*, *Front. Cell. Neurosci.*, **8**, 352 (2014)

118) F. Roux and P. O. Couraud, *Cell. Mol. Neurobiol.*, **25** (1), 41 (2005)

119) J. Aparicio-Blanco *et al.*, *Biomaterials*, **103**, 229 (2016)

120) L. Di *et al.*, *J. Pharm. Sci.*, **98** (6), 1980 (2009)

121) S. Lundquist *et al.*, *Pharm. Res.*, **19** (7), 976 (2002)

122) A. Mabondzo *et al.*, *Mol. Pharm.*, **7** (5), 1805 (2010)

123) J. J. Hakkarainen *et al.*, *Int. J. Pharm.*, **402** (1-2), 27 (2010)

124) I. Pastan *et al.*, *Proc. Natl. Acad. Sci. USA*, **85** (12), 4486 (1988)

125) Q. Wang *et al.*, *Int. J. Pharm.*, **288** (2), 349 (2005)

126) P. Garberg *et al.*, *Toxicol. In Vitro*, **19** (3), 299 (2005)

127) E. Hellinger *et al.*, *Eur. J. Pharm. Sci.*, **41** (1), 96 (2010)

128) E. Hellinger *et al.*, *Eur. J. Pharm. Biopharm.*, **82** (2), 340 (2012)

129) Y. Uchida *et al.*, *J. Neurochem.*, **117** (2), 333 (2011)

130) M. S. Warren *et al.*, *Pharmacol. Res.*, **59** (6), 404 (2009)

131) K. Y. Lee *et al.*, *Anticancer Res.*, **31** (12), 4307 (2011)

132) A. Paradis *et al.*, *MethodsX*, **3**, 25 (2016)

133) V. Josserand *et al.*, *J. Pharmacol. Exp. Ther.*, **316** (1), 79 (2006)

134) B. B. Weksler *et al.*, *FASEB J.*, **19** (13), 1872 (2005)

135) M. F. Stins *et al.*, *Microb. Pathog.*, **30** (1), 19 (2001)

136) J. Boyer-Di Ponio *et al.*, *PLoS One*, **J9** (1), e84179 (2014)

137) R. Cecchelli *et al.*, *PLoS One*, **9** (6), e99733 (2014)

138) E. S. Lippmann *et al.*, *Nat. Biotechnol.*, **30** (8), 783 (2012)

139) M. Coureuil *et al.*, *Science*, **325** (5936), 83 (2009)

140) C. Förster *et al.*, *J. Physiol.*, **586** (7), 1937 (2008)

141) A. Schrade *et al.*, *Fluids Barriers CNS*, **9**, 6 (2012)

142) K. Vu *et al.*, *Eukaryot. Cell*, **8** (11), 1803 (2009)

143) G. Schreibelt *et al.*, *FASEB J.*, **21** (13), 3666 (2007)

144) L. M. Tai *et al.*, *J. Cell. Mol. Med.*, **14** (5), 1101 (2010)

152

第 1 章　創薬のための *in vitro* 血液脳関門モデルの開発—現状と展望

145) S. M. Carl *et al.*, *Mol. Pharm.*, **7** (4), 1057 (2010)

146) M. A. Lopez-Ramirez *et al.*, *Fluids Barriers CNS*, **10** (1), 27 (2013)

147) S. Dauchy *et al.*, *Biochem. Pharmacol.*, **77** (5), 897 (2009)

148) B. Poller *et al.*, *Cell. Mol. Neurobiol.*, **30** (1), 63 (2010)

149) M. R. Durk *et al.*, *J. Neurochem.*, **123** (6), 944 (2012)

150) D. E. Eigenmann *et al.*, *Anal. Bioanal. Chem.*, **408** (8), 2095 (2016)

151) S. Ohtsuki *et al.*, *Mol. Pharm.*, **10** (1), 289 (2013)

152) B. Poller *et al.*, *J. Neurochem.*, **107** (5), 1358 (2008)

153) E. Urich *et al.*, *PLoS One*, **7** (5), e38149 (2012)

154) K. Hatherell *et al.*, *J. Neurosci. Methods*, **199** (2), 223 (2011)

155) M. N. Ragnaill *et al.*, *Eur. J. Pharm. Biopharm.*, **77** (3), 360 (2011)

156) T. Furihata *et al.*, *Fluids Barriers CNS*, **12**, 7 (2015)

157) C. Weidenfeller *et al.*, *Brain Res.*, **1053** (1-2), 162 (2005)

158) S. Schrot *et al.*, *Biophys. J.*, **89** (6), 3904 (2005)

159) S. Arndt *et al.*, *Biosens. Bioelectron.*, **19** (6), 583 (2004)

160) R. C. Koehler *et al.*, *Trends Neurosci.*, **32** (3), 160 (2009)

161) J. A. Thomson *et al.*, *Science*, **282** (5391), 1145 (1998)

162) K. Takahashi *et al.*, *Cell*, **131** (5), 861 (2007)

163) K. Takahashi and S. Yamanaka, *Cell*, **126** (4), 663 (2006)

164) E. S. Lippmann *et al.*, *Sci. Rep.*, **4**, 4160 (2014)

165) E. K. Hollmann *et al.*, *Fluids Barriers CNS*, **14** (1), 9 (2017)

166) X. Tian *et al.*, *Sci. Rep.*, **7**, 39676 (2017)

167) J. Aparicio-Blanco *et al.*, *Biomaterials*, **103**, 229 (2016)

168) L. Cucullo *et al.*, *J. Cereb. Blood Flow Metab.*, **31** (2), 767 (2011)

169) L. Cucullo *et al.*, *BMC Neurosci.*, **14**, 18 (2013)

170) L. Cucullo *et al.*, *Brain Res.*, **951** (2), 243 (2002)

171) L. Krizanac-Bengez *et al.*, *Brain Res.*, **977** (2), 239 (2003)

172) J. D. Wang *et al.*, *Mol. Pharm.*, **13** (3), 895 (2016)

173) R. Booth and H. Kim, *Ann. Biomed. Eng.*, **42** (12), 2379 (2014)

174) L. Cucullo *et al.*, *J. Cereb. Blood Flow Metab.*, **28** (2), 312 (2008)

175) L. Cucullo *et al.*, *BMC Neurosci.*, **12**, 40 (2011)

176) L. M. Griep *et al.*, *Biomed. Microdevices*, **15** (1), 145 (2013)

177) P. P. Partyka *et al.*, *Biomaterials*, **115**, 30 (2017)

178) A. Nishiguchi *et al.*, *Adv. Mater.*, **23** (31), 3506 (2011)

179) D. Hikimoto *et al.*, *Adv. Healthc. Mater.*, **5** (15), 1969 (2016)

180) J. H. Yeon *et al.*, *Biomed. Microdevices*, **14** (6), 1141 (2012)

181) A. M. Andrews *et al.*, *J. Cereb. Blood Flow Metab.*, 271678X17708090 (2017)

182) A. Herland *et al.*, *PLoS One*, **11** (3), e0150360 (2016)

183) J. C. Bramley *et al.*, *mSphere*, **2** (3), pii: e00206-17 (2017)

184) A. Tourovskaia *et al.*, *Exp. Biol. Med.* (*Maywood*), **239** (9), 1264 (2014)

153

185) P. Bellwon *et al., Toxicol. In Vitro,* **30** (1 Pt A), 166 (2015)
186) L. Kiss *et al., Toxicol. Sci.,* **160** (2), 398 (2017)

第2章　心毒性評価の臓器チップ開発に資する
ヒト自律神経系の生体外再構築

高山祐三[*1]，木田泰之[*2]

1　はじめに

トルサード・ド・ポアント（torsade de pointes：TDP）に代表される致死性不整脈の治療に向けた創薬において，候補化合物の心毒性リスク評価は重要なステップである。特に，薬剤性不整脈を予測するための非臨床試験での重要項目として候補化合物の QT 延長作用評価が挙げられる。この QT 延長リスクの評価対象として広く知られているのが hERG（human ether-*a-go-go*-related gene）という遺伝子にコードされる K^+ チャネルおよび，それを通過する心筋 K 電流（Ikr）である。薬物誘発性の QT 延長に hERG チャネル抑制の関与が大きいことが示されて以来，hERG チャネルアッセイ系による Ikr に対する抑制効果の有無検討は，不整脈治療に向けた創薬において行われてきた。これは，ICH（International Conference on Harmonisation of Technical Requirements for Registration of Pharmaceuticals for Human Use：日米 EU 医薬品規制調和国際会議）により「ヒト医薬品の心室再分極遅延（QT 間隔延長）の潜在的可能性に関する非臨床的評価」（S7B）というガイドラインが 2005 年に発表され，*in vitro* 系において「天然の Ikr チャネルもしくは hERG によりコードされた Ikr チャネルタンパク質発現系などを介するイオン電流への影響」を含む非臨床試験を実施することが明記されることにより[1]，世界レベルで広がりをみせてきた。実際にガイドライン公表以降に開発された薬物には TdP を誘発するものはなく，その有効性が示されている。しかし，一方で hERG チャネルにのみ注目が集まり，他のイオンチャネルに対する影響について十分評価されないまま創薬が進められることへの懸念が投げかけられている。また，hERG チャネル電流阻害を示した候補化合物の約 30％ は実際の創薬スクリーニングにおいては QT 延長を示さないという報告もされており[2]，実際は有用な薬物が hERG チャネル阻害作用を持つという側面のみでその開発が断念される可能性が指摘されている。この点については近年 hERG チャネルの分子構造により薬物結合部位が他の K^+ チャネルに比して多く，偽陽性率が高くなることがわかっている。また，S7B ガイドラインによる QT 延長リスク評価戦略をより複雑化している知見として，QT 延長リスクが認められた薬物が必ず

＊1　Yuzo Takayama　（国研）産業技術総合研究所　創薬基盤研究部門
　　　　　　　　　　　ステムセルバイオテクノロジー研究グループ　主任研究員
＊2　Yasuyuki S. Kida　（国研）産業技術総合研究所　創薬基盤研究部門
　　　　　　　　　　　ステムセルバイオテクノロジー研究グループ　研究グループ長

しも致死性不整脈を誘発しないこと，hERG チャネル阻害による QT 延長リスクよりも Na$^+$ や Ca^{2+} チャネル由来の QT 延長の方が致死性不整脈の誘発活性が高い可能性，などが報告されてきており hERG チャネルアッセイおよび QT 延長リスク評価に重きを置いた ICH-S7B ガイドラインの見直しや新たな提案が望まれているのが現状である。

　こうした背景に対して，近年ヒト ES（embryonic stem：胚性幹）細胞や iPS（induced pluripotent stem：人工多能性幹）細胞由来の心筋を用いたアッセイ系開発研究が広く行われている。これらヒト心筋には量的にまた質的に不十分な場合もあるが hERG チャネルを含め生体と類似した様々なイオンチャネルを発現しており，hERG チャネル阻害薬のみならずマルチチャネル阻害薬に対する心毒性評価（QT 延長リスク，催不整脈作用）の点で既存評価系に比較し優位性があることが報告されてきている[3]。さらには，心収縮機能などのこれまででは評価が困難であった項目や，LQTS（QT 延長症候群）や Brugada 症候群などの患者由来の iPS 由来心筋を用いることで，遺伝性心臓疾患に対する薬剤効能や副作用リスクを感度良く評価することができる可能性が報告されてきており，ヒト由来心筋の創薬への応用・活用は今後も広がることが期待される。

　一方で，身体生理的に心拍動をコントロールしている自律神経系は交感神経と副交感神経に分類され，交感神経は心拍頻度の増加および心筋収縮力の増強に関わり，副交感神経は心拍頻度を減少させる心臓機能の根幹的な部分を担っている。またその性質により，自律神経系活動の異常は様々な不整脈のトリガーとなることが報告されており[4]，心臓の自律神経系機能の再構築は生体内の心臓機能再現や心毒性リスク評価の観点からも重要である。このような観点から，現在のヒト iPS 由来組織細胞を含めた単一なヒト細胞での評価法では複雑な機能連関を持つ臓器間相互作用や臓器レベルの高次機能を正確に再現し評価することは困難であり，それが創薬における大きな障害の一つとなっている。こうしたことを背景に，ヒト細胞を用いて in vitro 系で組織・臓器特異的機能を誘導し，それによって人体に対する新規化合物の影響を予測する技術開発に期待が集まっている。さらには複数の組織・臓器機能をチップデバイス上に実装することで，生体内機能を再現しようとするいわゆる「Organs-on-a-Chip」コンセプトでの研究が盛んに行われている。例えば血管系による循環機能を再現するために，デバイス上に微小流路系を構築し複数組織を共培養した報告がなされている[5]。

　そういった現状において，我々は生体内の心臓機能再現および多方面からの心毒性リスク評価を in vitro 系において行うために必要な要素として自律神経系の接続を考えている。本稿では我々が開発したヒト幹細胞からの自律神経系誘導技術と，それを用いた心筋との共培養系構築の進捗について概要を述べたい。

2　ヒト多能性幹細胞からの自律神経系誘導法開発

前述の心臓での例のように自律神経系は交感神経と副交感神経作用により臓器の機能的恒常性

第 2 章　心毒性評価の臓器チップ開発に資するヒト自律神経系の生体外再構築

維持を担っている。また一方で，自律神経系は細胞死や細胞移動の調節により臓器発生や成熟[6]，癌の増悪や転移[7]にも重要な役割を果たしていることが近年になりわかってきている。加えて，自律神経活動は老化による低温・飢餓ストレス耐性の低下メカニズムにも関わっていることが示唆されはじめた[8]。こうしたことにより，in vitro 系においてヒト多能性幹細胞より自律神経系を誘導する技術は生物学に限らず，医療応用・基礎医学研究の両者の観点からも重要である。

　自律神経系を含む末梢神経系は大きく交感神経，副交感神経，感覚神経および腸神経に分類される。これらの末梢神経は全てその前駆的な幹細胞の神経堤細胞から誘導されることがわかっている。よって，ヒト多能性幹細胞から神経堤細胞を誘導し，成熟神経へと分化誘導を行うことで上記末梢神経群の作製が可能になると予想される。しかし，これまでに報告されている多能性幹細胞からの神経堤細胞誘導法とそこからの神経分化誘導により作製される末梢神経はそのほとんどが感覚神経であり，自律神経系の作製効率はわずか5％以下である[9]。近年にはヒト多能性幹細胞からの交感神経作製法が報告[10]されているが，蛍光マーカー遺伝子を導入したうえでの細胞ソーティングを行っており，実験手技の効率や細胞安全性に加え，患者毎での誘導細胞作製に課題が残る。これらを踏まえ，我々はヒト多能性幹細胞より交感神経／副交感神経を効率的に誘導するための技術開発に挑戦してきた。

　ヒト多能性幹細胞からの自律神経誘導にあたり，まず我々は何故これまでに報告されてきた手法では自律神経の作製効率が低かったのかについて考察を行った。多能性幹細胞から神経堤細胞を誘導するためには WNT シグナルの活性化が重要であることが以前から示されており，実際 WNT シグナルに作用する低分子化合物を利用することでヒト多能性幹細胞から神経堤細胞を高効率で誘導を行った報告がなされている[11]。しかし一方で，脊椎動物における末梢神経発生において WNT シグナルの活性化は，神経堤細胞までの誘導に加え，さらに神経堤細胞から感覚神経への分化経路の誘引に関連していることがわかっている[12]。以上を鑑みて，我々はヒト自律神経を作製するには WNT シグナル活性化による神経堤細胞の誘導ステップと，その後に WNT シグナル抑制化による自律神経系への誘導ステップを行う，という段階的な誘導プロセスが必要と考えた。

　具体的には，WNT シグナル活性期間は早期の4日間とし，その後6日間は逆に WNT シグナルを抑制する低分子化合物の添加を行った。さらに腸神経への分化経路の誘引に関わる SHH（sonic hedgehog）シグナルの抑制，加えて自律神経への分化を促進する BMP4（bone morphogenetic protein4）を添加する培養を行った[13]。このような我々の手法により誘導された神経は，培養15日目には神経突起様の形態を示し，また2〜3週間後にはガングリオン様の組織形態を示した。これまでの先行技術を用いて作製したコントロール試料（神経堤／末梢神経細胞）においては，交感神経マーカーの TH（tyrosine hydroxylase）陽性を示す細胞は2％程度であったのに対し（図1(a)），我々が誘導した神経においては，60％以上で TH 陽性であった（図1(b)）。また，作製した神経は末梢神経マーカーの PERIPHERIN に陽性を示すとともに，他の自律神経マーカーである PHOX2A，PHOX2B に対しても陽性を示す神経であることを確認している。さ

157

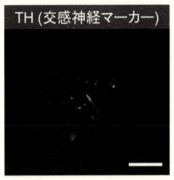

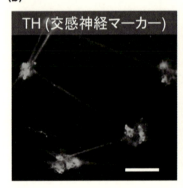 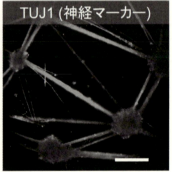

図1 ヒト交感神経の誘導
(a)既存手法により誘導した神経におけるTHの発現。観察範囲内でのTH陽性の交感神経の割合は2％程度であった。(b)我々の手法により誘導した神経においてはTH，TUJ1の発現から，交感神経が60％以上の高効率で誘導されていることがわかった。Scale bar：100 μm。

らに，作製した試料内には交感神経に加え，副交感神経マーカーのCHAT（choline acetyltransferase）に陽性を示す神経が双方存在することを確認している。この結果より，我々はヒト多能性幹細胞から自律神経を高効率で誘導することを可能にした。なお，このヒト多能性幹細胞からの自律神経誘導手法は，ヒトiPS細胞2株（201B7，253G1）およびヒトES細胞1株（H1）の計3系統で行えることを確認しており，複数系統で使用可能な汎用的な手法であることがわかっている。次に，作製した自律神経が生体内の発生プロセスを再現したものであるかを解析するために，ヒト多能性幹細胞からの分化誘導期間（培養0～12日間）における遺伝子発現を定量RT-PCRおよび免疫抗体染色により経時的な解析を行った。分化誘導開始後，まず培養2日程度で未分化マーカーNanogは速やかに発現量が減少しており，細胞分化が進展していることがわかる。続いて，神経堤細胞マーカーのP75NTRおよびSOX10が培養6日目付近より顕著に上昇が確認され，続いて自律神経マーカーのASCL1，PHOX2BおよびTHは培養8日目

第2章　心毒性評価の臓器チップ開発に資するヒト自律神経系の生体外再構築

付近より発現上昇が確認できた。以上より4日間のWNTシグナル活性化により神経堤細胞への誘導ができること，その後のプロトコルにより神経堤細胞から自律神経系へと分化が進展するという，生体内での発生プロセスと類似した分化過程が起きていることが示唆された。

　前述の通り，交感神経／副交感神経は標的臓器に対して拮抗した作用を及ぼすことで生体恒常性を維持している。よって作製した自律神経を今後の研究や創薬アッセイ系で活用していくには交感神経と副交感神経を選択的に誘導する技術が必要不可欠である。そこで我々はヒト多能性幹細胞からの細胞誘導後の神経分化期間に注目し，播種する細胞密度および神経栄養因子をパラメータとして誘導プロトコルの最適化を行った。最適化前の自律神経培養条件（細胞播種密度：1×10^5 cells/cm^2；培地に10 ng/mL BDNF（brain derived neurotrophic factor：脳由来神経栄養因子），GDNF（glial-cell derived neurotrophic factor：グリア細胞株由来神経栄養因子），NGF（nerve growth factor-b：神経成長因子），NT-3（neurotrophin 3）を添加した培地）においては，交感神経と副交感神経の割合は約1：1であった。これに対して，交感神経を選択的に誘導するには細胞密度が重要なパラメータとなることがわかった。2×10^5 cells/cm^2 以上の高密度条件においては，TH陽性神経の出現率が低密度条件（1×10^5 cells/cm^2 以下）と比較し25倍以上となった。一方，高濃度のBDNFとCNTF（ciliary neurotrophic factor：毛様体神経栄養因子）の2種の神経栄養因子が副交感神経の選択的誘導の重要なパラメータとなることを見出し，100 ng/mLのBDNF，CNTFの存在下においてCHAT陽性神経の出現率が約4倍となることを確認した。以上の結果より，細胞密度および神経栄養因子（BDNFおよびCNTF）濃度を神経分化のパラメータとすることで交感神経／副交感神経の高効率な選択的誘導が可能となった（図2）。

　本節ではヒト多能性幹細胞より自律神経を高効率で誘導する技術について記述した。我々が提案した手法によりヒト交感神経／副交感神経を選択的に作製することが可能となり，今後の基礎研究および創薬現場への活用に有用な基盤となると期待できる。

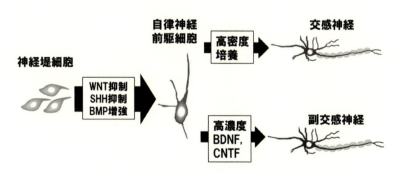

図2　ヒト交感神経／副交感神経誘導の模式図
神経堤細胞に対してWNT抑制，SHH抑制およびBMP増強を同時に行うことで自律神経系への誘導を行い，さらに細胞密度と神経栄養因子（BDNFおよびCNTF）濃度を神経分化期間のパラメータとすることで交感神経／副交感神経の選択的誘導を可能とした。

3 自律神経を接続した培養ヒト心筋組織の作製

2節で述べたヒト自律神経を用いることで実際に心臓組織を制御可能となるかについて検討するために，我々は自律神経と心筋の共培養を行うことで自律神経を接続した心臓の構築を試みている。自律神経についてはヒトiPS細胞（201B7株）から2節で述べた手法を用いて作製した細胞を，心筋についてはCDIジャパン㈱から販売されているヒトiPS細胞由来心筋であるiCell心筋を用いた。これらの細胞を，電気活動を測定するための細胞外電位変化記録システムを備えたMEA（microelectrode array）基板システム（Axion社のmuseシステム）上で共培養を行い，自律神経を接続した状態での心筋活動特性解析を試みた（図3(a)）。本実験では2節で記述した交感神経／副交感神経の作り分け技術を用い心筋と交感神経の共培養試料，心筋と副交感神経の共培養試料を作製し，共培養開始後20日以上経過した試料を用いて解析を行った。交感神経／副交感神経を接続した心筋試料における1分間当たりの拍動数（beats per minute：BPM）は70～90の範囲であり，心筋のみの試料におけるBPM 40～50に比較して高い数値であった。こ

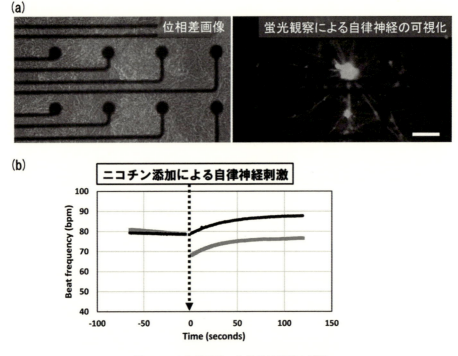

図3 ヒト自律神経－心筋共培養系の構築
(a)MEA基板上に共培養したヒト心筋と自律神経。電極（黒丸部位）を通じてヒト心筋の電気活動計測を行っている。(b)自律神経信号による心筋活動頻度への影響。0秒時点でのニコチン添加により自律神経刺激を行うことで交感神経－心筋共培養系（黒線）において心筋拍動頻度の増大，副交感神経－心筋共培養系（灰色線）において心筋活動頻度の抑制が観測され，自律神経信号により心筋活動を制御可能となることがわかった。Scale bar：100 μm。

第2章　心毒性評価の臓器チップ開発に資するヒト自律神経系の生体外再構築

れは自律神経由来の液性因子などによる心筋成熟への影響が示唆される。次に，共培養試料にニコチンを添加し自律神経を刺激することでの心筋活動を検討した。その結果，交感神経を接続した試料ではニコチン添加により心筋活動頻度が増加すること，副交感神経を接続した試料では逆に心筋の活動頻度が抑制されることがわかった（図3(b)）。以上より，我々の作製したヒト自律神経を用いることで，*in vitro* においてヒト心筋の活動機能を人為的に制御することが可能になりつつある。今後は自律神経と心筋の共培養系プロトコルおよび自律神経制御手法のさらなる最適化を行うことで，様々な生理活性状態を再現した心臓における心毒性リスクおよび自律神経由来の心毒性リスクを評価可能な高精度の評価アッセイ系を構築することが可能になると考えている。

4　おわりに

本稿では我々が開発したヒト多能性幹細胞からの自律神経誘導技術，および自律神経と心筋とを接続した臓器ブロック構築に関する進捗状況について解説した。これらの基盤技術を発展させることで病態を含め様々な疾患を再現することが可能となり，QT 延長から自律神経由来不整脈まで様々な心毒性を評価可能な高精度の評価アッセイ系確立が期待できる。また，自律神経系による機能制御系は心臓のみならず腸や膵臓，肝臓，腎臓など様々な臓器においても重要な役割を果たしており，将来的には迷走神経路やその他の末梢神経支配を再現した多臓器連結モデルの作製に貢献することができると考えている。

文　　　献

1)　ICH S7B ガイドライン（URL https://www.pmda.go.jp/files/000156281.pdf）
2)　K. Takasuna *et al.*, *Biomol. Ther.*, **17**, 1 (2009)
3)　K. Harris *et al.*, *Toxicol. Sci.*, **134**, 412 (2013)
4)　M. J. Shen and D. P. Zipes, *Circ. Res.*, **114**, 1004 (2014)
5)　J. H. Sung and M. L. Shuler, *Lab Chip*, **9**, 1385 (2009)
6)　P. Borden *et al.*, *Cell Rep.*, **4**, 287 (2013)
7)　C. Magnon *et al.*, *Science*, **341**, art. No. 1236361 (2013)
8)　C. D. Camell *et al.*, *Nature*, **550**, 119 (2017)
9)　M. Valensi-Kurtz *et al.*, *PLoS One*, **5**, e9290 (2010)
10)　Y. Oh *et al.*, *Cell Stem Cell*, **19**, 95 (2016)
11)　L. Menendez *et al.*, *Proc. Natl. Acad. Sci.*, **108**, 19240 (2011)
12)　H .-Y. Lee *et al.*, *Science*, **303**, 1020 (2004)
13)　木田泰之，高山祐三，PCT/JP2016/063006（WIPO）(2016)

第3章　*In vitro* 培養肺胞モデルとチップ化検討

小森喜久夫[*1]，酒井康行[*2]

1　はじめに

　大気汚染の元凶とされる浮遊粒子状物質など，大気中に分散した化学物質の肺胞への直接障害や，経肺吸収に基づく他臓器への二次障害などの健康影響が重大な問題として以前より認識されている。最近は，ナノテクノロジーの進歩により，ナノ粒子やカーボンナノチューブなど特異機能を示す新規ナノ材料の開発や応用研究が盛んであると同時に，それらの人体への安全性や有害性の関心も高まっている[1]。医療分野でも，ドラッグデリバリーを含むナノ粒子サイズの薬剤が開発されつつあり，腸管吸収では困難な経口投与薬に代わる新たな経肺投与薬への利用が検討されている。それらの評価には通常，動物実験が広く用いられているものの，どうしても種差の問題がつきまとってしまう。また，局所における定量的な動態解析が困難とされる。これらのことから最近，従来の動物実験の補完・代替となる新規評価法として，肺胞由来の培養細胞を用いた *in vitro* 評価法の開発が望まれている。ここでは，ヒト肺胞を模倣するため，ヒト細胞株を用いた簡便な培養系と，動物実験との比較のため，初代動物細胞を用いた培養系の2種類について紹介する。さらに，今後の課題についても議論したい。

2　肺胞の構造

　肺胞の構造をマクロに眺めると，その内腔表面は肺胞上皮で覆われており，外側を肺動脈由来の毛細血管網で取り巻かれている。肺胞上皮を構成する細胞は，Ⅰ型とⅡ型の2種類がある。肺胞表面の95％を覆っているⅠ型細胞は，核周囲を除き，厚さ $0.05 \sim 0.20\,\mu\mathrm{m}$ の扁平状の極めて薄い膜状細胞で，ガス交換に携わっている。一方，Ⅰ型細胞の前駆細胞であり，Ⅰ型細胞の間に挟まって散在する立方型のⅡ型細胞は，気液界面である肺胞表面の表面張力を低下させ，肺胞の虚脱や肺胞内水腫を防ぐなど，肺を正常に維持するための肺サーファクタントを産生する。肺胞内腔表面には，肺胞マクロファージと呼ばれる免疫細胞も存在し，沈着した異物の除去や炎症後の組織修復など，肺の恒常性維持に関与している。したがって，ナノ材料を含む化学物質による肺胞障害性や吸収透過性を *in vitro* で評価するには，肺胞上皮細胞と肺胞マクロファージの共培養モデルが必要不可欠となる。

　＊1　Kikuo Komori　東京大学　大学院工学系研究科　化学システム工学専攻　助教
　＊2　Yasuyuki Sakai　東京大学　大学院工学系研究科，生産技術研究所　教授

第3章　*In vitro* 培養肺胞モデルとチップ化検討

3　ヒト細胞株を用いた肺胞上皮モデル

ナノ材料を含む化学物質の経肺暴露試験には，本来なら，ヒト正常肺胞上皮細胞を用いた *in vitro* 肺胞モデルを使用すべきである。95％のⅠ型細胞と5％のⅡ型細胞で構成されるヒト初代肺胞上皮細胞は市販されているものの，継代培養に不向きであることから，低コストで大量に入手することが困難である。そのため，多種多様な化学物質やナノ材料のスクリーニングに，気軽に使うには今のところ無理がある。一方で，株化細胞に目を向けると，現状ではⅠ型細胞は確立されていない。しかしながら，Ⅰ型細胞への分化能は失われているものの，ヒト肺胞上皮Ⅱ型細胞株A549が確立されており，*in vitro* 肺胞モデルの研究に最善の手段として用いられている。そこで我々は，マクロファージの培養細胞として広く認知されているヒト単球由来細胞株THP-1と共培養させることで，*in vitro* 肺胞モデル構築の研究を進めている。

経肺吸収を評価するための肺胞モデルの構築には通常，半透膜培養器（カルチャーインサート）が広く用いられる。半透膜上にA549の細胞層を形成させることで，半透膜の上側を肺胞内腔側，下側を血管側（体内側）とみなすことができる。肺胞内腔と血管との間の物質交換を制限する血液空気関門のバリア機能の指標として，経上皮電気抵抗（TEER）値が用いられる。先に述べたとおり，A549は肺胞Ⅱ型細胞由来であり，Ⅰ型細胞とは異なり，堅固な細胞間結合を形成しない。そこで我々は，A549細胞層が固定化されている半透膜の裏側に，ヒト臍帯静脈内皮細胞株HUVECの細胞層を形成させることで，バリア機能の向上を試みた（図1）。残念ながら，A549とHUVECとの共培養時のTEER値は，バリア機能の高い気道や気管支由来の株化細胞Calu-3や16HBE14o-の値（～2,000 $\Omega\,cm^2$）[2]よりも1桁以上低い値であり，共培養効果による非線形なTEER値の向上を明確に観察できなかった（図2）。一方で興味深いこととして，A549単培養時では，細胞は半透膜上で乱雑に並んでいたが，A549とHUVECの共培養時では，A549細胞は平滑な表面を形成していた（図3）。このことは，HUVECとの共培養によって，A549のバリア機能は劇的に向上しなかったものの，細胞層の安定化向上には寄与しているものと推測された。

次に，*in vitro* 肺胞モデルの特性評価の一つとして，ナノ粒子の透過性試験を行った。可能な限り正確な透過性を評価するためには，細胞損傷を引き起こさない量や，凝集しないナノ粒子を用いる必要がある。我々は，直径30 nmのFITC標識シリカナノ粒子を用いた。シリカナノ粒子は一般的に細胞毒性を示すことが知られている[3]。シリカナノ粒子の毒性によって細胞が死滅して半透膜から

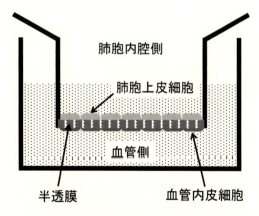

図1　半透膜培養器を利用した肺胞上皮細胞と血管内皮細胞の共培養系

臓器チップの技術と開発動向

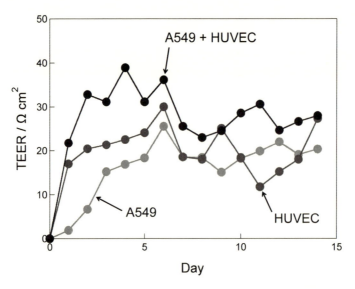

図2　A549とHUVECとの共培養時におけるTEER値の経時変化

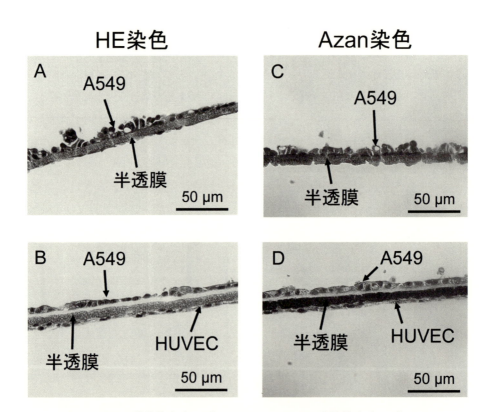

図3　A549の単培養時（A, C）とA549とHUVEC共培養時（B, D）での
HE染色（A, B）とAzan染色（C, D）の顕微鏡写真

第 3 章　*In vitro* 培養肺胞モデルとチップ化検討

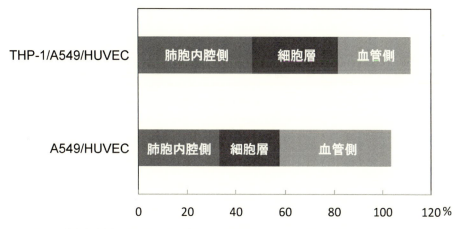

図 4　肺胞内腔側に添加 24 時間後の FITC 標識シリカナノ粒子（直径 30 nm）の分布

剝がれ，細胞層に穴が開くなどして崩壊してしまうと，正確な移行量を評価することができなくなる。そこで我々は，細胞生存率を指標とした 24 時間の細胞暴露試験から，A549 と HUVEC の両種の細胞に毒性を示さない量の 0.2 mg mL^{-1} を用いることにした。また，ここで使用したシリカナノ粒子は，培養液中でも凝集することなく，少なくとも 24 時間分散していることを，動的光散乱法で確認している。

A549 と HUVEC との共培養 4 日後に，事前に THP-1 から分化させたマクロファージ様細胞を A549 細胞層表面に播種し，さらに 24 時間培養した後，FITC 標識シリカナノ粒子を含む培養液を肺胞内腔側に添加してみた。THP-1 非存在下の場合に比べて，肺胞内腔側から血管側へのナノ粒子の移行量は抑えられており，さらに，全細胞層中のナノ粒子の存在量が多くなっていることも明らかになっている（図 4）。この現象は，マクロファージ様細胞がナノ粒子を貪食したことによるものであり，ある程度生体内で起こり得る妥当な応答と言える。これらのことから，ここではヒト由来の肺胞 II 型細胞株を使用しているものの，肺胞由来細胞のみの単培養システムよりも，肺胞様マクロファージと血管内皮細胞との共培養システムを用いることで，ヒト応答の予測性は著しく高まるだろう。

4　ラット初代細胞を用いた肺胞上皮モデル

先に述べたとおり，ナノ材料を含む化学物質の経肺暴露および吸収試験には，動物実験が広く用いられている。この動物実験との一致を検証するための *in vitro* 評価系を確立することも，ヒト応答評価系の構築と同様に重要である。肺胞表面積の 95% が I 型細胞であることから，我々は，ラット初代細胞での肺胞 I 型細胞と肺胞マクロファージの共培養系を確立するとともに，ナノ粒子に対する経肺吸収応答も評価している。

ラット初代Ⅰ型細胞の単離方法は提唱されているものの，作業が繁雑であることから，あまり一般的ではない。Ⅱ型細胞は，Ⅰ型細胞の前駆体でもあり，単離後一定期間培養すると，次第にⅠ型細胞に分化することが知られている[4]。このことから，Ⅱ型細胞の単離が一般的である。

10週齢のラットから単離したⅡ型細胞を，マトリゲルを被覆した半透膜に 1.0×10^5 cells cm^{-2} で播種し培養すると，48時間程度まではⅡ型細胞の状態を維持し，その後は徐々に分化し始める。培養6日目の頃までには，全ての細胞が非常に薄く扁平なⅠ型細胞へと分化する。このときの細胞接着密度は，$3.0 \sim 4.0 \times 10^4$ cells cm^{-2} となった。この様子をTEER値から観察すると，培養4日目頃から次第にTEER値が増加し始め，培養6日目以降ではTEER値が300 Ω cm^2 以上になり，少なくとも5日間維持される（図5）。生体内の肺胞上皮細胞層のTEER値は，実験的手法の限界により困難であることから不明であるものの，少なくともヒト肺胞Ⅱ型細胞株A549と比べて，1桁大きい値を示している。これは，ラット初代肺胞Ⅱ型細胞からⅠ型細胞へと分化し，細胞間で堅固な接着結合が形成しているからである。

我々は，ここで得られた細胞層に，ラットから単離した初代肺胞マクロファージと共培養させることで，ラットの肺胞モデルを構築した。具体的には，培養6日目のⅠ型細胞へと分化した細胞層表面に，単離した肺胞マクロファージを播種して，24時間培養した。本培養系での肺胞マクロファージの最終的な密度は約 4.8×10^3 cells cm^{-2} であり，この値は生体の肺胞内とほぼ同程度（$3.0 \sim 6.0 \times 10^3$ cells cm^{-2}）である[5]。なお，ここで使用した肺胞マクロファージの貪食性を，酸化チタン（TiO$_2$）粒子（直径約1 μm）を暴露して調べてみた。THP-1から分化させたマクロファージ様細胞はほとんど貪食しなかったものの，それに比べて単離したラット初代肺胞マクロファージは，遊走しながら広範囲の粒子を活発に貪食することが明らかになっている（図6）。

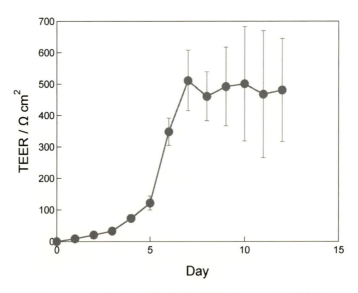

図5 ラット初代肺胞Ⅱ型細胞の培養期間中でのTEER値変化

第3章　*In vitro* 培養肺胞モデルとチップ化検討

ラット初代肺胞マクロファージ　　　THP-1由来マクロファージ様細胞

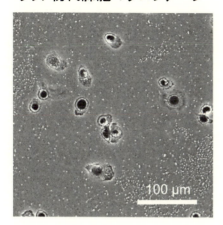 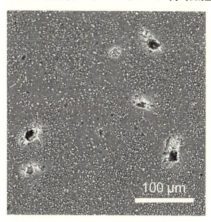

図6　TiO$_2$粒子の貪食の様子

　A549を用いたヒト肺胞モデルの場合と同様に，構築したラット肺胞モデルの経肺吸収特性評価として，シリカナノ粒子の透過性試験を行ってみた．ここでは，0.2 mg mL^{-1}のローダミンB標識シリカナノ粒子（直径約30 nm）を含む培養液を肺胞内腔側に添加し，24時間後の血管側への移行量を調べた．なお，ここで用いたナノ粒子の量も，I型細胞に損傷を与えないことを，事前に確認している．図7に示すように，I型細胞の単培養時に比べて，肺胞マクロファージ／I型細胞の共培養時では，ナノ粒子の肺胞内腔側から血管側への移行が明らかに抑制された．また，細胞層に存在するナノ粒子の量も，明らかに増大していた．これは，肺胞マクロファージがナノ粒子を積極的に貪食したことによるもので，生体内で起こり得る妥当な応答である．一方で肺胞マクロファージは，肺胞II型細胞の増殖能を活性化させる炎症性サイトカインを産生放出することが知られている．肺胞マクロファージ存在下で肺胞I型およびII型細胞の共培養系を用いれば，ナノ粒子の肺胞内腔側から血管側への移行性だけでなく，細胞損傷の現象も含めて，より正確な応答を再現できることになるとともに，動物実験との比較に役立つだろう．この点は今後の課題であり，以下で詳細を述べる．

5　今後の課題

　ここまでは，肺胞由来の細胞とマクロファージ様細胞との静置系共培養モデルの構築について紹介してきた．しかしながら上述してきた培養系は，実際の肺胞の環境とはまだ大きく異なっている．実際の肺胞を模倣した組織を再現するための必要な条件として，①肺胞マクロファージとの共培養，②肺胞上皮・基底膜・血管内皮の階層構造の構築，の検討してきた2条件に加えて，③気液界面培養法の利用，④伸縮運動と液流れの付与，⑤ヒト由来細胞の利用，⑥95％のI型

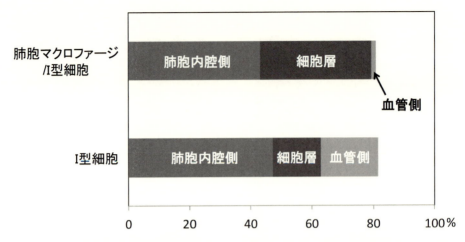

図7 肺胞内腔側に添加24時間後のローダミンB標識シリカナノ粒子（直径30 nm）の分布
（20％弱の粒子は培養器等に吸着してしまったものと推測される。）

と5％のⅡ型細胞で構成される肺胞上皮の形成の4条件も培養系に組み入れるべきである。ここでは，理想的な肺胞モデルの構築に関して，それら4条件の詳細と今後の課題について併せて述べたい。

③ 気液界面培養法の利用

気液界面培養とは，半透膜の下側（血管側）からのみ培養液を接触させ，上側（肺胞内腔側）から空気を接触させる培養法であり，肺や気管支など呼吸器系に適した培養環境を再現することが可能となる[6,7]。この気液界面培養法を用いることで，肺胞上皮モデルや気管支モデルなど呼吸器系の細胞組織のバリア機能が向上することが知られている[8]。一方，ここで注意しなければならないことは，透過性試験などで使用する試料の状態である。ガス試料の場合は問題ないが，ナノ粒子のような浮遊粒子状物質の場合，それらの大気中での分散性を十分に検討しておく必要がある。

④ 伸縮運動と液流れの付与

肺胞は呼吸に伴い伸縮運動を繰り返している。in vitro 肺胞モデルの生理学性を向上させるためには，構築した組織に伸縮運動させることも効果的である。実際に，ハーバード大学・Ingberらのグループは，マイクロ流体デバイス技術を基盤として，マイクロ流路内に設置した半透膜上でA549を用いたヒト肺胞モデルを構築し，血管側の培養液を流しながら半透膜を伸縮運動させることで，肺胞モデルの生理学性が向上することを報告している[9]。したがって培養系に，構築した肺胞モデルが伸縮運動できるような仕掛けや，血管側の培養液が流れるようなシステムを組み込む必要もあるだろう。このとき，Ⅱ型細胞から産生される肺胞サーファクタントが，肺胞上皮の表面を被覆していることが理想的である。

第3章 *In vitro* 培養肺胞モデルとチップ化検討

⑤ ヒト由来細胞の利用

　これは肺胞モデルに限らず，他の臓器モデルでも共通の課題である。臓器モデルの構築には，ヒト初代細胞を用いるのが理想的であるが，入手が困難であり，特に医薬品開発においては，個体差も無視できない。この課題解決には，ヒト iPS 細胞の利用がある。ただし，標準化されたヒト iPS 細胞を大量に確保でき，目的の細胞に低コストで分化させられることが条件となる。

⑥ 95％のⅠ型と5％のⅡ型細胞で構成される肺胞上皮の形成

　単に半透膜上に初代Ⅱ型細胞を播種しても，都合良く95％のⅡ型細胞がⅠ型細胞に分化し，5％のⅡ型細胞がその状態を維持することはないことが，我々の検討からも明らかになっている。生体内でのⅡ型細胞は，肺胞の隅に局在化している傾向があることから[10]，細胞が接着する基板（半透膜）表面の形状制御が重要になるのかもしれない。一方で，血管内皮細胞との共培養や，気液界面培養法の利用が，Ⅱ型細胞の未分化維持およびⅠ型細胞への分化に影響することも報告されている[11]。したがって，肺胞上皮のⅠ型とⅡ型細胞の割合を適切に調節するには，細胞接着基板の形状制御・非実質細胞との共培養・気液界面培養の3要素を組み合わせることが極めて重要になるだろう。

　以上に述べたように，①〜⑥の条件や課題を満たしたり克服したりした肺胞モデルの培養系を構築できれば，極めて生理学性の高い応答を得ることができるとともに，肺胞の直接障害や経肺吸収におけるヒト応答や動物応答の予測性のさらなる向上につながる可能性は極めて高くなるだろう。

6　おわりに

　本章では，これまで我々が検討してきたヒト肺胞モデルとラット初代肺胞モデルの培養系を紹介するとともに，今後の課題について議論した。生理学性の高い肺胞モデルを構築するために我々は現在，多くの研究者に馴染みのある従来のウェル型プレート規格で，半透膜培養器の半透膜が空気圧によって伸縮運動し，血管側の培養液を灌流できる新たな気液界面培養系の開発を進めている。これを実現できれば，一段レベルの上がった使いやすい肺胞モデルを構築できるだろう。また，マイクロ流体デバイス技術を基盤としたチップでは比較的困難となる，スクリーニングなどの多成分評価系にも展開できるようになるものと期待される。

文　　献

1) A. Nel *et al.*, *Science*, **311**, 622 (2006)
2) H. M. Braakhuis *et al.*, *Arch. Toxicol.*, **89**, 1469 (2015)
3) W. Lin *et al.*, *Toxicol. Appl. Pharmacol.*, **217**, 252 (2006)
4) M. Sakagami, *Adv. Drug Deliv. Rev.*, **58**, 1030 (2006)
5) W. A. H. Wallace *et al.*, *Thorax*, **47**, 437 (1992)
6) K. Komori *et al.*, *Anal. Sci.*, **24**, 957 (2008)
7) K. Iwasawa *et al.*, *AATEX*, **18**, 19 (2013)
8) Y. Sakai *et al.*, *AATEX*, **11**, 59 (2005)
9) D. Huh *et al.*, *Science*, **328**, 1662 (2010)
10) E. R. Weibel, *Bull. Physiopathol. Respir.*, **15**, 999 (1979)
11) L. G. Dobbs *et al.*, *Am. J. Physiol. Lung Cell. Mol. Physiol.*, **273**, L347 (1997)

第4章　経口投与薬物の吸収・代謝過程を模倣した小腸-肝臓連結デバイスの開発

岩尾岳洋[*1]，松永民秀[*2]

1　はじめに

　薬剤の経口投与は，非侵襲的かつ利便性に優れた投与経路であり，医薬品の投与として最も多く用いられている方法である。医薬品の体内動態を明らかにする薬物動態試験は，薬物の効果や副作用を予測する上で非常に重要である。経口投与された薬物は，通常小腸にて吸収され，門脈を経て肝臓に達し，一部は代謝を受けてそのまま排泄されるが，他は全身循環血液中に入り，目的とする作用部位に運ばれる。薬物動態試験は，ミクロゾーム等の細胞下画分や細胞を用いた in vitro 試験，あるいは実験動物の臓器・組織を用いた in situ 試験や生体を用いた in vivo 試験にて主に行われている（図1）。実験動物を用いた試験は，種差の問題がありヒトへの外挿が困難である。一方，初代細胞等のヒト由来正常細胞を用いた in vitro 試験は種差の問題を解決できるが，その多くは単一細胞による2次元静置培養にて行われている。組織から分離した初代細胞

1　Ussing chamber法

2　反転腸管法

3　ヒト小腸上皮細胞法：入手困難、高価

4　**Caco-2細胞法：ヒト結腸がん由来細胞**

5　輸送体タンパク質発現系法
　　極性細胞（LLC-PK1、MDCKⅡ）発現系
　　非極性細胞（HEK293細胞、HeLa細胞）発現系
　　アフリカツメガエル卵母細胞発現系

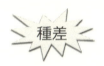
種差

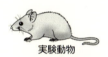
実験動物

ヒト腸組織、
腸管上皮細胞

株化細胞
（Caco-2細胞、
発現細胞系等）

図1　従来用いられてきた経口投与の薬物吸収試験

---

*1　Takahiro Iwao　　名古屋市立大学　大学院薬学研究科　臨床薬学分野，薬学部
　　　　　　　　　　　臨床薬学教育研究センター　准教授

*2　Tamihide Matsunaga　名古屋市立大学　大学院薬学研究科　臨床薬学分野，薬学部
　　　　　　　　　　　臨床薬学教育研究センター　教授

臓器チップの技術と開発動向

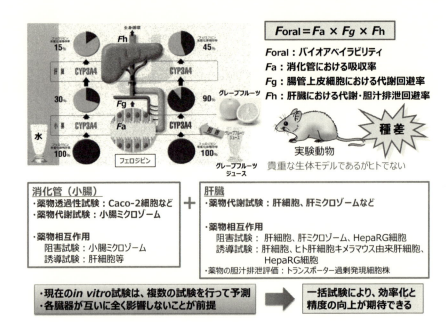

図2　経口バイオアベイラビリティと薬物相互作用

は，培養すると急激に機能が低下するなど，本来の機能を失うことが知られている。この原因として，細胞間同士の相互作用（液性因子による化学的刺激を含む）や臓器特有の物理的刺激（細胞を取り巻く微小環境の機械的刺激を含む）を受けなくなったことが挙げられている。

投与された薬物が全身循環血中に到達し作用する指標である経口バイオアベイラビリティ（F_{oral}）は，消化管における吸収率（F_a），吸収上皮細胞内における代謝回避率（F_g）および肝臓における代謝・胆汁排泄回避率（F_h）の積（$F_{oral}=F_a \cdot F_g \cdot F_h$）で表され，医薬品の効果を予測する上で非常に重要な因子である（図2）。したがって，開発候補化合物のヒトにおける薬物動態を予測する際には，これら腸管および肝臓における初回通過効果を正確に予測することが重要である。経口バイオアベイラビリティは in vitro 代謝実験の結果を生理学的モデルに組み込むことにより，ある程度予測可能である。しかし，複数の臓器を対象とした場合でも各々独立した系で検討が行われており，臓器間で影響を及ぼさないことが前提となっている。このため，腸管での吸収と腸管および肝臓での代謝の結果決定される経口バイオアベイラビリティのより正確な予測には，ヒト正常細胞あるいは組織等の利用に加え，生体を模倣した生体により近い評価系の開発が望まれている。

肝臓に関しては他の複数の章で詳細に述べられていることから，本章では腸管を中心に既存のチップの現状とデバイスに用いる細胞，著者らが研究を行っている小腸-肝臓2臓器連結のデバイスや開発のコンセプトなどを紹介する。

第4章　経口投与薬物の吸収・代謝過程を模倣した小腸−肝臓連結デバイスの開発

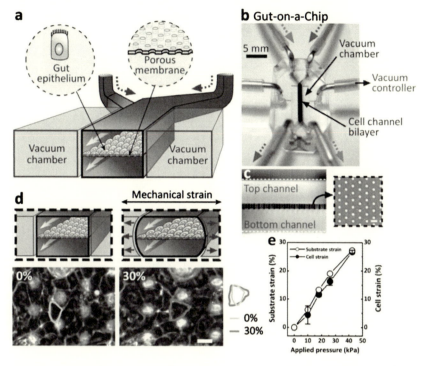

図3　Wyss 研究所の Ingber 博士らによって開発が進められている腸管チップ[1]

2　既存の腸管チップ

　腸管チップ（Gut-on-a-chip）に関しては Wyss 研究所の Ingber 博士らによって開発が進められているデバイスがよく知られている（図3）[1]。このチップは図3a に示すような構造をしており，真ん中の流路に設置された多孔質の膜上に腸管細胞を播種し，灌流を行う。このように灌流培養することで，細胞に対して灌流による刺激（シェアストレス）を与えることができる構造となっている。また，その両側には vacuum chamber があり，空気圧を変化させることで多孔質の膜が伸縮し，腸管の蠕動運動を模した刺激を腸管細胞に与える仕組みとなっている。このチップで培養した腸管細胞（Caco-2 細胞）は通常のセルカルチャーインサート上で培養した細胞と比較して細胞の厚みが増し，短期間でタイトジャンクションを形成することができる。また，極性やクリプト（陰窩）構造が認められ，バリア機能の指標となる経上皮電気抵抗（TEER）値や小腸上皮細胞の特異的機能としてアミノペプチダーゼ活性の亢進も認められる。さらには，腸内細菌（*Lactobacillus rhamnosus* GG）との共培養が1週間以上可能であることも示されている。Shim らも腸管チップの開発に関して報告をしている[2]。彼らはコラーゲンで作製した足場に腸管細胞（Caco-2 細胞）を播種して3次元構造を構築し，灌流による刺激を与えるようなチップを作製している（図4）。このような条件で培養された細胞においては，シトクロム P450 3A4

173

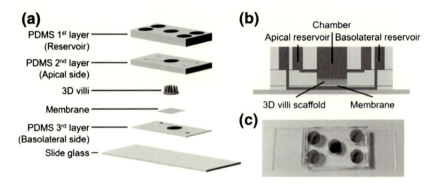

図4　Shimらによって開発が進められている腸管チップ[2]

(CYP3A4) やアミノペプチダーゼによる活性の上昇が認められている。このように，生体を模倣した環境や刺激を与えるチップ上で細胞を培養することで，通常の2次元静置培養と比較して細胞が高い機能を獲得することが報告されている。しかし，薬物トランスポーターの輸送極性等，薬物動態試験や安全性試験への有用性についての評価は十分にできていない。

3　小腸とデバイスに利用可能な細胞

　腸管は，小腸（十二指腸，空腸，回腸）と大腸（盲腸，結腸，直腸）からなる。小腸粘膜上皮は，単層の上皮細胞により構成され，絨毛，陰窩（腸腺）ともに基本的には円柱上皮細胞からなる。上皮は吸収上皮細胞のほか，杯細胞，パネート細胞，腸内分泌細胞，未分化上皮細胞（幹細胞）などから構成され，薬物は主に小腸の吸収上皮細胞から吸収され，毛細血管に回収される。絨毛は，小腸内腔に突出した高さ1mm前後の指状の突起である。上皮細胞の直下には毛細血管が発達し，中心リンパ管の外側を網のように覆う。吸収上皮細胞の頂端側（apical側）には，径80 nm，長さ1 μmの微絨毛と呼ばれる細長い突起が1個の細胞当たり1,000本前後存在し，吸収面積の増大に寄与している。向かい合う吸収上皮細胞同士は，タイトジャンクション，接着帯，デスモゾームからなる結合複合体（junctional complex）と呼ばれる構造を取っている。チップ上で小腸の部分を構成する細胞においては，このような形態的な特徴を有することは重要である。

　小腸は主に吸収・排泄が注目されており，代謝についてはその寄与が小さいと考えられ，これまであまり注目されてこなかった。しかし，小腸上皮細胞を透過する際にはほぼ全ての薬物が代謝酵素に曝露されるため，代謝酵素の絶対量以上に小腸の寄与は大きく，主要な薬物代謝酵素であるCYP3A4で代謝される医薬品の体内動態や薬物相互作用に小腸初回通過代謝が大きく関わることが最近知られるようになってきた（図5）。また，CYP3Aと排泄型薬物トランスポーターであるMDR1/P-gpに対して重複する基質においては，相乗的な相互作用が考えられている[3,4]。

第4章　経口投与薬物の吸収・代謝過程を模倣した小腸−肝臓連結デバイスの開発

さらに，小腸にはCYP3Aとともに複数のグルクロン酸転移酵素（UGT）が高発現しており，これらによる初回通過代謝が，Raloxifeneをはじめとする薬物の低いF_{oral}の要因であることも報告されている[5]。また，エステル型医薬品の生体内変換に関わるカルボキシルエステラーゼ（CES）の発現には顕著な臓器差および種差があり，ヒト小腸にはCES2ファミリーが存在するが，肝臓に高発現するCES1ファミリーは発現しないことから，エステル型のプロドラッグにおいてはCES2ファミリーが吸収過程における薬物の活性化に重要な役割を果たしている。したがって，CYP以外の代謝酵素や薬物トランスポーターなども考慮した，総合的な小腸代謝評価の重要性が非常に高まっている[6]。

薬物の吸収・排泄の予測にはヒト結腸がん由来の細胞株であるCaco-2細胞が最もよく利用されている。しかし，Caco-2細胞は薬物トランスポーターの発現が小腸組織と一部大きく異なる上に，CYP3A4など薬物代謝酵素の発現が極めて低く，リファンピシン等プレグナンX受容体（PXR）のリガンドによるCYP3A4の誘導が認められないなど様々な欠点がある（図5）。さらに，Caco-2細胞は生体と比較して細胞間に強固なタイトジャンクションを形成することから，細胞間隙経路を通過する被験化合物では誤った予測をする恐れがある（図5）。そのため，薬物動態試験に初代ヒト小腸上皮細胞を用いるのが本来は最も望ましい。現在，初代ヒト小腸上皮細胞が市販されており，入手は可能である。武中らは，市販の小腸上皮細胞に含まれている小腸前駆細胞様細胞を単離し，薬物吸収の評価に用いている[8]。本細胞は，Caco-2細胞と類似した薬物トランスポーターの発現に加え，生体に近いタイトジャンクションを形成し，形態的にも小腸上皮細

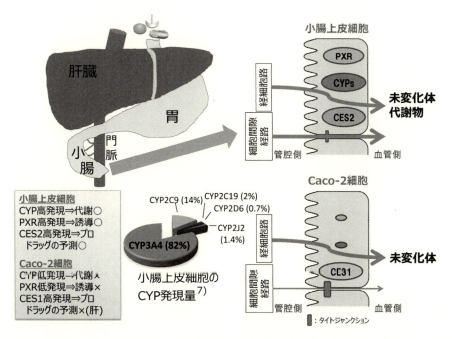

図5　小腸上皮細胞とCaco-2細胞における薬物の吸収プロファイルの違い

胞の特徴を有していることから，吸収評価に対して優れた特性を有している。しかし，CYPの発現が生体と比較して顕著に低く，Caco-2細胞程度であるため，代謝の評価には利用できない。一方，高い薬物代謝能を有する小腸上皮細胞も市販されているが浮遊細胞であるため，極性を持った単層膜を形成する小腸の形態を再現することはできず，薬物の膜透過性試験を行うことはできない。また，この細胞は解凍後数時間しか培養できないことから，利用は限定的である。このように，薬物の吸収と代謝の評価が同時に可能な高機能の初代小腸上皮細胞を安定して入手することは現時点では不可能である。一方，ヒト人工多能性幹細胞（iPS細胞）から小腸上皮細胞への分化誘導が開発され，高い機能を有することが明らかになってきた。

4 ヒトiPS細胞から小腸上皮細胞への分化誘導

近年，ヒトiPS細胞より小腸上皮細胞への分化誘導法がいくつか報告された。これらは，Caco-2細胞より機能的に優れており，今後デバイスへの搭載が大いに期待される。以下に，ヒトiPS細胞からの小腸上皮細胞への分化誘導法について概略を記す。

ヒトiPS細胞から腸管への分化の報告はとても少なく，Spenceらから2011年に初めてヒトiPS細胞から腸管への分化が報告された[9]。この中ではヒトiPS細胞から3次元の腸管様構造体（腸管オルガノイド）を作製しており，この腸管オルガノイドは吸収上皮細胞だけでなく，腸内分泌細胞や杯細胞，パネート細胞，平滑筋細胞など，腸管に存在するさまざまな細胞を含んでいた。また，蠕動運動やペプチドの取り込みなど，腸管に特徴的な機能を有していることも示されており，腸管組織を模倣した*in vitro*系としての利用が期待される。しかし，ヒトiPS細胞由来の腸管オルガノイドは内側が管腔に相当する構造をとっており，また，サイズが非常に小さいため，腸管チップに搭載するためにひとつひとつ切り開いて医薬品の消化管吸収の評価に用いるのは現実的になかなか難しい。そこで，極性を持ち，単層膜を形成する2次元での培養を行うことで，この問題を解決することができると考えられる。現在，いくつかの研究グループから，通常のプレート上で2次元的に培養したヒトiPS細胞由来小腸上皮細胞の作製に関して報告されている。著者らもこれに関して以前より研究を進めており，小腸上皮細胞への分化誘導に効果的かつ薬物動態学的機能の獲得に有用な低分子化合物（MEK阻害剤，DNAメチル化転移酵素阻害剤，TGF-β阻害剤）を見出している[10,11]。この方法によって分化誘導したヒトiPS細胞由来小腸上皮細胞は，小腸において最も重要な薬物代謝酵素であるCYP3A4をはじめとしたさまざまな薬物代謝酵素活性（CYP，UGT，SULT，CES）や取り込みおよび排出トランスポーター活性（PEPT1，OATP，P-gp，BCRP）を有していた（投稿準備中のデータを含む）[10,12,13]。また，この細胞をセルカルチャーインサート上で培養することにより，極性を有していることやタイトジャンクションを形成していることも示された。小腸においては活性型ビタミンD$_3$により核内受容体であるビタミンD受容体（VDR）を介してCYP3A4が誘導されることが知られているが，この誘導に関しても著者らが作製したヒトiPS細胞由来小腸上皮細胞において認められている。

第 4 章　経口投与薬物の吸収・代謝過程を模倣した小腸−肝臓連結デバイスの開発

この他にも Ogaki らは著者らとは異なる低分子化合物（BIO（GSK-3β 阻害による Wnt/β-カテニンシグナル経路の活性化），DAPT（γ-セクレターゼ阻害による Notch シグナル経路の阻害））を用いてヒト iPS 細胞から小腸上皮細胞を効率よく作製することが可能であることを報告している[14]。また，現在腸管上皮のモデル細胞として用いられている Caco-2 細胞や LS180 細胞では VDR，PXR およびグルココルチコイド受容体（GR）のすべてを介した CYP3A4 の誘導を見ることができないが，Negoro らはヒト iPS 細胞由来小腸上皮細胞が VDR 以外の核内受容体である PXR および GR のリガンドによっても CYP3A4 の誘導が認められることを示している[15]。このように，近年ヒト iPS 細胞から小腸上皮細胞への分化誘導に関する研究が進んできており，効率的な分化誘導法の開発や小腸上皮細胞に特徴的な機能の解明が行われている。今後さらに研究が進むことによって，腸管チップに搭載可能なヒト iPS 細胞由来小腸上皮細胞の作製が期待される。

5　小腸−肝臓 2 臓器連結デバイス開発

5.1　デバイスに対する開発コンセプト

　近年，複数の組織・臓器からなる多臓器チップ（Organs-on-a-chip）は，ヒト *in vitro* モデルの先進的な研究分野として医薬品や化粧品開発への応用が大いに期待されており，胃，小腸，肝臓，腎臓等の機能をデバイスに組み込んだチップの開発も試みられている。しかし，例え精密なデバイスができたとしても，薬物動態試験や安全性試験への利用を考えた場合には，デバイスの取り扱いが困難，あるいはそれに用いる機能的な細胞がない場合には，その利用価値は大幅に低下する。また，薬物動態試験や安全性試験は企業間で共通の評価系として使われて初めて意味があるものであることから，結果を得るのに特殊な技術を要するデバイスは適さないと考え，著者らはこのようなデバイスの開発を対象としていない。

5.2　現在開発中のデバイス

　現在，著者らが開発しているデバイスを図 6 に示す。ランニングコストを抑え，かつ従来の薬物透過試験に従事している研究者にとって違和感がないように，吸収評価に多用されているカップ式のセルカルチャーインサートを用いているのが特徴である。この利点としては，小腸部分はカセット式で容易に脱着することが可能であり，肝細胞のみをデバイスに直接播種することができる。ヒト iPS 細胞から小腸上皮細胞への分化誘導は別の容器を用いて行うことができ，タイトジャンクション形成の指標となる TEER 値を測定後，使用直前にデバイスにセットすることが可能である。また，開放系であることから，小腸部分については，腸管側と血管側のサンプリングが任意の時間に可能である。小腸部分を通過した薬物を含む灌流液は，肝臓部分に到達し，灌流後は，mRNA やタンパク質発現解析のために，容易に細胞溶解液等を回収可能である。

177

臓器チップの技術と開発動向

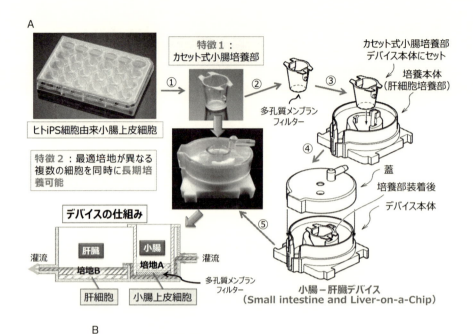

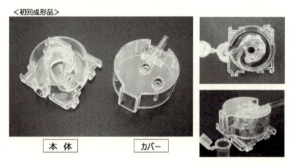

図6　小腸−肝臓2臓器連結デバイスの構造と特徴

6　おわりに

　チップという響きから，小さければ良いとの考えになりがちであるが，デバイスを考える上で細胞培養面積（細胞数）は重要な要素である．例えば，薬物動態試験に用いるデバイスの細胞培養面積が狭いと使用する細胞数は少なくてすむが，代謝物の生成量が検出限界以下となり解析ができなくなる可能性が出てくる．逆に広すぎると解析が容易になる一方で，コストパフォーマンスが悪くなる．最終的には，用いる細胞の機能によって使う細胞の最少量が決まってくる．したがって，何を目的とした試験で，何を測定対象として，どのような機器で解析するかなど，目的

第4章　経口投与薬物の吸収・代謝過程を模倣した小腸−肝臓連結デバイスの開発

や解析条件等がデバイスの形状に大きく影響するため，これらのことを念頭において開発を進め
ていくことが重要である。

文　　　献

1) H. J. Kim *et al.*, *Lab Chip*, **12**, 2165 (2012)
2) K.-Y. Shim *et al.*, *Biomed. Microdevices*, **19**, 37 (2017)
3) L. Z. Benet *et al.*, *Int. J. Pharm.*, **277**, 3 (2004)
4) S. Siissalo and A. T. Heikkinen, *Curr. Drug Metab.*, **14**, 102 (2013)
5) H. Nishimuta *et al.*, *Drug Metab. Pharmacokinet.*, **26**, 592 (2011)
6) H. Komura and M. Iwaki, *Drug Metab. Rev.*, **43**, 476 (2011)
7) A. Galetin *et al.*, *Drug Metab. Pharmacokinet.*, **25**, 28 (2010)
8) T. Takenaka *et al.*, *Drug Metab. Dispos.*, **42**, 1947 (2014)
9) J. R. Spence *et al.*, *Nature*, **470**, 105 (2011)
10) T. Iwao *et al.*, *Drug Metab. Dispos.*, **43**, 603 (2015)
11) N. Kodama *et al.*, *Drug Metab. Pharmacokinet.*, **31**, 193 (2016)
12) N. Kodama *et al.*, *Drug Metab. Dispos.*, **44**, 1662 (2016)
13) T. Kabeya *et al.*, *Biochem. Biophys. Res. Commun.*, **486**, 143 (2017)
14) S. Ogaki *et al.*, *Stem Cells*, **31**, 1086 (2013)
15) R. Negoro *et al.*, *Biochem. Biophys. Res. Commun.*, **472**, 631 (2016)

第5章　腎機能を再現する Kidney-on-a-chip

木村啓志[*]

1　はじめに

　薬剤投与による臓器障害の一つである薬剤性腎障害は，腎臓への血流量の減少や糸球体・尿細管への直接的な毒性によって引き起こされる。創薬プロセスにおいて，前臨床試験段階で腎毒性物質を正確に同定することができれば，臨床試験での腎毒性の影響による候補化合物のドロップアウトの約20%を軽減することができる[1]。また，精度の高い疾患モデルは腎疾患メカニズムの解明に新しい知見をもたらすため，低腎毒性かつ有効な薬物の開発に繋がる。しかしながら，前臨床試験として実施されている動物実験では，ヒトと実験動物の種差に起因する薬物動態機序の違いから，厳密に腎毒性を評価することが難しい。*In vitro* 実験系として，各種動物やヒトの腎スライスや腎由来培養細胞がスクリーニングに利用されているが，生理学性やスループット性の低さが問題として指摘されている。

　これに対して，Organ-on-a-chip 研究分野では，マイクロ流体デバイス技術を活用することで生理学性を高めた *in vitro* 腎臓モデルとして，Kidney-on-a-chip が提案されている。Kidney-on-a-chip については，有効な細胞が少なかったために他臓器と比して開発研究がやや後発になっていたが，ここ数年の初代培養細胞維持技術やヒト iPS 細胞分化技術の向上と相まって，いくつかの研究事例が報告され始めている。そこで本章では，これまでに提案されている *in vitro* で腎機能を再現するための Kidney-on-a-chip について解説する。

2　腎臓の機能と構造

　Kidney-on-a-chip を紹介する前に，腎臓の機能と構造について概説したい。腎臓は薬物動態において重要な ADME（吸収・分布・代謝・排泄）機能の中で，主に排泄の機能を担っており，供給される血液から濾過と再吸収の二段階プロセスによって尿を生成する。

　腎臓は主に皮質と髄質から構成されており，そこに最小機能単位であるネフロンが約100万個集まっている（図1）。ネフロンは，血中成分の不要物を濾過する糸球体と，濾過後の原尿から必要なものを再吸収する尿細管に大別される。糸球体は，内皮細胞，糸球体基底膜（GBM），足細胞（ポドサイト）で構成される濾過障壁を有し，この濾過障壁によって血液中の老廃物や塩分

　***　Hiroshi Kimura　東海大学　工学部　機械工学科，マイクロ・ナノ研究開発センター
　　　准教授

第 5 章　腎機能を再現する Kidney-on-a-chip

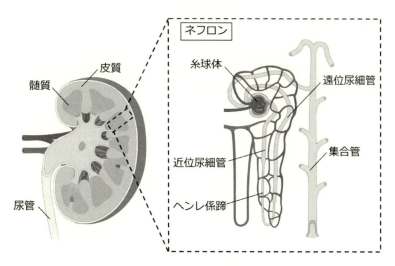

図 1　腎臓の構造

をろ過して原尿を生成する役割を果たしている。一度この障壁が傷害されるとタンパク尿が生じ，重傷だとネフローゼ症候群となる。尿細管は，近位尿細管，ヘンレ係蹄，遠位尿細管，集合管の 4 つの部位から構成されている。糸球体で濾過された原尿は近位尿細管に流れ込み，水分，塩分，糖分，アミノ酸の大部分がここで再吸収される。また，近位尿細管には，糸球体で濾過されなかった血中の薬物をトランスポーターの働きによって能動的に原尿中へと分泌する作用もある。ヘンレ係蹄では水分と塩分が再吸収され，遠位尿細管では各種イオンや薬物の再吸収が行われる。その後，集合管で水が再吸収され，最終的に尿管に合流した尿は腎臓から膀胱へと排出される。

排泄機能の他にも，腎臓は赤血球産生や血圧調整に関する様々なホルモンを産生する役割があり，生体恒常性の維持に関わる重要な臓器である。このような生理学的機能から，投薬時に腎臓が血中を流れる薬物にさらされる機会が多くなることは想像にたやすく，これが腎毒性を引き起こす原因となっている。また，ネフロンの数は生後まもなくして腎臓が完成した後は増加しないことが知られており，自己再生しない臓器であることから一度腎不全に陥ると人工透析による対処療法しかなく，現状では腎移植以外の根治療法がないことも腎臓の大きな特徴である。このように腎臓は創薬における重要な標的臓器であるにもかかわらず，これまでのところ有効な *in vitro* 実験系がなかったことも事実である。

3　Glomerulus-on-a-chip：糸球体モデルデバイス

特に，糸球体の濾過障壁については，その構造の緻密さから *in vitro* 実験系として有用なものが存在しなかった。これに対して，Wang らは，Organ-on-a-chip 技術を活用した *in vitro* 疾患

臓器チップの技術と開発動向

モデルとして，初期の糖尿病性腎症を再現した Glomerulus-on-a-chip である糸球体モデルデバイスを提案した[2]。このデバイスは，糸球体の 3D 濾過障壁構造を再現し，物質透過性の評価を実施できるように複数の流路が平行に並んだ流路で構成されている（図2a）。彼らは，ラットから採取した糸球体組織をマトリゲル層表面に配置し，灌流培養することによって，自己組織的に 3D 濾過障壁様構造を得ることに成功した。また，このモデルを使って，糖尿病性腎症で観察される高濃度のグルコース曝露によって誘発される濾過障壁の病理学的応答の再現を試みた。その結果，高血糖がアルブミンに対するバリア透過性の増大およびタンパク質尿症をもたらす糸球体機能不全の発症において重要な役割を果たすことを明らかにした。

Ingber らの研究グループは，Lung-on-a-chip として著名な機械的伸張操作が可能なデバイス[3]を活用し，ヒト iPS 細胞由来ポドサイトを用いた 3D 濾過障壁構造を実現している（図2b）[4]。このデバイスは，伸縮可能なポリジメチルシロキサン（PDMS）製の多孔膜によって仕切られた二層式の中央流路構造と，その両側に配置された中空チャンバ層から構成されており，中空チャンバ層内圧力を制御することによって，PDMS 製多孔膜を伸縮させることができる仕組みになっている。Musah らは，腎血流の周期的な脈動に起因する糸球体の動的な変形をモデル化するために，この PDMS 製多孔膜頂端側でヒト iPS 由来足細胞を，同膜の反対側で初代ヒト糸球体内皮細胞を培養することで，濾過障壁の 3D 構造を再現した[4]。ここで重要なことは，構造や遺伝子発現系がポドサイト様であるだけでなく，この in vitro 濾過障壁モデルが，分子サイズの大きなアルブミンに対してバリアとして働くが，イヌリンなどの外因性小分子は血漿から自由に濾過するという in vivo の濾過障壁と同様の機能を有していることである。さらに，抗がん剤であるアドリアマイシンの曝露によってポドサイトの脱落として見られる腎毒性現象を再現可能であることが示唆されている。すなわち，このような結果は，複雑な糸球体構造をモデル化するためには，細胞の形態や機能，分化状態を制御することの重要性を示しており，3D 空間で細胞間相互作用や機械・化学的な刺激を制御可能なマイクロ流体デバイスの糸球体疾患モデルへの有用性と可能性を示している。

a：Wangらのデバイス　　　b:Musahらのデバイス

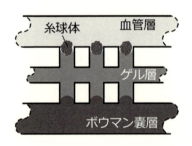
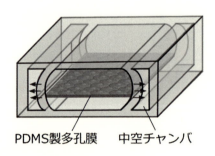

図2　糸球体モデルデバイスの例[2,4]

182

第5章 腎機能を再現する Kidney-on-a-chip

4 Tubule-on-a-chip：尿細管モデルデバイス

　尿細管は，物質の再吸収機能だけでなく，薬物の代謝にも関与する組織なので，薬物動態にも大きく関わる部位である。安定した細胞株が樹立されているため Glomerulus-on-a-chip と比べれば，研究報告事例が多い。もっともシンプルな形状の Tubule-on-a-chip は，単層流路の底面にイヌ腎臓尿細管上皮細胞（MDCK 細胞）やヒト腎近位尿細管上皮細胞（HK-2 細胞）を配置し，培地の流れによるせん断応力を付加するものである（図3a)[5〜7]。これらのデバイスを用いた実験結果から，せん断応力が，これらの尿細管由来細胞の厚みや Na/K ATPase の発現量の増加，繊毛形成の促進に影響を与えることが明らかとなった。すなわち，これらの結果は，適切に制御されたせん断応力の負荷によって腎由来細胞の生理学的挙動を再現可能であることを示唆している。

　マイクロ流体デバイス上で尿細管の再吸収機能を再現するための試みとして，せん断応力を負荷するだけでなく，多孔膜で上下に仕切られた二層構造によって物質透過性の評価が可能な Tubule-on-a-chip も提案されている（図3b)[8,9]。Jang らは，二層流路デバイスを用いて，ラット髄質内層集合管細胞やヒト初代培養近位尿細管細胞を多孔膜上で培養することで極性を発現させた尿細管モデルを構築した。これらを用いて，基底膜側流路にバソプレッシンやアルドステロンなどのホルモン類を投与すると頂端膜側流路の浸透圧や Na 濃度が変化するという生理学的応答を再現可能であることを示した。また，同様のデバイスを用いた実験結果から，せん断応力は細胞形態の配向性を誘導するだけでなく，P 糖タンパク質や細胞極性，繊毛などの発現を促し，アルブミンやグルコースの再吸収を促進させることを明らかにしている。この他，より生理学的な管構造を模倣するための試みとして，Ng らは，管状の中空糸膜をマイクロ流路内に組み込むことで尿細管の管構造を再現するデバイスも提案している（図3c)[10]。このように，尿細管についても Organ-on-a-chip 技術を活用して様々な試みが進められている。

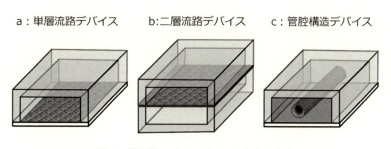

図3　尿細管モデルデバイスの構造の分類

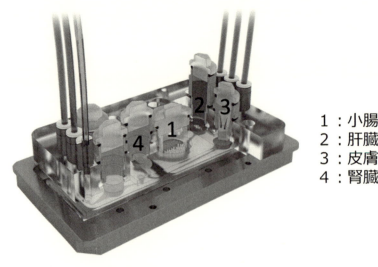

図4 腎臓を含む4臓器モデルシステム[13]

5 腎機能を集積化した多臓器モデルデバイス

　複数臓器の機能を一つのチップ上に実現したOrgans-on-a-chipあるいはBody-on-a-chipと呼ばれる多臓器モデルデバイスも提案されている。Body-on-a-chipの詳細説明については他章に譲り，ここでは腎機能に関連したものだけを紹介する。Imuraらは，透析膜部と薬剤標的臓器培養部を単一流体ネットワーク上に設けることで，糸球体の濾過による排泄機能を実現した抗がん剤アッセイデバイスを提案している[11]。Choucha-Snouberらは，肝モデル細胞であるHepG2細胞やHepaRG細胞と，MDCK細胞とを共培養可能なマイクロ流体デバイスによって肝臓－腎臓モデルを構築し，これを用いてイフォスアミドの代謝物による腎毒性の観測を報告している[12]。さらに，Maschmeyerらは，腎臓，小腸，肝臓，皮膚の4臓器系の相互作用が観察可能な複数臓器モデルシステムを提案している（図4）[13]。これまでのところ本システムを用いた薬物投与実験には至っていないが，彼らがこのデバイスの産業化を目指して，ベンチャー企業「TissUse」を立ち上げて販売に乗り出していることは特筆すべき点である。複数臓器システムに関しては，腎機能のみをターゲットとしているKidney-on-a-chipと比して発展途上ではあるものの，各研究者や企業の努力によって今後の発展が期待されるところである。

6 おわりに

　本章では，創薬における薬効や腎毒性評価の*in vitro*腎臓モデルとしてのKidney-on-a-chipについて解説した。ここで紹介したとおり，他臓器に比べ極めて複雑な構造と機能を持つ腎臓においても，Organ-on-a-chip技術は*in vivo*の組織構造や機能，疾患を再現するための手法とし

第 5 章 腎機能を再現する Kidney-on-a-chip

て極めて有効なアプローチとなり得る。現在のところ腎機能を完全に再現するためのモデルである糸球体と尿細管の両機能を集積化した Nephron-on-a-chip についての報告は未だになされていないが，これについては，筆者らの研究チーム等で開発研究を進めており，今後の進展が期待される。また，Kidney-on-a-chip 研究におけるボトルネックであった細胞ソースについても，ここ数年の iPS 細胞の腎細胞分化技術の発展によって解決の糸口が見えてきている[14, 15]。これらの細胞を導入して高精度かつハイスループット処理を実現する Kidney-on-a-chip が実用化されれば，腎毒性や腎疾患に対する薬効を低コストで迅速に評価することができるため，創薬研究を加速するための革新的創薬ツールとして期待することができる。

文　　献

1)　H. C. Huang *et al., Tissue Eng. Part A*, **19**, 2024 (2013)
2)　L. Wang *et al., Lab Chip*, **17**, 1749 (2017)
3)　D. Huh *et al., Science*, **328**, 1662 (2010)
4)　S. Musah *et al., Nat. Biomed. Eng.*, **1**, 0069 (2017)
5)　H. C. Huang *et al., Tissue Eng. Part A*, **19**, 2024 (2013)
6)　M. Zhou *et al., Biomaterials*, **35**, 1390 (2014)
7)　E. M. Frohlich *et al., Integr. Biol.*, **4**, 75 (2012)
8)　K. J. Jang and K. Y. Suh, *Lab Chip*, **10**, 36 (2010)
9)　K. J. Jang *et al., Integr. Biol.*, **5**, 1119 (2013)
10)　C. P. Ng *et al., Int. J. Tissue Eng.*, **2013**, 1 (2013)
11)　Y. Imura *et al., Anal. Chem.*, **85**, 1683 (2013)
12)　L. Choucha-Snouber *et al., Biotechnol. Bioeng.*, **110**, 597 (2013)
13)　I. Maschmeyer *et al., Lab Chip*, **15**, 2688 (2015)
14)　M. Takasato and M. H. Little, *Development*, **142**, 1937 (2015)
15)　R. Nishinakamura *et al., Pediatr. Nephrol.*, **32**, 195 (2017)

第6章 流体デバイスを用いた ES/iPS 細胞由来 肝臓モデル

田川陽一[*1], 玉井美保[*2], 藤山陽一[*3]

1 序論

口から摂取された食物は消化管を通る間にタンパク質，糖質，脂質は各々，アミノ酸，単糖，脂肪酸に分解され，腸管で吸収されて毛細血管－門脈を経由して肝臓に運ばれる。肝臓では，糖や脂質の代謝，胆汁酸の合成・分泌，血漿タンパク質の産生などが行われている。他にも肝臓は，アンモニアや薬物などの代謝・解毒も行っており，肝臓は生命維持において必要不可欠な臓器である。

主な肝臓の働きは肝実質細胞（肝細胞）が担っており，その数百の役割のほとんどを各肝細胞が同時に担っている。一般的に他の臓器・組織の細胞は1細胞で1役であることから，肝細胞が特殊であることがわかる。しかし，肝臓から調製・単離した初代培養肝細胞を培養するとそれら多くの肝機能は低下してしまう。肝細胞の機能を維持するためには特別な培養法が必要であると思われているが，多機能である肝細胞を単独でいかに培養するか，これまでスキャフォールド（バイオマテリアルの開発）や培養装置の工夫が試みられてきたが，いまだに肝機能を維持できることに成功はしていない。暫定的に，初代培養肝細胞を培養した毒性試験などが行われているのが現状である。そこで，細胞培養というこれまでの手法からのアプローチではなく，個体における肝臓を組み立てることを目標にしたアプローチが必要ではないかと我々は考えている。

2 これまでのマイクロ流体デバイスを用いた細胞培養

近年，マイクロ流体デバイスの技術が発展しているが，肝機能が低下してしまうディッシュ上での初代培養肝細胞の培養をマイクロ流体デバイス上で再現するといっただけでは先述した理由から細胞生物学上の優位性は期待できない。

それぞれの臓器に対応して樹立され利用されている各々の細胞株をマイクロ流路培養デバイスで培養（Organ on a chip）し，各々を連結した *in vitro* システムは，Body（Living）on a chip

---

＊1　Yoh-ichi Tagawa　東京工業大学　生命理工学院　准教授
＊2　Miho Tamai　東京工業大学　生命理工学院　特別研究員；北海道大学
　　　大学院歯学研究院　助教
＊3　Yoichi Fujiyama　㈱島津製作所　主任研究員

第6章　流体デバイスを用いたES/iPS細胞由来肝臓モデル

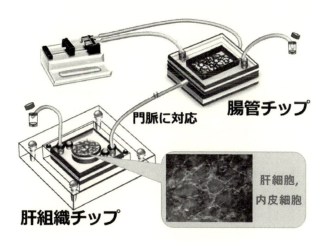

図1　腸管−肝組織チップ

と呼ばれる[1]。しかし，このデバイスは生物という概念からは以下の①〜③の点において大きく外れており，デバイス技術の進歩に細胞生物学の知見や技術が追いついていない。

①哺乳類の組織・臓器は，複数種の細胞が秩序的な配列で構成されることにより必要な機能を発揮できるが，このシステムでは単に各種の細胞培養ディッシュの連結である。②用いられている細胞は，腫瘍に由来する細胞株または初代培養細胞であり，特異的な機能が低いかほとんどない，または機能維持の培養が確立されていない。腫瘍細胞で構成されているシステムは生命体とは言えない。③哺乳類は1つの細胞である受精卵から始まり，最終的には多種・多数の細胞からなる組織や臓器を有する1つの生命体となるが，このデバイスの細胞は複数種の個体由来であり，老化レベルもまちまちである。

マイクロ流路による実際の組織の微小環境の再現や臓器間を連結した（例えば，腸管−肝；図1）培養システムを利用した個体実験（動物実験）に近い薬物動態試験が試みられつつある。本稿における著者らは，肝組織のみが担当であるので腸管−肝チップに関しては述べずに，肝臓の組織構造の模倣することの重要性についての我々の検討について概説するが，臓器間の連携は生命体における臓器に近づけるためには必須と思われる。

3　肝臓の構造

生体の肝臓は肝小葉と呼ばれる六角柱様の単位構造の集合体である。その単位構造体の各頂点には腸管からの門脈，中心には中心静脈があり，門脈と中心静脈をつないで肝類洞と呼ばれる肝臓特有の毛細血管が肝小葉内を走っている。図2に示すように，腸管から取り込まれた物質が肝小葉内に肝門脈から連結している類洞側より運ばれ，物質特異的に肝細胞内へ取り込まれ，代謝などが行われる。さらに，肝細胞同士の接触領域に形成する微小胆管へ胆汁酸や毒物などを排出

している。このように肝細胞や類洞内皮細胞，微小胆管などが秩序的に配置されて肝小葉という単位が形成されており，肝細胞を中心に見ると，肝細胞同士側，類洞側，そして，微小胆管形成部位という3つの細胞極性を有することによって，多くの肝機能を発現している。我々が健康的かつ機能的に生活を営むには上水道と下水道が必要であるように，肝組織には類洞という上水道と胆管という下水道が存在しており，肝細胞が生存し機能を十分に発揮するには，これら上下水道システムが構築されていることが必要である。

肝臓を構成する細胞は，肝細胞のみならず，非実質細胞としての類洞を形成している内皮細胞や星細胞，クッ

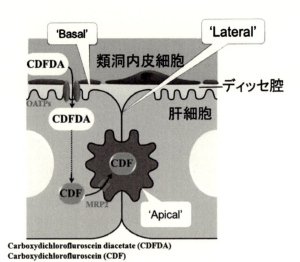

図2 肝組織における肝細胞の細胞極性
肝細胞のBasal側特異的に局在しているトランスポーター：OATPによりCDFDAは幹細胞内に取り込まれ，細胞質内に局在しているエステラーゼによって脱酢酸されてCDFとなり，CDFはApical側に局在しているMRP2により微小胆管に排出される。

パー細胞などがある。類洞内皮細胞の外側はディッセ腔と呼ばれる細胞外マトリクスが存在し，その外側を肝細胞が取り囲んでいる。ディッセ腔には星細胞が散在し，類洞内には一般的な血球系細胞の他にもマクロファージ様細胞のクッパー細胞が存在している。肝臓の中の肝細胞を中心にみると，類洞側のbasal，肝細胞同士の接触面のlateral，微小胆管側のapicalといった細胞極性（図2）を有し，各々の細胞極性面に特異的にトランスポーター分子が局在している。したがって，細胞極性が確立していないと肝臓に対する代謝・動態試験などは不可能である。少なくとも，これらの極性を有した肝組織を構築するには，肝細胞と内皮細胞が必要である。しかも，それらの細胞種は単に混在していればよいのではなく，細胞極性という組織構造を有しているからこそ，肝細胞は多機能になり得ている。我々の社会構造と全く同じであり，組織は重要である。

4　肝組織培養モデルと流体デバイス

肝組織培養モデルは，単に肝細胞のみや肝細胞と肝非実質細胞の単純な混合培養とは異なり，肝組織の構造を構築していることが必要である。そのために，マイクロ流体デバイスの構造を工夫して類洞様構造を構築する手法①か，ディッシュ上で肝組織様構造を構築できたものを流体デバイスで培養できるようにする手法②と③を試みた。さらに，ディッシュ上では，我々は2つの独立した組織構築を行っている。

① 類洞構造は，類洞内皮細胞からなる管腔構造にディッセ腔を介して肝細胞が並んでいる。

第6章　流体デバイスを用いたES/iPS細胞由来肝臓モデル

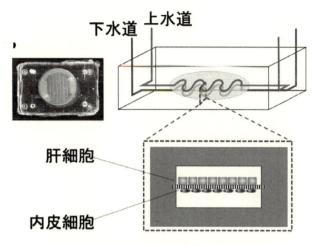

図3　肝類洞と微少胆管を考慮した流体デバイス

そこで，セルカルチャーインサートのように膜の上下に肝細胞と内皮細胞を培養し，流路として上下水道を構築する試みであった（図3）。

② EHSゲル上に血管内皮細胞が播種されるとネットワーク上に展開し，管腔構造を構築する。さらに，その血管内皮細胞ネットワーク上に肝細胞を播種すると初代培養マウス肝細胞は内

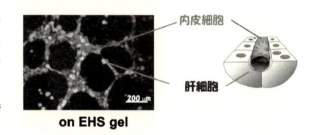

図4　EHSゲル上に内皮細胞ネットワークを伴った肝細胞の共培養IVL

皮細胞ネットワークに向かって遊走し，類洞様構造を構築（in vitro Liver（IVL）モデル，図4）すること[2]がわかり，carboxydichlorofluorescein diacetate（CDFDA）投与により細胞極性も有していることが示せた[3]。アセトアミノフェンを添加し肝毒性評価をすると，単に肝細胞を培養するよりもこの類洞様構造の内皮細胞−肝細胞培養の方が有意に高いことが示された。さらに，ヒトB型肝炎ウイルス（HBV）遺伝子持続発現肝癌細胞株（Hep G2.2.15, HuH-HB-Ae）を用いたIVL（IVL[Hep G2.2.15/HuH-HB-Ae]）では，平面上の共培養に比較しHBV遺伝子の発現およびウイルス粒子や抗原タンパク質の培地中への放出レベルが上昇していることが確認された[3]。

この手法を応用して，ヒトES/iPS細胞を内胚葉系に分化した後に内皮細胞ネットワークに播種したところ，同様にヒトES/iPS細胞由来内胚葉系譜細胞は内皮細胞ネットワークに向かって遊走し，肝機能を有するようになり，同様な肝組織様構造を構築できた（IVL[hES/iPS]）。さらにHBVのレセプターであるsodium taurocholate cotransporting polypeptide（NTCP）の発現が2週間以上維持され，HBVの感染・増殖も確認できた。

そこで，EHSゲルに播種した細胞の培養が可能となるマイクロ流体デバイスの開発を行った。

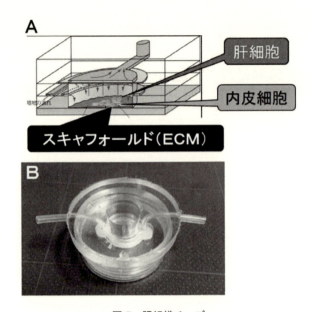

図5 肝組織チップ
A：肝組織チップの設計例，B：実際の肝組織チップ（PDMS製）。

EHSゲルが剥がれたり，細胞死が起きれば，たちまち流路に梗塞が生じるので，如何に梗塞が起きないようにするかが重要となる。培地の流入が一点に集中しないように，図5で示したように培養槽の周囲から流れ込むことを設計し，培地を一定の流速で供給した場合は，しなかった場合に比べて有意に肝機能が向上することが確認できた。

③　ES/iPS細胞は身体のすべての細胞種へ分化できる万能性（pluripotency）を有していることから，ES/iPS細胞からの再生医療研究が注目を浴びて久しい。ES/iPS細胞から肝幹細胞を分化誘導し細胞移入療法などを検討している研究成果が多く報告されているが，肝細胞そのものを培養する手法は先述したように確立していない。しかしながら，ES/iPS細胞から肝細胞への分化誘導に成功して培養しても高機能が維持できるという報告が多い。これらはこれまでの肝細胞の培養研究の現状と大きく矛盾する。我々は，肝組織を構築することが重要であり，個体の肝臓組織と同じようにするためには，肝臓器官形成を模倣して，ES/iPS細胞から分化させるのが良いと考え，ES/iPS細胞から内皮細胞ネットワークを有した肝組織への分化誘導（図6）に成功し，2005年に報告した[4]。ES/iPS細胞から，発生における三胚葉（内，中，外胚葉）に分化させ，その中胚葉領域から心筋細胞を出現させることができる。心筋細胞から肝臓分化シグナルが産生されると，その周囲に，内胚葉由来の肝前駆細胞が現れて増殖を始める。その肝前駆細胞の増殖コロニーの中に，中胚葉由来の内皮細胞が遊走を始め，個体発生の肝器官形成時の肝芽と類似した組織構造が形成（$IVL^{mES/iPS}$）される[4~7]。この$IVL^{mES/iPS}$は図2のような肝細胞の極性も再現されていることもわかった。この$IVL^{mES/iPS}$はほとんどの代謝機能などを有し，肝細胞

第6章 流体デバイスを用いた ES/iPS 細胞由来肝臓モデル

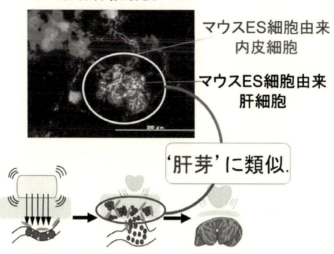

図6 肝の器官形成を模倣したマウス ES 細胞から血管内皮細胞ネットワークを有した肝組織構築[4]

特有の細胞極性も構築されている[7]。しかしながら，IVL$^{mES/iPS}$ はチトクローム P450 による反応パターンが胎仔肝に相当していることから，様々な刺激に暴露されることによる肝組織の成熟化が必要であることがわかった。我々は2007年に IVL$^{mES/iPS}$ の未成熟を報告[5]したが，いまだに ES/iPS 細胞から分化した細胞のほとんどが未成熟であり，成熟化への誘導法が確立されていない。

この IVL$^{mES/iPS}$ も同様な肝組織チップで培養したところ，培地を一定の流速で供給した場合は，しなかった場合に比べて有意に肝機能が向上することが確認できた。

5 最後に

哺乳類の個体はさまざまな細胞種から構成されている。肝臓においては構造単位が肝小葉であり，その中に肝細胞と非実質細胞が組織構造を構築している。その肝組織中の肝細胞は実は全く全て同じ役割を担っているのではなく，門脈側から中心静脈側では，肝機能の役割が異なっていることもわかっている。類洞の流れの中でさまざまな物質の濃度勾配ができることからもその必要性は合理的である。個体と同じ臓器をマイクロ流体デバイスで再現しようとする場合は，個体のすべての臓器の培養系を連結させなければ困難ではないかと我々は考えている。そのためには，これまでの Body-on-a-chip とは全く異なる個体チップというアプローチが必要であると我々は考えている。

文　　献

1) M. Baker, *Nature*, **471**, 661 (2011)
2) Y. Toyoda *et al.*, *Drug Metab. Dispos.*, **40**, 169 (2012)
3) S. Ahn *et al*, *J. Biosci. Bioeng.*, **118**, 107 (2014)
4) S. Ogawa *et al.*, *Stem Cells*, **23**, 903 (2005)
5) M. Tsutsui *et al.*, *Drug Metab. Dispos.*, **34**, 696 (2006)
6) M. Tamai *et al.*, *J. Biosci. Bioeng.*, **112**, 495 (2011)
7) M. Tamai *et al.*, *Amino Acids*, **45**, 1343 (2013)

第7章 マイクロ流体システムによる血管形成モデルと肝細胞3次元培養モデルの融合

須藤 亮*

1 血管形成の培養モデル

我々の体の中に張り巡らされた血管網は心臓から送り出された血液を全身に供給している。この血流にのって酸素や栄養が末梢組織の細胞へ送り届けられるため，生体組織において血管網は必要不可欠である。再生医療・組織工学の発展によって近年様々な組織・臓器の再生手法が開発され，皮膚や角膜のような2次元のシート状組織や3次元であるが血管を含まない軟骨のような組織についてはある程度組織再生が実現しており，臨床応用が実現している例もある。その一方で，肝臓・腎臓・膵臓などのような3次元の臓器については，今もなお再生手法が確立されていない。この理由の1つとして3次元の臓器には血管が含まれることが挙げられる。すなわち，これらの3次元臓器を再生するためには，臓器特有の機能を担っている実質細胞（肝臓であれば肝細胞）を用いて立体組織を構築すると同時に，臓器の中に張り巡らされている血管についても再生しなければならない。これらの実質組織と血管は互いに独立して再生させるだけでは不十分であり，お互いが有機的に組み合わさることによって組織や臓器を形成している。そのため，実質組織と血管網が複雑に組み合わさった3次元臓器を再生する手法は困難を極めている。このような3次元臓器を再生する第一歩として，実質細胞と血管の相互作用を調べる必要がある。そこで，末梢の組織に酸素と栄養を供給するためには，大動脈のような太い血管ではなく，末梢組織において酸素と栄養を送り届ける毛細血管を構築する必要がある。以上の理由から，生体外の細胞培養によって毛細血管を構築する手法は再生医療・組織工学において極めて重要な位置づけにある。

細胞培養によって毛細血管を構築するためには，血管内壁を裏打ちしている血管内皮細胞の3次元培養を行う必要がある。3次元培養において血管を形成するモデルには Angiogenesis 型と Vasculogenesis 型の2つの様式がある[1,2]（図1）。Angiogenesis 型では既存の血管から新たな血管が形成される。培養皿に用意したゲル（コラーゲンゲルやフィブリンゲルなど）の表面に血管内皮細胞を播種すると，細胞が増殖しゲルの表面を一面に覆う細胞層を形成する（Angiogenesis 型 step 1）。この細胞層は既存血管の内腔を構成する細胞の一部を模擬している。この時，培養液に血管形成の促進因子（vascular endothelial growth factor：VEGF や basic fibroblast growth factor：bFGF など）を添加しておくと，一部の血管内皮細胞が応答してゲルの中に潜り込み，

---

* Ryo Sudo 慶應義塾大学 理工学部 システムデザイン工学科 准教授

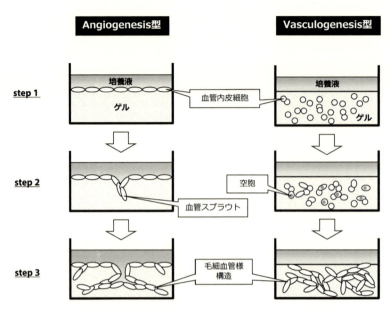

図1 血管内皮細胞の3次元培養によるAngiogenesis型と
　　Vasculogenesis型の血管形成

新たな血管の芽（血管スプラウト）を形成する（step 2）。これがAngiogenesis型血管形成の始まりである。さらに培養を続けると血管スプラウトが分岐しながらゲル内部を伸長し，毛細血管様のネットワーク構造を形成する（step 3）。一方，Vasculogenesis型の血管形成では血管の発生段階を模擬しているため，既存血管に相当するゲル表面の細胞層はなく，血管内皮細胞をゲルの内部に包埋して培養する（Vasculogenesis型step 1）。この状態で血管形成促進因子を添加して培養すると血管内皮細胞がゲルの内部で3次元的に伸展し，一部の細胞が細胞質に空胞を形成するようになる（step 2）。さらに培養を続けると伸展した細胞同士がつながるとともに，複数の細胞において空胞が連続するようになり，毛細血管様構造の内腔を形成する（step 3）。以上のように毛細血管はAngiogenesis型およびVasculogenesis型の3次元培養モデルによって形成することができる。

　3次元培養による血管形成モデルは，複雑な生体内の環境から独立したシンプルな培養条件下で解析ができるため，血管の出芽・伸長・分岐・安定化などのメカニズムを調べるために大変有用である。これまでに生体外の血管形成モデルを用いて多くの研究が行われており，血管形成プロセスに重要な細胞間相互作用や生化学的因子に基づく分子メカニズムなどが明らかにされてきた[2,3]。また，血管形成には生化学的因子だけでなく，血流に起因するせん断応力などの力学的因子も重要であることが知られている。たとえば，Angiogenesis型の血管形成モデルにおいてゲル表面の血管内皮細胞層にせん断応力を負荷すると，ゲル内部における血管形成が静置培養に比べて有意に促進されることが報告されている[4]。血管形成は3次元的なゲルの内部で起こって

第7章　マイクロ流体システムによる血管形成モデルと肝細胞3次元培養モデルの融合

いるにも関わらず，ゲル表面の血管内皮細胞層に対するせん断応力の刺激によって影響されることを示すこの結果は大変興味深く，Angiogenesis 型の血管形成において既存血管に相当するゲル表面の細胞層と血管形成部位であるゲル内部の細胞は互いに密接に関係していることを示唆している。また，血管形成を支配する力学的因子としてゲルの弾性率も重要であることが知られている。たとえば，Vasculogenesis 型の血管形成モデルにおいてゲルの弾性率に依存して血管形成プロセスが変化する[5]。この研究ではゲルの弾性率が異なることによって，細胞が発生する力が変化し，結果として血管形成が調節されることを示している。一方，Angiogenesis 型の血管形成モデルにおいて異なる弾性率のコラーゲンゲルを用いると，形成される血管の形態が大きく異なる[6]。具体的には，pH 5 でゲル化した柔らかいゲルを用いると血管スプラウトは多いが，細くて浅い血管ネットワークが形成され，pH 9 でゲル化した硬いゲルを用いると血管スプラウトは少ないが，太くて深い血管ネットワークが形成された。

3次元培養による血管形成モデルの従来研究では培養皿が用いられてきたが，近年マイクロ流体デバイスを用いた細胞培養技術の発展に伴ってマイクロ流体デバイスにおいても血管形成モデルを再現できるようになった。いくつかの研究グループから論文が報告されているが，いずれのマイクロ流体デバイスも本質的な構造は同じであり，マイクロ流路の近傍に3次元ゲルが配置された構造になっている[7〜12]。マイクロ流体デバイスは微細加工パターンの転写されたシリコーンゴムとカバーガラスを貼り合わせることで作られている（図2A）。このようなマイクロ流体デバイスの内部に3次元のゲルを作製し，マイクロ流路の入口から培養液に懸濁した血管内皮細胞を流し込む（図2B）。これを培養すると，血管内皮細胞はマイクロ流路壁面に露出したゲルに接

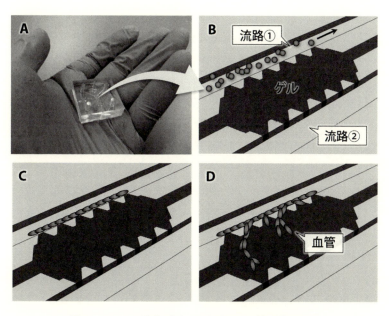

図2　マイクロ流体デバイスを用いた血管形成モデル

195

着し，単層を形成する（図2C）。この時，培養液に血管形成促進因子を添加しておくと，一部の細胞がゲルに潜り込んで血管スプラウトを形成し，最終的に毛細血管様ネットワークに成長する（図2D）。以上のように，マイクロ流体デバイスにおいても血管形成の培養モデルを構築することができる。従来の培養方法との大きな違いは，マイクロ流体デバイスを用いると細胞が血管を形成し，再生血管がゲル内部を伸長していく様子を側面から観察できる点であり，血管形成のプロセスを詳細に追跡することができる。

2 肝細胞3次元培養モデル

肝臓は生命機能の維持に必要不可欠であり，人工物による機能の代替が困難であるため組織工学・再生医療における重要なターゲットの臓器である。肝臓は生体内において再生能力を有することが古くから知られているが，いったん生体外に分離してしまうとその機能を急激に失ってしまい，生体外で肝臓を再生させることは難しい。これまでの研究によって培養肝細胞の機能維持に必要とされる様々な因子が明らかにされてきたが，今もなお生体内の肝臓が有する複雑な3次元構造を培養において再現することはできていない。

一般に体の中で3次元構造を形成している細胞は培養においても2次元でなく3次元で培養することが重要とされている。肝臓は複雑な3次元構造を有しており，その中で肝細胞は隣接する肝細胞やその他の非実質細胞，あるいは細胞外基質などのタンパク質との相互作用のもとで臓器を形成している。そのため，肝細胞はこのような環境を模擬した3次元培養を行うことが形態や機能を維持するために重要である。そこで，これまでに肝細胞を用いた様々な3次元培養の研究が報告されてきた。

スフェロイド培養法は肝細胞の3次元培養法の1つとしてよく知られている。通常，肝細胞のような接着系の細胞は培養皿に播種すると培養表面に接着し，2次元状に伸展する。一方，スフェロイド培養法では，培養表面に細胞が接着しない環境で培養するため，肝細胞は培養表面に接着することなく浮遊状態を維持する。すると，浮遊している肝細胞同士が接着し，多細胞の凝集体を形成する。これが肝細胞スフェロイドである。肝細胞は2次元培養において急激にその機能を失ってしまうが，スフェロイド培養では肝細胞がある程度機能を維持することが知られている[13,14]。最近の微細加工技術の応用によって均一な大きさの肝細胞スフェロイドを大量に培養する手法も開発されている[15,16]。スフェロイド培養法によって肝細胞の3次元培養が可能になったが，生体内の肝組織とは微細構造が異なるため，肝臓の複雑な3次元構造を再現することが今後の課題である。

近年のマイクロ流体デバイスの開発に伴い，肝細胞の3次元培養もマイクロ流体デバイスを用いて行われるようになってきた。初期の研究では，マイクロ流路において肝細胞を培養する手法の確立に焦点がおかれており，デバイスの滅菌や表面処理などの基本的な培養条件が検討されている[17]。さらに，その後の研究では肝臓内の微細構造を模擬した組織を形成するためのマイクロ

第7章　マイクロ流体システムによる血管形成モデルと肝細胞3次元培養モデルの融合

流体デバイスが開発されるようになった。たとえば、肝臓の血管網を模擬したマイクロ流路で肝細胞を培養する方法や、生体内の肝細胞が形成しているユニット構造である肝細胞索を模擬したマイクロ流体デバイスなどが報告されている[18, 19]。これらの研究は肝臓の微細構造を模擬しているが、2次元培養を基本とした培養手法である。そこで、肝臓の微細構造を模擬しつつ3次元培養を行うデバイスが開発されるようになった。たとえば、ファイバー状のゲルの内部に肝細胞を閉じ込めることによって3次元的な肝細胞索の構造を模擬した培養モデルも報告されている[20]。また、マイクロ流路をマイクロピラーによって仕切ったデバイスを用いて肝細胞の3次元還流培養を可能にしたデバイスが報告されている[21]。この還流培養システムでは、肝細胞が生理的な細胞間相互作用および細胞−基質間相互作用を通して機能を維持している。マイクロ流路に播種された肝細胞は多細胞の集合体を形成し、その後、リモデリングが起こり滑らかな表面を有する肝細胞スフェロイドに類似した3次元組織が形成される。このような肝細胞は2次元培養と比較して高い機能を維持していることが立証されている。また、マイクロ流体デバイスを用いたヒト肝細胞の還流培養では細胞が極性を維持しており、静置培養で2週間培養すると多くの細胞が死んでしまうのに対して、還流培養では胆汁排泄経路である毛細胆管を形成していたという報告もある[22]。これらの培養モデルではマイクロ流路において肝細胞の3次元組織を形成することができているため、これらの組織を血管と融合し、生体内の肝組織に類似した血管を伴う構造を構築することが課題である。

3　血管形成モデルと肝細胞3次元培養モデルの融合

組織工学は細胞から組織や臓器を再構築するためのコンセプトであるが、このコンセプトが提唱されて以来、これまでに様々な組織や臓器の再生手法が研究されてきた[23, 24]。これらの研究によって2次元組織や血管を含まない3次元組織などについては組織工学の手法が確立されてきたが、肝臓・腎臓・膵臓などのような3次元臓器については、今もなお再生手法が確立されていない。2次元組織とは異なり、3次元臓器には組織の内部にまで酸素と栄養を送り届けるための毛細血管網が張り巡らされている。毛細血管がないと酸素と栄養の供給が組織表面からの拡散のみに依存してしまうが、拡散による物質輸送では$100 \sim 200 \, \mu m$程度の厚みの組織しか十分な酸素を行き渡らせることができない。したがって、組織工学において重要なターゲットになっている3次元臓器を再生するためには毛細血管を伴う組織を構築する必要がある。この再生組織に血管を導入する血管化（Vascularization）の技術を確立することが組織工学の大きな課題の1つになっている。

組織工学によって生体外で再生した3次元組織を血管化するための1つの方法として、血管と肝細胞を融合した共培養モデルを構築することが考えられる。これまでも肝細胞と血管内皮細胞の共培養を用いた研究は数多く行われてきたが、再生組織の血管化という観点から考えると、単にこれらの細胞を共培養するだけでは不十分であり、肝細胞が形成する3次元上皮組織と血管内

197

臓器チップの技術と開発動向

皮細胞が形成する毛細血管という2つの組織がどのような相互作用によってお互いに融合し、血管化した組織を構築しうるのかという点について調べなければならない。すなわち、これまで別々に研究されてきた血管形成モデルと肝細胞3次元培養モデルを共通の培養プラットフォームを用いて融合することによって、血管を伴う肝組織を構築するための糸口が見出され、結果として再生組織の血管化が達成されることが期待される。このようなコンセプトに基づいて、マイクロ流体デバイスを用いた肝細胞と血管内皮細胞の共培養が行われた[25]。

この研究では、2本のマイクロ流路を有するデバイスが用いられており、まず一方のマイクロ流路で肝細胞の3次元培養が行われている。このとき、間質流を負荷することが3次元組織形成に重要な役割を果たす。マイクロ流路に培養液のリザーバーを接続し、培養液に液面差をつけることでゲル領域を介して2つのマイクロ流路の間に圧力差ができる(図3A, B)。この圧力差を駆動力としてマイクロ流体デバイスの内部に間質流が生じる。間質流はマイクロ流路とゲル内部における培養液の流れであり、この流れにのって播種直後の浮遊状態の肝細胞が移動する。このとき、間質流によって培養液はゲルの内部を透過していくのに対して、肝細胞はゲルの内部を透過することができない。そのため、ゲル表面に肝細胞が蓄積し、多細胞の凝集体が形成される(図3C)。培養初期には、この凝集体を形成する個々の肝細胞を識別することができるが、間質流のもとで培養すると徐々に多細胞が一体化し、培養3〜4日で3次元組織化が起こる(図3D)。この肝細胞の3次元組織化には間質流の向きが重要であり、間質流に起因する流体抗力などの力学的な作用によって細胞間接着が促進され、培養経過に伴い組織化が誘導される。播種直後から逆向きの間質流を負荷したり、間質流のない静置環境で培養したりすると効率的な組織化が起こら

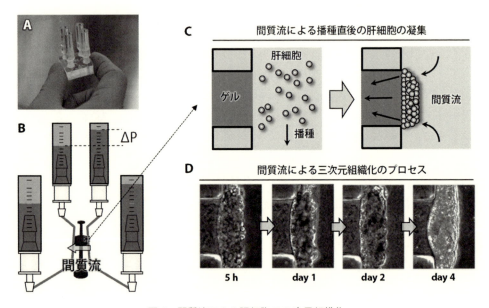

図3 間質流による肝細胞の3次元組織化

第7章　マイクロ流体システムによる血管形成モデルと肝細胞3次元培養モデルの融合

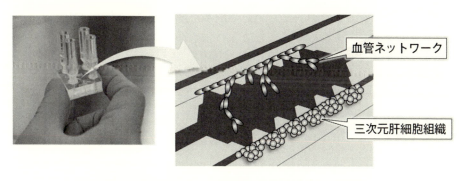

図4　血管形成モデルと肝細胞3次元培養モデルの融合

ないことがわかっている[25]。

　マイクロ流体デバイスの一方の流路において肝細胞の3次元組織化が可能になったため，次のステップは血管形成モデルと融合することである。そこで，もう一方の流路に血管内皮細胞を播種して血管形成モデルが再現できるかどうか確認された。このとき，肝細胞がラットから分離した初代培養肝細胞であったため，血管内皮細胞についてもラット由来の細胞を用いたところ，血管内皮細胞だけで培養すると血管を形成しないことが示されている[25]。しかし，大変興味深いことに，この血管内皮細胞を肝細胞の3次元培養モデルと融合して共培養を行うと，血管構造を構築し，肝細胞組織に向かって血管が伸長することがわかった（図4）。この結果は，肝細胞との相互作用によって血管内皮細胞が血管形成能力を獲得したことを示している。マイクロ流体デバイスを用いると，血管内皮細胞と肝細胞の距離を μm オーダーで近接させて培養することができるため，細胞から分泌された液性因子などが拡散によって近傍の細胞に輸送される。また，通常の培養皿に比べると，マイクロ流路では細胞に対する培養液の割合が極めて小さいため，局所的な液性因子の濃度が高まることが考えられる。さらに，間質流の作用によって肝細胞から分泌された因子が輸送され，ゲルが修飾されることも考えられる。これらの理由によって培養皿を用いた共培養では検出することのできない肝細胞−血管内皮細胞間の相互作用が観察されたのではないかと考えられる。この研究では，毛細血管が肝細胞組織の内部にまで伸長していく段階までは観察されていないが，今後の研究では血管化された肝細胞組織の構築が期待される。

文　　献

1) B. Vailhé et al., Lab. Invest., **81**, 439 (2001)
2) G. E. Davis et al., Anat. Rec., **268**, 252 (2002)
3) A. C. Newman et al., Mol. Biol. Cell, **22**, 3791 (2011)

4) A. Ueda *et al.*, *Am. J. Physiol. Heart Circ. Physiol.*, **287**, H994 (2004)

5) A. L. Sieminski *et al.*, *Exp. Cell Res.*, **297**, 574 (2004)

6) N. Yamamura *et al.*, *Tissue Eng.*, **13**, 1443 (2007)

7) V. Vickerman *et al.*, *Lab Chip*, **8**, 1468 (2008)

8) S. Chung *et al.*, *Lab Chip*, **9**, 269 (2009)

9) Y. Shin *et al.*, *Nat. Protoc.*, **7**, 1247 (2012)

10) B. Carrion *et al.*, *Biotechnol. Bioeng.*, **107**, 1020 (2010)

11) J. H. Yeon *et al.*, *Lab Chip*, **12**, 2815 (2012)

12) Y. H. Hsu *et al.*, *Lab Chip*, **13**, 81 (2013)

13) J. Landry *et al.*, *J. Cell Biol.*, **101**, 914 (1985)

14) N. Koide *et al.*, *Exp. Cell Res.*, **186**, 227 (1990)

15) K. Nakazawa *et al.*, *J. Biomater. Sci. Polym. Ed.*, **17**, 859 (2006)

16) J. Fukuda *et al.*, *Biomicrofluidics*, **5**, 22205 (2011)

17) E. Leclerc *et al.*, *Biomed. Microdevices*, **5**, 109 (2003)

18) A. Carraro *et al.*, *Biomed. Microdevices*, **10**, 795 (2008)

19) P. J. Lee *et al.*, *Biotechnol. Bioeng.*, **97**, 1340 (2007)

20) M. Yamada *et al.*, *Biomaterials*, **33**, 8304 (2012)

21) Y. C. Toh *et al.*, *Lab Chip*, **7**, 302 (2007)

22) V. N. Goral *et al.*, *Lab Chip*, **10**, 3380 (2010)

23) A. Khademhosseini *et al.*, *Sci. Am.*, **300**, 64 (2009)

24) L. G. Griffith *et al.*, *Science*, **295**, 1009 (2002)

25) R. Sudo *et al.*, *FASEB J.*, **23**, 2155 (2009)

第8章　筋肉細胞チップ

西澤松彦[*1]，長峯邦明[*2]

1　はじめに

　国民病と言われる生活習慣病（2型糖尿病，肥満など）の治療標的として，骨格筋組織が注目されている。これは，体内において血糖を消費する最大の組織が骨格筋であることに起因する（肝臓通過後の血糖の約7割を消費）[1]。加えて，筋収縮運動によりもたらされる「運動効果」が絶大であり，適切な運動が各種生活習慣病の予防，さらには治療効果をもたらすことが経験的に知られているためである。しかし，分子，細胞，組織，および臓器レベルでの働き，さらにはそれらの相互作用の詳細なメカニズムは未解明な点が多い。運動効果の解明は，運動に基づく予防治療の高度化，および骨格筋を標的とする生活習慣病治療薬の開発に寄与すると期待できる。

　正常な成人の血糖値は，生活習慣（食事や運動など）の影響を受けながら5mM前後に維持されており，この恒常性維持機構が関連臓器間での液性因子を介した相互作用に依存することが解明されつつある[2]。さらに近年の研究では，臓器間相互作用の一部が，適切な運動により骨格筋が分泌するサイトカイン（マイオカイン）の作用により積極的に制御されていることが示唆されている[3]。しかし，臓器間相互作用の複雑さゆえに，個別の因子を制御し難い動物実験ではメカニズムの解明が困難であること，および倫理面の問題から*in vitro*培養系による代替実験が強く求められてきた。

　生体内の骨格筋は，運動によってその特徴的な糖代謝能を発揮している。一方で，活発な収縮運動を示す骨格筋細胞培養系は乏しく，通常の培養条件で得られる骨格筋細胞は収縮能が全く未熟である。そのため，骨格筋の収縮運動による代謝能変化やインスリン応答性改善などに関する研究は，トレッドミル上でマウスを走らせるなどした動物実験に依存しているのが現状である。この流れを受け，生体骨格筋に近い収縮運動能力や糖代謝能を持つ骨格筋細胞を体外の培養シャーレ上で培養する種々手法が開発され，運動効果や薬効に基づく骨格筋細胞の糖代謝能研究が可能となりつつある。本章では，収縮運動可能な骨格筋細胞の*in vitro*培養系に関するこれまでの研究開発動向を記載する。

---

　*1　Matsuhiko Nishizawa　東北大学　大学院工学研究科　ファインメカニクス専攻　教授
　*2　Kuniaki Nagamine　東北大学　大学院工学研究科　ファインメカニクス専攻　助教

2　収縮能を有する骨格筋細胞の培養と評価

In vitro での骨格筋細胞研究で扱われる培養細胞株として，マウス C2C12 筋芽細胞株やラット L6 筋芽細胞株がよく知られる。また近年では iPS 細胞など幹細胞培養技術の進歩により，研究対象としたい特定のヒト由来の筋芽細胞も構築可能となりつつある[4]。筋芽細胞は，高密度培養条件下において低血清培養液にて数日間培養することにより，互いに細胞融合しながら多核の骨格筋細胞へと分化する。分化した骨格筋細胞は，本来その収縮活動に必要な様々なタンパク質群を発現しているものの，アクチンとミオシンを主体として構成されるサルコメア構造は，扱う細胞により発達の程度が異なる。特に，筋芽細胞株を用いた場合はサルコメア構造の構築には至らず収縮活動能力を欠いていることが多い。生体骨格筋に近い高度なサルコメア構造の発達には，筋芽細胞の配向性，および生体内環境を模倣した培養環境の構築が必須である。例えば，生体骨格筋はその強力な張力を得るため長軸方向に向きを揃えた筋束を形成しているが，この配向制御が筋芽細胞の分化促進にも作用することが報告されている[5~8]。さらに，培養基板の硬さを，生体骨格筋と同等の硬さ（10 kPa 程度）に調節することで筋分化マーカーの発現量がさらに増加することが示されている[9]。

　さらに，電気刺激[10~13]や機械刺激[14]など，運動ニューロン刺激や生体骨格筋のストレッチ運動等を模した外部刺激を培養骨格筋細胞に印加することで，サルコメア構造の発達促進が実現されている。特に電気刺激は，細胞膜の脱分極を人為的・定量的に制御し，その結果生じる細胞内カルシウム濃度振動を惹起することによりサルコメア構造の構築を誘導する。また，こうして得られた骨格筋細胞に対してさらに電気刺激を印加すると，細胞膜電位の脱分極誘導により，電気刺激の強度と頻度（周波数）に依存した活発な収縮活動を示す。

　このようにして得られる収縮能を有する骨格筋細胞には，「インスリン・運動依存的な（血）糖消費の亢進」と「マイオカイン分泌」という，生体骨格筋で見られる高次な運動効果も再現することが多数報告されている[15~19]。例えば，骨格筋細胞にはインスリン応答性糖輸送担体 GLUT4 が豊富に発現しており，インスリン・運動依存的な血糖値制御の中心を担う[20]。GLUT4 は静止状態において細胞内の GLUT4 貯蔵エンドソームに貯留されており，運動やインスリンの刺激により細胞表面へ輸送され糖取り込みを促進する。収縮能を獲得した培養骨格筋細胞も，生体骨格筋と同様，インスリン，および電気刺激で誘導した運動による GLUT4 輸送が起こることが確認されている。また，収縮運動に反応して分泌する様々なマイオカイン（インターロイキン 6，CXCL1/KC，および CXCL5/LIX 等）の遺伝子発現と分泌量の増加も観察されている。骨格筋は血管系に富んだ組織であるため，筋運動によるインターロイキンやケモカイン類の血中レベルでの上昇が実際に骨格筋細胞由来であるのか，近傍の免疫系細胞由来であるのか，動物実験では判別困難の場合が多いが，環境が整備された *in vitro* 培養系を用いることで筋運動由来であることが解明された好例である。

　定量的かつ時空間的な培養骨格筋の運動制御とその効果の計測には，マイクロ電極アレイを基

第8章 筋肉細胞チップ

板とする培養法が有効である[21〜23]。しかし，細胞培養に適した一般的な培養基板と異なり特殊な表面構造と硬さを有するマイクロ電極アレイ基板では，接着自体が困難であり，仮に運動できてもすぐに剥がれてしまうというジレンマを抱えていた。また，細胞接着性分子で表面を修飾しても，基板の硬さゆえに，依然として収縮運動は困難である。我々はこの問題に対し，培養シャーレで配向培養させた骨格筋細胞を，柔軟な細胞接着性ハイドロゲル表面に写し取り，それをマイクロ電極アレイに貼るという独自の電気刺激培養法を新たに確立した（図1a）[24]。これにより，電極上での骨格筋細胞の活発な収縮運動を長期維持可能とした。また，マイクロ電極アレイ自身もハイドロゲル表面に形成する独自技術を確立し（図1b），全体が柔軟なハイドロゲル製電気刺激培養系を構築した（図1c）[25]。アレイ化した骨格筋細胞に対し個別の運動負荷を電気刺激で与えることで，顕微鏡の1視野内においてGLUT4膜移行に対する運動効果を明確に比較可能とした[26]。また，生体骨格筋と同等の硬さを有するハイドロゲル基板上での培養により，電気刺激によるサルコメア構造の発達過程が大幅に迅速化することも示している[27]。

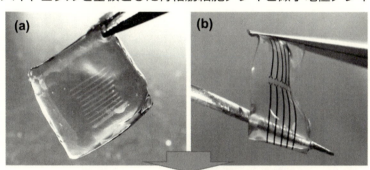
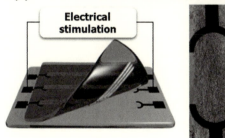
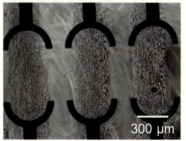

図1 (a)ハイドロゲルを基板とした骨格筋細胞アレイ，(b)微小電極アレイ，(c)それらを貼り合わせたハイドロゲル製電気刺激培養デバイス

3 骨格筋細胞の3次元培養

　生体内環境に近づけた3次元の培養系は，上述した2次元培養よりも高次な骨格筋細胞の分化を促すことが知られている[28,29]。細胞の3次元培養には，従来からハイドロゲル内での培養法が広く用いられてきたが，接着部位が3次元空間に均一に分布するため，細胞の積極的な配向制御などは困難であった。そこで，細いファイバ形状に加工したハイドロゲル内での培養法[30,31]，さらには，配向したナノファイバ束を用いる培養法[32,33]等が開発されている。特に，ナノファイバ束の培養法は，エレクトロスピニング装置の利用で比較的容易に実現されるが，高密度にパッキングしたファイバ束の深部まで均一に細胞培養することは物理的に困難という課題を残している[34]。

　近年，*in vitro* で自己組織化的に形成される，臓器に似た立体構造「オルガノイド」と呼ばれるミニ臓器構築の研究が活発化し，薬剤効果や副作用の評価への応用が期待されている[35]。骨格筋のオルガノイドは Myooid と呼ばれ[36]，2本の支柱を準備した培養シャーレで筋芽細胞を培養すると，支柱を橋掛けするようにひも状に自己組織化・凝集し，配向した骨格筋の構造体が得られる[37]。この Myooid の収縮張力は，支柱のたわみ，あるいは張力計自体を支柱とすることで定量可能であり，筋委縮症や筋ジストロフィ患者に対する薬剤効果スクリーニング用のモデル骨格筋細胞として応用されている[38,39]。また，成長因子やマトリゲルなどの足場ゲルをあらかじめ培養基板に塗布しておくことで，より高次に分化した Myooid が形成されている[40,41]。さらに近年では，マイクロロボットの駆動部を Myooid 培養用支柱とすることで，Myooid をアクチュエータとする様々なバイオロボットまで開発されており[42,43]，骨格筋細胞特有の機能を利用した「歩行とセンシング」が可能なロボットとして注目されている。一方で，Myooid の直径が太くなるほど深部への酸素や栄養の供給が悪くなるため，深部の細胞の死滅，あるいはファイバ周囲への細胞局在が見られる[44]。生体筋同等の強い張力を発する太い筋構造を得るには，生体筋における毛細血管のような栄養供給源を3次元構造体内に張り巡らせる必要がある。

4 骨格筋と異種細胞の共培養

　骨格筋に関する組織・臓器間相互作用の研究は多数報告例があり[45~49]，特に神経・筋接合部の研究の歴史は長い[50,51]。骨格筋細胞と神経細胞を1つのシャーレへ順次播種・培養し共培養系を構築する手法が従来行われてきたが，顕微鏡観察下で個々の細胞種を判別することは非常に困難であり，ましてシナプス形成部はほぼ判別できない。一方，Organs-on-a-chip の登場でより活発な研究開発が進行中の微小流路型培養デバイスでは，複数の細胞を区分けして培養することが可能である。流路チャネル内でのアセチルコリン受容体形成の観測[52~54]や筋収縮の電気制御[55]が実現される中で，近年では神経・筋共培養系が実現しつつある。並行に走る2チャネル間を神経突起のみ通過可能なナノチャネルで繋いだマイクロ流路を用いることで，隔壁を隔てた骨格筋

第8章 筋肉細胞チップ

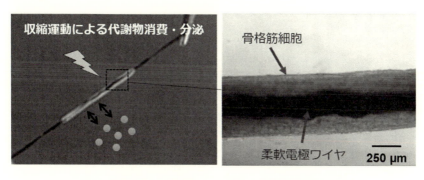

図2 導電性高分子電極ワイヤ周囲への骨格筋細胞の培養

(摘出骨格筋や Myooid) と神経細胞の共培養が実現されている[56,57]。しかし，閉鎖空間内への Myooid 培養用支柱の形成などが必要なため複雑な流路デザインとならざるを得ないのが現状であり，神経・筋共培養系の構築は依然としてチャレンジングな課題である。

最近の研究で我々は，巨大な電気二重層容量を有する柔軟な導電性高分子電極ワイヤの周りに骨格筋細胞を培養した（図2）[58]。本系は電極ごと骨格筋細胞を持ち運べるため，微小流路などへのオンデマンドな設置が容易である。また，異種細胞共存下でも骨格筋細胞だけを選択的・高効率・低侵襲に刺激可能であり，骨格筋細胞の糖消費，およびマイオカイン分泌をその場で制御できる独立した培養ユニットである。これは，骨格筋を中核と捉えた多臓器・神経系ネットワークの再現に必須の基盤技術であり，生活習慣の1つである骨格筋運動，あるいはマイオカイン分泌を人為的に制御しながら糖代謝制御を長期に定量評価できる独自の培養法として期待できる。我々はヒト急性単球性白血病細胞 THP-1 を用い，筋運動により生じた炎症部への血球系細胞のマイオカイン依存的遊走制御を本培養系で再現し，マイオカインを介した細胞間相互作用研究への有用性を示している。

5 おわりに

本章では，骨格筋細胞の培養法に関する近年の動向を紹介した。収縮運動能を獲得した培養骨格筋細胞は，生体骨格筋と同様の運動効果を発現し，その効果を電気刺激で人為的に制御できる。すなわち，骨格筋細胞は代謝物の消費・分泌制御を担うデバイスとして利用できる。例えば異種細胞が共存する微小流路デバイス中において，電気刺激の強度や頻度を精密に制御しながら，異種細胞に対する骨格筋細胞の糖消費，およびマイオカイン分泌の影響を定量的に評価できる。このような特徴を有する培養骨格筋細胞系は，動物実験と比較して飛躍的に簡便・低コストで各種の定量的実験に利用できると期待できる。また，近年では動物実験の倫理的な問題が大きくなっていることからも，骨格筋研究の主流である動物実験から，運動できる培養骨格筋細胞系への移行が必要不可欠と言える。

文　　献

1) R. A. DeFronzo, *Diabetes*, **37**, 667 (1988)
2) P. V. Röder *et al.*, *Exp. Mol. Med.*, **48**, e219 (2016)
3) B. K. Pedersen and M. A. Febbralo, *Nat. Rev. Endocrinol.*, **8**, 457 (2012)
4) Y. Miyagoe-Suzuki and S. Takeda, *World J. Stem Cells*, **9**, 89 (2017)
5) E. Serena *et al.*, *Integr. Biol.*, **2**, 193 (2010)
6) J. Gingras *et al.*, *Biophys. J.*, **97**, 2771 (2009)
7) D. L. Yamamoto *et al.*, *J. Histochem. Cytochem.*, **56**, 881 (2008)
8) S. Zatti *et al.*, *Langmuir*, **28**, 2718 (2012)
9) A. J. Engler *et al.*, *J. Cell Biol.*, **166**, 877 (2004)
10) H. Fujita *et al.*, *Exp. Cell Res.*, **313**, 1853 (2007)
11) Y. Manabe *et al.*, *Plos One*, **7**, e52592 (2012)
12) A. Ito *et al.*, *Sci. Rep.*, **4**, 4781 (2014)
13) N. Burch *et al.*, *Plos One*, **5**, e10970 (2010)
14) P. G. de Deyne, *Am. J. Physiol. Cell Physiol.*, **279**, C1801 (2000)
15) T. Nedachi and M.Kanzaki, *Am. J. Physiol. Endocrinol. Metab.*, **291**, E817 (2006)
16) T. Nedachi *et al.*, *Am. J. Endocrinol. Metab.*, **295**, E1191 (2008)
17) T. Nedachi *et al.*, *Am. J. Endocrinol. Metab.*, **297**, E866 (2009)
18) A. Farmawati *et al.*, *Endocrin. J.*, **60**, 137 (2013)
19) S. Lambernd *et al.*, *Diabetologia*, **55**, 1128 (2012)
20) L. Sylow *et al.*, *Nat. Rev. Endocrinol.*, **13**, 133 (2017)
21) P. Molnar *et al.*, *Biotechnol. Prog.*, **23**, 265 (2007)
22) C. G. Langhammer *et al.*, *Biotechnol. Prog.*, **27**, 891 (2011)
23) T. F. Kosar *et al.*, *Lab Chip*, **6**, 632 (2006)
24) K. Nagamine *et al.*, *Biotechnol. Bioeng.*, **105**, 1161 (2010)
25) S. Sekine *et al.*, *J. Am. Chem. Soc.*, **132**, 13174 (2010)
26) K. Nagamine *et al.*, *Lab Chip*, **11**, 513 (2011)
27) H. Kaji *et al.*, *Biomaterials*, **31**, 6981 (2010)
28) I. Grabowska *et al.*, *Cell Biol. Int.*, **35**, 125 (2011)
29) B. D. Riehl *et al.*, *Tissue Eng. Part B*, **18**, 288 (2012)
30) H. Onoe *et al.*, *Nat. Matr.*, **12**, 584 (2013)
31) Y. Li *et al.*, *Adv. Funct. Mater.*, **25**, 5999 (2015)
32) N. F. Huang *et al.*, *Nano Lett.*, **6**, 537 (2006)
33) M. C. Chen *et al.*, *Acta Biomater.*, **9**, 5562 (2013)
34) L. Wang *et al.*, *ACS Nano*, **9**, 9167 (2015)
35) C. Willyard, *Nature*, **523**, 520 (2015)
36) H. H. Vandenburgh *et al.*, *FASEB J.*, **5**, 2860 (1991)
37) G. Dennis and P. E. Koskin II, *In Vitro Cell Dev. Biol.*, **36**, 327 (2000)
38) H. Vandenburgh *et al.*, *Muscle Nerve*, **37**, 438 (2008)

第 8 章 筋肉細胞チップ

39) H. Vandenburgh *et al.*, *FASEB J.*, **23**, 3325 (2009)

40) S. Hinds *et al.*, *Biomaterials*, **32**, 3575 (2011)

41) L. Madden *et al.*, *eLife*, **4**, e04885 (2015)

42) V. Chan *et al.*, *Lab Chip*, **14**, 653 (2014)

43) M. M. Stanton *et al.*, *Lab Chip*, **15**, 1634 (2015)

44) C. Rhim *et al.*, *Muscle Nerve*, **36**, 71 (2007)

45) D. Gholobava *et al.*, *Tissue Eng. Part A*, **21**, 2548 (2015)

46) S. Levenberg *et al.*, *Nat. Biotechnol.*, **23**, 879 (2005)

47) J. Koffler *et al.*, *Proc. Natl. Acad. Sci. USA*, **108**, 14789 (2011)

48) M. R. Ladd *et al.*, *Biomaterials*, **32**, 1549 (2011)

49) S. Ostrovidov *et al.*, *J. Tissue Eng. Regen. Med.*, **11**, 582 (2017)

50) P. Nelson *et al.*, *Proc. Natl. Acad. Sci. USA*, **73**, 123 (1976)

51) X. Guo *et al.*, *Biomaterials*, **32**, 9602 (2011)

52) A. Tourovskaia *et al.*, *Biophys. J.*, **90**, 2192 (2006)

53) A. Tourovskaia *et al.*, *Biophys. J.*, **95**, 3009 (2008)

54) A. Tourovskaia *et al.*, *Nat. Protocols*, **1**, 1092 (2006)

55) K. Shimizu *et al.*, *J. Biosci. Bioeng.*, **119**, 212 (2015)

56) Y. Kim *et al.*, *Lab Chip*, **9**, 2576 (2009)

57) S. G. M. Uzel *et al.*, *Sci. Adv.*, **2**, e1501429 (2016)

58) K. Nagamine *et al.*, submitted.

207

第9章　骨髄機能の再現に向けた Organ-on-a-chip

鳥澤勇介[*]

1　はじめに

　骨髄は唯一の造血器官であり，血液の生成・維持を担う臓器である。骨髄では日々血液細胞が生産され続けており，その増殖や分化機能は骨髄の微小環境により制御されている。そのため，血液細胞の機能を評価する上で骨髄環境の再現が非常に重要となる[1]。例えば，造血幹細胞はニッチと呼ばれる特定の微小環境によって幹細胞としての機能が維持されており，造血幹細胞ニッチなしにはその機能を維持することは困難である[2]。造血幹細胞の増殖を目的として，また血小板などの特定の血液細胞の作製を目的として，骨髄の一部の環境を模倣した様々な培養システムが開発されている[3]。しかしながら，骨髄の構造の複雑さ故に，生体外で骨髄の環境や機能を再現可能なシステムは未だ実現しておらず，血液や骨髄に関する研究および薬剤の評価は，動物モデルが一般的に用いられている。動物実験は多くの時間を要する上に，ヒト体内とは異なる応答を示すため，動物実験に替わる新規な評価手法の確立が必要不可欠であり，*in vitro* で骨髄の機能を再現可能な評価システムの開発が切望されている。

　一方で，生体内では骨髄組織を新たに作製することが可能である[4]。ティッシュエンジニアリング技術により骨の再生を誘導することで，骨髄を含む骨の組織が作製可能となっている。そこで，我々は生体内での骨髄組織の作製技術を応用することで，体外で骨髄機能が維持可能なデバイスの開発を行った。生体内でデバイスの中に骨髄組織を作製し，そのまま取り出してマイクロデバイス内で培養を行うことで，体外で骨髄機能の維持を可能とするデバイス Bone marrow-on-a-chip を開発した。本稿では，骨髄環境の模倣を目的としたデバイス開発に関する動向および生体内での骨髄再生を利用した骨髄模倣システムの開発に関する取り組みを紹介する。

2　骨髄を模倣した *in vitro* 培養システム

　造血細胞の培養には 1970 年代より骨髄のストローマ細胞が広く利用されている[5]。これは，Dexter culture と呼ばれる培養手法であり，骨髄のストローマ細胞上で造血細胞の培養を行うことで，1ヶ月以上の長期間に渡り造血細胞の維持が可能である。ストローマ細胞と造血細胞の相互作用を保持可能とした本手法は，ある種の造血前駆細胞を長期間維持可能であるものの，造血

---

[*]　Yu-suke Torisawa　京都大学　白眉センター，大学院工学研究科
　　　　　　　　マイクロエンジニアリング専攻　特定准教授

第9章　骨髄機能の再現に向けた Organ-on-a-chip

幹細胞の維持・増殖は困難であり，骨髄ストローマ細胞だけでは骨髄環境の再現は困難となっている。そこで，スキャフォールドを利用して骨髄の微小環境を再現する試みが検討されている[6]。ハイドロキシアパタイト[6,7]やハイドロゲル[8~10]などがスキャフォールドとして利用されており，骨の構造に類似したスキャフォールド内に骨髄ストローマ細胞を培養することで骨髄環境が模倣されている。また，骨髄の形状を模倣する目的で，逆コロイド結晶を利用して作製したスキャフォールドを利用する手法[11]，さらに実際の骨組織を脱細胞化することで作製したスキャフォールドを利用した手法も報告されている[12,13]。ストローマ細胞には，骨髄より採取した間葉系幹細胞が主に利用されているが，その他にも骨芽細胞[14]や血管内皮細胞[15]などの利用が検討されており，これらを組み合わせることでより骨髄に近い機能を維持可能であることが報告されている[13]。スキャフォールド内で3次元的にストローマ細胞の培養を行うことで，より生体内に類似した環境下での培養が可能となり，2次元培養よりも効率的な造血細胞の維持が可能となっている。このようなスキャフォールドによる3D培養と流体デバイスを組み合わせることで，新規な骨髄模倣システムが報告されており，造血前駆細胞を4週間程度維持可能となっている[7]。このような骨髄模倣システムは，特に造血幹細胞の増殖を目的としてシステムの検討がされている。造血幹細胞が増殖可能となれば，骨髄移植や臍帯血移植などの効率を飛躍的に向上できるため，*in vitro* で増殖可能な培養手法の構築が切望されている。しかしながら，移植可能な造血幹細胞が増殖可能な骨髄模倣システムは未だに実現しておらず，骨髄環境をより忠実に再現可能な新規な評価手法の確立が必要である。

　一方で，特定の血液細胞の形成を目的として骨髄環境の一部を模倣したデバイスの開発が検討されている。例えば，巨核球から血小板を作製するデバイスが開発されている。生体内では，血小板は骨髄の血管内で巨核球から形成しており，その形成は血流によるせん断応力に応答して生じている。そのため，この骨髄血管の環境を再現し，力学的な環境を模倣することで，効率的に血小板を形成可能なデバイスが報告されている[16,17]。デバイスやスキャフォールドを利用することにより，血管の構造を模倣し，生体内に類似したせん断応力を再現することで，血小板の形成効率が向上可能となっている。ヒト多能性幹細胞技術により，ヒトの巨核球および血小板が作製可能となっており[18]，効率的に大量の血小板が作製可能となれば，血小板輸血等への応用が期待できる。このように，特定の血液細胞の作製や特定の前駆細胞の培養・増殖に，骨髄模倣培養システムが有効となっている。そのため，*in vitro* で骨髄の環境や機能が忠実に再現できれば，より効率的な血液細胞の作製や増殖の実現が期待できる。

3　生体内での骨髄の作製

　生体内では，ティッシュエンジニアリング技術により骨の再生を誘導することで，骨髄組織の作製が可能となっている。骨を細かく砕き，ミネラルを取り除いた骨粉（demineralized bone powder：DBP）を生体内に埋め込むことで，骨髄を含む骨の組織が作製可能である。そこで，

臓器チップの技術と開発動向

我々はこの技術を応用し，デバイス内に DBP をコラーゲンゲルに包埋することで固定化し，マウスの皮下に埋め込むことでデバイス内への骨髄の作製を検討した[19]。デバイスはポリジメチルシロキサン（PDMS）で作製した片側が閉じたウェル状の構造物を用い，皮下の筋肉組織上に固定化を行った（図1）。そのため，骨形成のマテリアルはマウスの筋肉組織にのみ接している。皮下に移植後，マテリアル内にマウスの細胞が入り込み，筋肉側から徐々に骨の形成が認められ，8週間後にはマテリアルの全体に骨髄を含む骨の組織の形成が確認できる（図2）。デバイス内には骨形成のマテリアルのみを埋め込んでいるため，形成した組織はマウス体内の細胞が，組織の再生を誘導した結果生じた新たな臓器組織である。デバイス内に形成した骨髄組織をマウスの大腿骨と比較すると，組織構造，血液細胞，およびストローマ細胞の分布は非常に類似しており，ナチュラルな骨髄とほぼ同等な骨髄組織が作製可能であった。また，デバイスの片側を閉じずにリング状のデバイスを用いて同様の検討を行った場合，骨髄内の多くを脂肪に占有される結果となり，ナチュラルな骨髄とは異なり骨髄の細胞が少ない組織の形成が認められた（図2）。したがって，片側が閉じたウェル構造のデバイスを用いることで骨髄の形成が促進し，ナチュラルな骨髄と同等な骨髄組織が作製可能となった。これまでの報告でも同様に脂肪に占有された骨髄組織の形成が認められ，デバイスを用いることでナチュラルな骨髄組織と同等な組織が作製可能となった。このように，デバイスと骨形成のマテリアルを用いることで，生体内では新たな骨髄組織が形成可能である。

生体内で骨髄環境を作製する試みは，いくつかのアプローチが報告されている。例えば，マテリアルと共に骨髄由来の間葉系幹細胞（MSC）を移植することで，骨髄環境が作製可能となっ

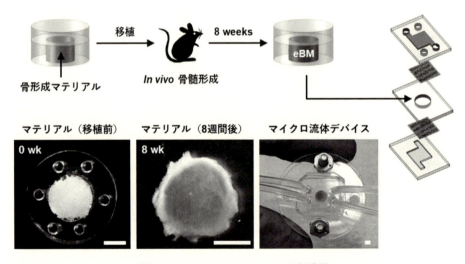

図1 Bone marrow-on-a-chip の概略図
骨の形成を誘導するマテリアルをデバイス内に固定化し，マウス皮下に埋め込むことでデバイス内に骨髄を作製する。8週間後，作製した骨髄を取り出し，マイクロ流体デバイス内で灌流しながら培養を行うことで，体外で骨髄機能の維持を行う。スケールは 2 mm。（文献 19）より転載）

第9章　骨髄機能の再現に向けた Organ-on-a-chip

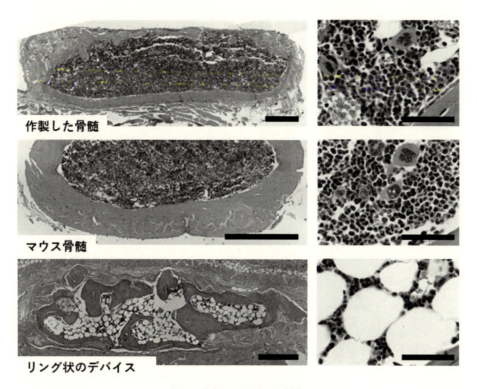

図2　作製した骨髄の組織像
デバイス内に形成した骨髄組織（上），マウスの大腿骨（中），およびリング状のデバイス内に形成した骨髄組織（下）の組織像。スケールは左の図が 500 μm，右の図が 50 μm。（文献 19）より転載）

ている。コラーゲンのスキャフォールド内で MSC を培養し，軟骨様の組織を作製した後にマウス皮下に移植することで，骨髄環境が作製可能となっている[20]。また，MSC をマトリゲルに包埋してマウス皮下に移植することで，骨髄組織が作製可能となっている[21]。ヒトの MSC をマトリゲルに包埋してマウス皮下で骨髄環境を作製することで，ヒト血液細胞の生着率が向上することが報告されており，ヒトの骨髄に類似した環境をマテリアル内に再現可能となっている[22]。このように，MSC が骨髄環境の形成を促しており，骨髄環境を再現する上で MSC の重要性が示唆される。骨形成を誘導するマテリアルを利用することで，生体内では骨髄環境を作製可能であり，同様な環境を再現できれば，*in vitro* においても骨髄を作製できる可能性がある。このように，マテリアルにより臓器の再生を誘導する新規な Organ-on-a-chip システムの開発が期待できる。

4　生体外での骨髄機能の維持

これまでに骨髄の環境を *in vitro* で再現可能なシステムは未だに実現しておらず，現段階では

ボトムアップのアプローチで骨髄環境を再現することは極めて難しい。そこで我々は，Proof of concept の検討として，生体内で作製した骨髄の体外での維持を試みた。マウス皮下に移植してから8週間後のデバイスを皮下から取り出し，マイクロ流体デバイス内で培養液を灌流しながら培養を行うことで，骨髄機能の維持を行った（図1）。デバイスを用いて骨髄の作製を行うことで，形成する骨髄組織のサイズと形状を制御可能であり，比較的薄い1mm程度の厚さの骨髄組織を作製することで，生体外での機能維持が可能であった。一方で，マウスの大腿骨等を取り出して骨髄の維持を行った結果，細胞の機能維持は困難であった。これは，骨髄組織の大きさと細胞数の多さ，骨の厚さのために，栄養供給が困難であることが原因だと示唆される。Bone marrow-on-a-chip 上でのマイクロ流体デバイス内の灌流培養により，作製した骨髄内の造血幹細胞および前駆細胞を2週間程度維持が可能であり，流出液中への継続的な血液細胞の生成が認められた[23]。そこで，一般的な培養手法である骨髄のストローマをフィーダーとして利用するディッシュによる培養法を用い，比較を行うことで Bone marrow-on-a-chip の評価を行った。その結果，ディッシュによるフィーダー上での培養では，培養開始後数日で造血前駆細胞の著しい増加が認められ，同時に造血幹細胞の割合の減少が認められた。したがって，フィーダー上での培養では，造血幹細胞が分化を開始しており，幹細胞としての機能を維持することが困難であった。一方で，チップによる培養では，造血幹細胞，前駆細胞共にほとんど割合に変化は認められず，生体内と同様な状態を維持していた。さらに，チップ内で培養後の骨髄から採取した血液細胞を放射線照射したマウスに移植した結果，マウスに生着して成熟した血液細胞を形成し，その生着率は通常のマウス骨髄を移植した場合とほぼ同等であった。したがって，チップ内で造血幹細胞の機能が維持されており，造血幹細胞ニッチを含む機能的な骨髄環境が維持できていることが示唆された。また，灌流によるチップからの流出液に含まれる血液細胞の数は，時間の経過と共に増加しており，チップ上の骨髄が血液細胞の生成を続けていることがわかる。したがって，チップ上の骨髄内では生体内に類似した血液成分を維持し，生成した血液細胞がチップの外へと流れ出していることが示唆される。通常のディッシュによる培養では，培養空間が限られており，細胞が増殖を続けることはできず，細胞密度や微小環境は絶えず変化し続けているのに対し，マイクロ流体デバイスによる培養では，生成した細胞は外へと流出することができ，チップ内は一定の環境を保つことが可能となる。この点からもマイクロ流体デバイスを用いたチップによる培養によって，より生体内に近い環境が再現可能となる。

5　薬剤評価への応用

骨髄環境を *in vitro* で維持することが，実際に薬剤評価や毒性試験に有効であるのか評価を行うために放射線の毒性評価および薬剤評価を行った。放射線毒性の対抗手段となる薬剤等の開発が急務である一方で，その毒性を評価できるシステムに欠けている。現状では動物モデルしか存在せず，放射線の効果がヒトとは大きく異なるため，ヒト体内の応答を評価することは困難であ

第 9 章　骨髄機能の再現に向けた Organ-on-a-chip

り，ヒトの応答を再現可能な放射線毒性モデルの開発が切望されている。そこで，*in vitro* で放射線の毒性評価が可能であるのか検討を行った。その結果，骨髄環境の存在しない通常のディッシュによる培養法では，放射線の効果および薬剤の効果が生体内とは大きく異なり，評価が困難であった。一方で，Bone marrow-on-a-chip を用いた評価においては，*in vivo* による結果と非常に近い結果が得られた[19, 23]。放射線照射後のチップ内の骨髄における造血幹細胞および前駆細胞の割合は，マウスの骨髄内の割合と非常に近く，生体内の放射線の効果が評価可能であった。また，放射線照射後に薬剤を投与することで，骨髄内の造血前駆細胞の増加および生成する血液細胞の増加が認められ，薬剤の効果を評価可能であった。デバイスからの流出液中に生成する血液細胞を継続的に評価することで，放射線毒性の効果および薬剤の効果を経時的に評価することも可能であった。このように，骨髄の毒性評価および薬剤評価においても，骨髄環境の保持が非常に重要となることが示唆された。以上のように，骨髄環境を維持することで，*in vitro* においても生体内に類似した細胞応答が評価可能であることが示唆され，骨髄模倣デバイスの開発により，ヒト体内の応答を再現した *in vitro* 放射線毒性モデルおよび薬剤評価システムの開発が期待できる。

6　おわりに

生体内の骨髄環境を保持可能なデバイスである Bone marrow-on-a-chip は，血液・骨髄の評価における新たなモデルを提案する。骨髄の環境をそのまま保持することで，臓器レベルの細胞応答が評価可能となり，生体内に類似した放射線毒性や薬剤評価が可能であった。現行システムはマウスを利用してはいるが，免疫不全マウスを用いることで，ヒトの血液細胞を培養することが可能である[22]。また，チップ上に新たな細胞を加えて培養を行うことが可能であり，例えば白血病の細胞やがん細胞などを加えることで，その細胞の骨髄での挙動が評価可能となる。このような骨髄環境を再現可能なデバイスは，創薬や毒性試験等への応用に加えて，血液細胞や骨髄細胞の評価および培養システムとしての利用が期待できる。そのためには，ヒト骨髄の環境および機能を再現する必要があり，今後は生体外でマテリアルやスキャフォールドを用いてヒト骨髄環境の再構築の検討が重要となる。生体内では骨髄環境が再構築可能であり，生体内の環境を忠実に模倣することで，体外でも骨髄環境の再構築の実現が期待できる。体内の微小環境を再現することで臓器レベルの細胞機能の保持を行う Organ-on-a-chip 技術は，臓器レベルの細胞機能を再現することで，より信頼性の高い評価システムを実現可能とし，病気のモデル化やイメージングによる細胞機能の可視化を可能とする特徴を有しており，様々な分野への応用が期待できる。特に，ヒト体内の薬物動態の再現は，創薬や毒性試験における効率を飛躍的に向上でき，動物実験に替わる新規な評価手法となりうる。今後，細胞培養技術やマテリアル技術の進歩により，Organ-on-a-chip が動物実験の代替法となることが切望される。

文　　献

1) S. J. Morrison & D. T. Scadden, *Nature*, **505**, 327 (2014)

2) T. Sugiyama *et al.*, *Immunity*, **25**, 977 (2006)

3) J. S. Choi *et al.*, *Biotechnol. J.*, **10**, 1529 (2015)

4) A. S. Krupnick *et al.*, *Tissue Eng.*, **8**, 145 (2002)

5) T. M. Dexter *et al.*, *J. Cell. Physiol.*, **91**, 335 (1976)

6) N. D. Maggio *et al.*, *Biomaterials*, **32**, 321 (2011)

7) S. Sieber *et al.*, *J. Tissue Eng. Regen. Med.*, in press (available on-line: doi: 10.1002/term.2507)

8) M. B. Sharma *et al.*, *Hematologica*, **97**, 651 (2012)

9) I. Leisten *et al.*, *Biomaterials*, **33**, 1736 (2012)

10) A. Raic *et al.*, *Biomaterials*, **35**, 929 (2014)

11) J. E. Nichols *et al.*, *Biomaterials*, **30**, 1071 (2009)

12) J. Tan *et al.*, *Cytotechnol.*, **62**, 439 (2010)

13) X. Huang *et al.*, *Int. J. Mol. Med.*, **38**, 1141 (2016)

14) B. R. Chitteti *et al.*, *Blood*, **115**, 3239 (2010)

15) J. M. Butler *et al.*, *Blood*, **120**, 1344 (2010)

16) J. N. Thon *et al.*, *Blood*, **124**, 1857 (2014)

17) C. A. Buduo *et al.*, *Blood*, **125**, 2254 (2015)

18) S. Nakamura *et al.*, *Cell Stem Cell*, **14**, 535 (2014)

19) Y. Torisawa *et al.*, *Nat. Methods*, **14**, 663 (2014)

20) S. C. Piccinini *et al.*, *Proc. Natl. Acad. Sci. USA*, **110**, 3997 (2013)

21) R. A. Etchart *et al.*, *Blood*, **125**, 249 (2015)

22) A. Reinisch *et al.*, *Nat. Med.*, **22**, 812 (2016)

23) Y. Torisawa *et al.*, *Tissue Eng. Part C Methods*, **22**, 509 (2016)

第10章　網膜疾患を模倣する Organ-on-a-chip

伊藤　竣[*1]，Li-Jiun Chen[*2]，梶　弘和[*3]

1　はじめに

　感覚入力の約80％が眼からの入力であり，眼は最も酷使されている臓器の一つである。眼底の微小循環は，単位面積当たりの血流が非常に多く，全身の影響を受けやすい。実際に，眼底は血管の状態を外から直接観察できる唯一の場所なので，動脈硬化や糖尿病の診断にも用いられている。また，日本での中途失明原因の上位は網膜疾患であり，これらの疾患は高齢者に多いため，超高齢化社会を迎えた我が国では網膜疾患の病態解析と治療法開発が喫緊の課題となっている。糖尿病網膜症や加齢黄斑変性など新生血管の出現は失明原因の主要な病態として重要であるが，これらの疾患の背景は複雑である。加齢，酸素濃度，エネルギー代謝，圧，血流，遺伝子など様々な因子が発症に関わるが，これらの疾患の多くは短期間に一因子の関与だけで発症することはないために治療法の開発をさらに難しくしている。また，網膜疾患に対する医薬品候補化合物の評価には，主にマウスやラットを用いた虚血性網膜新生血管モデルやレーザー誘起脈絡膜新生血管モデルが使われているが，ヒトへの外挿性のほか，倫理面，コスト面でも課題を有している[1]。薬物動態試験・安全性試験などの創薬スクリーニングへの応用を考慮すると，眼疾患の病態メカニズムを正確に理解することが必須であり，複雑で慢性的な病態を簡単に模擬できる培養モデルが極めて有用である。

　現在，特に創薬を目的とした Organ-on-a-chip の開発が世界的ブームと言える状況を呈しており，米国をはじめ，各国が巨大プロジェクトを推進しており，派生的に Organ-on-a-chip 関連のベンチャー企業の設立が相次いでいる[2]。しかしながら，これまで検討されてきた培養モデルでは，主に肺，肝，腸などの消化呼吸器系が対象とされてきた[3]。一方で，特殊感覚器系の疾患が著しい Quality of life（QOL）の低下を招くのにも関わらず，それらを対象とした Organ-on-a-chip の報告例がほとんどないことを危惧し，筆者らは眼科臨床医とのドラッグデリバリーシステム（DDS）に関する共同研究を通じて得た背景を基に，眼底組織を対象とした Organ-on-a-chip の開発を行ってきた。本章では，網膜の恒常性について簡単に述べた後に，網膜疾患を模倣する Organ-on-a-chip の開発動向を概説する。

＊1　Shun Ito　東北大学　大学院工学研究科　ファインメカニクス専攻
＊2　Li-Jiun Chen　東北大学　大学院工学研究科　ファインメカニクス専攻
＊3　Hirokazu Kaji　東北大学　大学院工学研究科　ファインメカニクス専攻　准教授

2 網膜の恒常性

10層から成る網膜は,硝子体側の9層から成る感覚網膜と脈絡膜側の網膜色素上皮(RPE)層に大別され,その恒常性を厳密に維持するために,血液網膜関門(BRB)が存在し,全身循環・網膜間の物質移動のほか,脈絡膜と網膜間の物質移動を制御している(図1)。眼底の微小循環は,主に網膜毛細血管と脈絡膜毛細血管に分類され,BRBは網膜毛細血管内皮細胞を実体とするinner BRB,およびRPE細胞を実体とするouter BRBの構造的に異なる2つの関門によって構成されており,いずれのBRBの障害も視力に悪影響を及ぼす重大な慢性網膜疾患に繋がる[4]。

網膜毛細血管内皮細胞の周囲はペリサイトで,さらにその外側が網膜の主要なグリア細胞であるミュラー細胞で覆われており,これらの細胞が相互作用することで,inner BRBの恒常性を維持している。毛細血管における内皮細胞に対するペリサイトの存在比率は臓器によって大きく異なっているが,特に網膜ではその比率が高く,内皮細胞とペリサイトが1対1の割合で存在している。inner BRBにおける輸送機能の研究は血液脳関門(BBB)と比較すると未開拓な部分が多く,多様なトランスポーター発現に加え,未知輸送系の存在も示唆されている。inner BRBの障害は,網膜に無血流領域を出現させ,これらの領域に血液を供給するために新生血管を発生させる。この病的な新生血管は脆弱で破綻しやすいため,血液成分の血管外への漏出や出血を引き起こして網膜機能が障害される。

outer BRBは,神経網膜と脈絡膜の間に存在するRPE細胞やコラーゲン線維などから成るブルッフ膜によって構成されており,透過性が高い脈絡膜毛細血管から血液成分が神経網膜に侵入

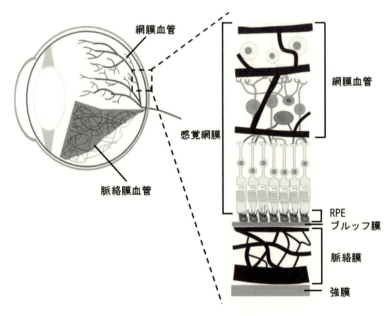

図1 眼底構造の模式図

第 10 章　網膜疾患を模倣する Organ-on-a-chip

するのを制限している。RPE 細胞の機能が低下すると，RPE 細胞の基底膜であるブルッフ膜との間に沈着物（ドルーゼン）が溜まったり，脈絡膜からの新生血管の侵入により，網膜機能が障害される。これまでバリア機能の低下は，RPE 細胞そのものに原因があると考えられていたが，最近では，脈絡膜毛細血管の循環障害も outer BRB の恒常性を破綻させる大きな要因であると推測されている。また，脈絡膜新生血管の約 10% は骨髄細胞由来であるということも明らかになってきている。

　新生血管を伴う網膜疾患に対して現在行われている薬剤療法は，硝子体内注射による抗新生血管抑制薬の投与であり，感染症などの副作用の可能性も高く，薬剤の効能から患者は毎月の眼内注射を余儀なくされている。一方で，生理学的にも解剖学的にも高いバリアを有する網膜に低侵襲に薬剤を送達する DDS の開発は，依然としてチャレンジングな研究領域となっている。網膜疾患に関する DDS の開発動向は最近のレビューを参照されたい[5]。

3　inner BRB を模倣する Organ-on-a-chip

In vitro での inner BRB 研究には古くからトランスウェルインサートを用いた実験系が用いられてきた[6]。基本的には，トランスウェルメンブレンの片面に網膜毛細血管内皮細胞を，もう片面にペリサイトやミュラー細胞を播種して共培養系を作製し，経内皮電気抵抗（TEER）や分子トレーサーに対する透過性を指標にバリア機能を評価するものである（図 2）。Wisniewska-Kruk らは，トランスウェルインサートを用いてウシ由来網膜血管内皮細胞（BRECs），ウシ由来網膜ペリサイト（BRPCs），ラット由来グリア細胞を様々な組み合わせで共培養し，ペリサイトとアストロサイトの inner BRB に与える影響を検討した[7]。その結果，BRECs と BRPCs およびグリア細胞を共培養した場合が最も高い TEER を示し，また，分子トレーサーの透過性が低かった。これはこれらの細胞種がバリア機能維持に重要な役割を果たしていることを示している。また，*in vivo* での糖尿病黄斑浮腫（DME）の状況を模倣するために，BRECs を血管内皮成長因子（VEGF）で刺激すると，1 型グルコーストランスポーター（GLUT1）および多剤耐性タンパク質 1（MDR1）の mRNA レベルがダウンレギュレートし，内皮の細胞間結合タンパク質の発現レベルが一時的に低下した。その結果，BRECs モノレイヤー内の細胞間ギャップの数が増加し，分子トレーサーの透過性が増加した。さらに，*in vivo* モデルで既に知られているように，plasmalemma vesicle-associated protein（PLVAP）の発現増加が確認され，これは網膜内皮細胞における VEGF 誘発性 BRB 破壊における小胞輸送の重要性を示唆するものである。一方で，腫瘍壊死因子 α（TNF α）のような炎症性サイトカインは，DME 発症に繋がる inner BRB の障害を引き起こす可能性があると考えらえている。Van der Wijk らは，トランスウェルインサートに培養した BRECs を用いて，TNF α が inner BRB の透過性に与える影響を検討した[8]。BRECs を TNF α 単独で刺激すると，低分子に対する透過性が増加した。一方で，TNF α，インターロイキン 1 β（IL1 β）および VEGF のコンビネーションで刺激すると，高分子に対す

臓器チップの技術と開発動向

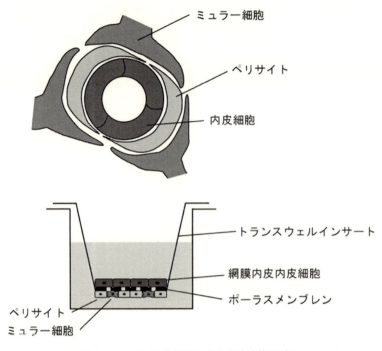

図2　inner BRB の構造と古典的共培養モデル

る透過性が増加し，この現象には 3′,5′-cyclic adenosine monophosphate（cAMP）が関与することを見出した。

　上記は静置培養系での検討であるが，Li らは灌流培養下で血管内皮細胞に対する TNFα の影響を検討した[9]。まず，眼底写真を基に実際の網膜毛細血管系のパターンを有するマイクロ流路デバイスを作製し，ヒト由来血管内皮細胞を流路内に播種して培養した。細胞骨格および NO の染色により，内皮細胞が灌流方向に伸展していることを確認した。さらに，末梢血単核細胞（PBMCs）を作製した人工毛細血管網に灌流させ，内皮細胞を TNFα で刺激すると，内皮層に接着する PBMCs 数が増加することを示した。

4　outer BRB を模倣する Organ-on-a-chip

　In vitro での outer BRB 研究にもトランスウェルインサートを用いた実験系が用いられてきたが，RPE 細胞や血管内皮細胞の単独培養であったり，条件培地を使って細胞挙動を調べる例が多かった。筆者らは，outer BRB 構造を模倣して，ヒト由来網膜色素上皮（RPE）細胞とヒト由来臍帯静脈内皮細胞（HUVECs）を3次元マイクロ流路デバイス内に配置・培養して，細胞周囲環境を制御下で両細胞の相互作用を検討した[10]。マイクロ流路デバイスは，2層式のマイクロ流路から成り，各流路はポーラス膜で隔てられている（図3a）。まず，片方のマイクロ流路に

第10章　網膜疾患を模倣する Organ-on-a-chip

RPE細胞を導入して，ポーラス膜上で単層組織を形成させた後，もう片方のマイクロ流路にHUVECsを導入して，RPE層の反対側のポーラス膜にHUVECsを接着させて共培養系を作製した（図3b）。この状態でも多少HUVECsがポーラス膜を通過してRPE層側に遊走する様子が観察されたが，RPE層側に低グルコース負荷や擬似低酸素負荷を与えると，RPE層側に遊走するHUVECsの数が増加し，対応してRPE層の崩壊面積も増加した（図3c）。RPE細胞の単独培養において，低グルコース負荷や擬似低酸素負荷がRPE細胞からのVEGFの分泌量を増加させることを確認しており，当共培養系におけるHUVECsの応答はRPE細胞が分泌したVEGFによるものであると示唆された。また，低グルコース負荷や擬似低酸素負荷ではRPE層の崩壊は認められなかったので，RPE層側に遊走したHUVECsがRPE層を崩壊させたと考えられた。このプロセスは，滲出型加齢黄斑変性（wet AMD）の主要な病態である脈絡膜新生血管の発生を一部再現したものある。Chungらは，フィブリンゲル

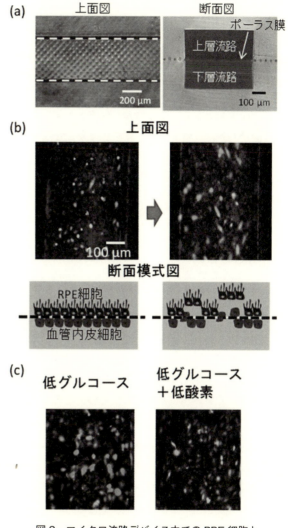

図3　マイクロ流路デバイス内でのRPE細胞と血管内皮細胞の共培養

をパターニングした3次元マイクロ流路デバイス内で，RPE細胞とHUVECsの共培養モデルを検討した[11]。まず，RPE細胞をフィブリンゲルの側面で単層培養し，フィブリンゲル中に灌流可能な毛細血管網を形成させた。RPE側にVEGFを加えると，初めに形成させておいた毛細血管網から新生血管様の構造が出現し，RPE層の崩壊が確認された。一方で，抗VEGF抗体であるベバシズマブをVEGFと共に加えると，新生血管の発生が抑制された。

5 動物から採取した網膜組織を搭載する Organ-on-a-chip

前節までは細胞を培養することで網膜組織の構造や機能を模倣する例を示したが，Dodson らは，動物から採取した網膜組織を直接マイクロ流路デバイス上に固定し，局所的に薬剤やシグナル伝達分子を送達する方法を報告した[12]。彼らの作製したデバイスは，マイクロ流路の上部に貫通孔が設置してある。マウスから摘出した眼球から網膜を剥離し，フラット状態にしてデバイス上に配置した後，貫通孔を介して陰圧を印加することで網膜組織がデバイス上に固定され，数日間維持可能であった。また，マイクロ流路に神経細胞トレーサーを流すことで貫通孔を介して網膜組織の局所に送達できることを示した。さらに，リポ多糖を局所送達することで，網膜内グリア細胞のリアルタイムな応答を観測している。

6 おわりに

本章では，網膜疾患を模倣する Organ-on-a-chip の開発動向を紹介した。Organ-on-a-chip 技術は，動物モデルでは検討が困難な特殊な環境における細胞間の反応を組み合わせることができ，病態解明に有用で臨床予測性の高い創薬スクリーニングシステムへの展開が期待できる。一方で，現時点では医薬品評価技術としてはまだまだ道半ばであり，その実用化には多くの課題が残されている。本章で紹介した開発例も網膜疾患の病態のごく一部を再現したに過ぎず，チップ上に構築した網膜構造も不完全なものである。また，用いる細胞も細胞間で種が異なったり，調整された細胞の年齢が違う等の問題もあり，患者 iPS 由来の成熟分化細胞で各細胞を置換することが望まれる。さらに，毛細血管網を流れる血流量は，inner BRB, outer BRB ともに疾患との関連が高く，灌流条件を精密に制御可能な 3 次元共培養系の確立が必要である。最後に，実際に眼の最深部にある網膜に局所的かつ持続的に薬剤を送達することは容易ではないため，薬剤の投与方法や経路も含めて評価可能な Organ-on-a-chip 開発も重要な視点である。

文　　献

1) L.-J. Chen and H. Kaji, *Lab Chip*, **17**, 4186 (2017)
2) B. Zhang and M. Radisc, *Lab Chip*, **17**, 2395 (2017)
3) A. M. Ghaemmaghami *et al.*, *Drug Discov. Today*, **17**, 173 (2012)
4) 久保義行ほか, *Drug Deliv. Syst.*, **27**, 361 (2012)
5) H. Kaji *et al.*, *Adv. Drug Deliv. Rev.*, (Epub ahead of print), http://dx.doi.org/10.1016/j.addr.2017.07.002
6) 細谷健一, 寺崎哲也, *Drug Deliv. Syst.*, **16**, 29 (2001)

第 10 章　網膜疾患を模倣する Organ-on-a-chip

7)　J. Wisniewska-Kruk *et al.*, *Exp. Eye Res.*, **96**, 181 (2012)

8)　A. E. Van der Wijk *et al.*, *Invest. Ophthalmol. Vis. Sci.*, **58**, 3496 (2017)

9)　Y. Li *et al.*, *Biomed. Microdevices*, **19**, 54 (2017)

10)　L.-J. Chen *et al.*, *Sci. Rep.*, **7**, 3538 (2017)

11)　M. Chung *et al.*, *Adv. Healthcare Mater.*, (Epub ahead of print), 10.1002/adhm.201700028

12)　K. H. Dodson *et al.*, *Biomed. Microdevices*, **17**, 114 (2015)

第11章 セミインタクト細胞リシール技術を用いた 糖尿病モデル細胞アレイとその解析法

加納ふみ[*1], 野口誉之[*2], 村田昌之[*3]

1 はじめに

タンパク質は，細胞内の特定の「場所」で，特定の「タイミング」で機能することで，その最適な機能発現を達成する。つまり，細胞内のタンパク質の真の機能や構造の研究は，それが機能する「現場」である細胞の中で行うことが求められるようになってきた。また，細胞内には多くの薬剤やバイオ医薬品（抗体，核酸など）の標的タンパク質・核酸分子が存在し，それら薬剤・医薬品の効果（活性）を「細胞内」で検証すること，最終的には，有用な医薬品の正確な作用機序やそれらの標的タンパク質・核酸の真の機能発現・制御機構を，「正常と病態の細胞内環境」で解析することが望まれている。

しかし，一般に「病態の細胞内環境」を持ち，かつ，各種細胞アッセイに供する細胞を調製することは困難なことが多い。①研究室で汎用されている培養細胞の多くはがん化した細胞株であり，特定の疾患フェノタイプを示さないことが多い。②患者組織から調製した細胞の多くは分化しており，疾患フェノタイプを維持しながら培養・継代することは困難であり，かつ，③正常または様々な病態進行度合いの細胞からなる「ヘテロな細胞集団」であり，疾患関連の分子情報を得るために汎用されてきた網羅的解析（遺伝子発現変動解析，プロテオーム・メタボローム解析など）の威力を発揮しにくい。最近では単一細胞を網羅的解析の対象にした技術開発が急ピッチで進められているが，未だ汎用的手法の開発には至っていない。④患者由来の iPS 細胞を利用した細胞医薬・創薬は，遺伝性疾患の個別化医療に威力を発揮するが，食生活などの生活環境が原因とされる生活習慣病の研究ツールになるには時間がかかりそうである。

本章で紹介する「セミインタクト細胞リシール技術」はそのような創薬・医療の現場からの要請のもとに誕生した「細胞内ニッチ操作・解析技術」である。ここでは，前臨床に必要不可欠な疾患の細胞研究ツールとしての「病態モデル細胞」の作製とその解析技術の一例を紹介する。

＊1 Fumi Kano 東京工業大学 科学技術創成研究院 細胞制御工学研究センター 准教授

＊2 Yoshiyuki Noguchi 東京大学 大学院総合文化研究科 生命環境科学系 助教

＊3 Masayuki Murata 東京大学 大学院総合文化研究科 生命環境科学系 教授

第11章 セミインタクト細胞リシール技術を用いた糖尿病モデル細胞アレイとその解析法

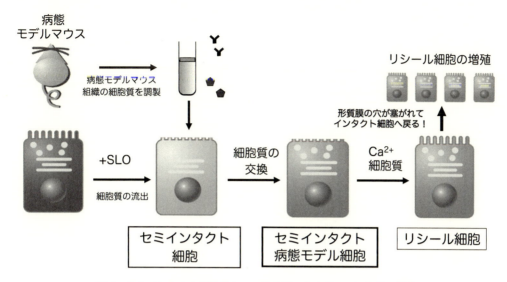

図1 セミインタクト細胞リシール法を用いた病態モデル細胞の構築

2 セミインタクト細胞リシール技術について

セミインタクト細胞とは,連鎖球菌の酸素感受性毒素ストレプトリシンO (SLO) により,形質膜を部分的に透過性にし,細胞質を流出させた細胞である[1](図1)。別途調製した細胞質をセミインタクト細胞に添加・導入し,その後リシール(再封入)操作を行うことで,細胞質が交換された細胞(リシール細胞)は続けて培養・継代可能となる。このリシール細胞では,オルガネラや細胞骨格のトポロジーはインタクトに保持したまま,添加細胞質に依存的な細胞内のイベントを,光学顕微鏡を使ったイメージング技術とカップルさせ細胞形態を保ったまま分析的に再構成し解析することができる。例えば,セミインタクト正常細胞に病態細胞より調製した「病態細胞質」を導入することにより「病態細胞質環境」を持った「病態モデル細胞」を作製し,真の病態に近い細胞内環境でのタンパク質動態や遺伝子発現制御を検出できるようになった。また,リシール細胞の調製は1個〜10^6個のオーダーで可能であるため,病態細胞質環境に「同期」させたリシール細胞を用いて,顕微鏡下での単一細胞解析から多数の細胞を必要とする生化学的・網羅的解析にも対応可能である。最近では,リシール直後からの遺伝子発現やDNAメチル化状態の時系列変化を解析することによって,病態進行の様々な過程の遺伝子発現を再現できる可能性もでてきている。

3 リシール細胞技術を用いた「糖尿病態モデル肝細胞」作製

先ずわれわれは,代表的な生活習慣病である「糖尿病」を標的として,病態モデル細胞作製・解析技術を応用した[2,3]。糖尿病は日本国内で300万人以上が罹患する生活習慣病であり,特に2

型糖尿病は膵β細胞からのインスリン分泌不全や肝臓・脂肪・筋肉細胞などでのインスリンに対する応答性の低下（インスリン抵抗性）を典型的病態とするため，各組織の細胞レベルでの病態発現がそのまま個体や組織の病態となって現れる非常によい研究対象になると考えた。ここでは，糖尿病モデル肝細胞を中心とした例[2]を参考に，病態モデル細胞の作製とその解析法の特長を紹介する。

糖尿病態モデル肝細胞の作製には，インスリンに応答して糖新生酵素の発現抑制が見られるラット肝癌由来培養細胞 H4IIEC3 細胞を用いた。セミインタクト H4IIEC3 細胞に，正常あるいは糖尿病モデルマウス（db/db マウス）肝臓から調製した正常（WT）または糖尿病（Db）細胞質を導入・リシールし，正常モデル肝細胞（HWT 細胞）と糖尿病モデル肝細胞（HDb 細胞）を作製した（図2A）。HWT 細胞または HDb 細胞の糖代謝について，インスリン刺激依存的な①糖新生酵素 PCK1 と G6PC の遺伝子発現抑制，②培地中グルコース量の低下の度合いを定量することで，それぞれのモデル細胞のインスリン応答の正常性・インスリン抵抗性を検証した。その結果，HWT 細胞ではインスリン依存的な糖新生酵素の発現抑制が正常に検出されたのに対し，HDb 細胞ではそれら遺伝子の発現抑制が阻害されている（インスリン抵抗性）ことが分かった（図2B）。また，インスリン刺激3時間後の培地中グルコール量についても，HWT 細胞ではインスリン依存的に減少しているのに対し，HDb 細胞では異常な増加状態になっていることが分かった（図2B）。これらの結果より，正常・糖尿病モデル肝細胞を用いて，実際の肝臓組織で

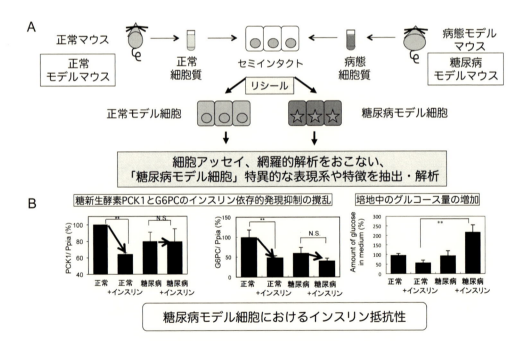

図2　糖尿病モデル細胞の構築と糖尿病モデル細胞に特徴的に見られるインスリン抵抗性のフェノタイプ

第11章　セミインタクト細胞リシール技術を用いた糖尿病モデル細胞アレイとその解析法

起こっている典型的な糖尿病態である「インスリン抵抗性」（インスリン依存的な糖新生抑制が攪乱されること）が再現できたことを確認できた。リシール細胞では，導入した病態モデル細胞質が徐々に代謝・分解され，いずれ本来の正常な細胞核の情報を基に作られた正常細胞質に置換されることが予想される。そこで，HDb 細胞内の糖尿病態環境が維持される時間を推定するため，リシール操作後の様々な時間で HDb 細胞のインスリン抵抗性の減少度合いを，PCK1 遺伝子の発現抑制の程度を指標に見積もったところ，HDb 細胞では，リシール後約 12 時間は糖尿病態の細胞質環境を維持していることがわかった。

また，糖尿病モデルマスの db/db マウスや ob/ob マウスの肝臓においては，脂肪酸やトリグリセリドの合成を支配する転写因子である SREBP-1c の発現増加が報告されている[4,5]。しかし，ここで作製した HDb 細胞の SREBP-1c 遺伝子の発現量はコントロールである HWT 細胞と変化がなかった。これらのことより，HDb 細胞は，糖新生の制御攪乱に関わるインスリン抵抗性を再現できるが，脂質代謝制御に関しては，そのフェノタイプが明白に現れないことが分かった。このように，リシール法を用いた病態モデル細胞の解析には，その解析に必要な病態フェノタイプの再現可能な細胞や病態細胞質を選択する必要があることが分かる。

4　イメージング技術を用いた糖尿病態細胞のフェノタイピング

肝臓細胞におけるインスリン依存的な糖新生酵素 PCK1 と G6PC の遺伝子発現抑制は IRS-PI3K-Akt-Foxo1 シグナル伝達経路によって制御されている[6]。そこで，われわれは，HWT および HDb 細胞における Akt の活性化状態（＝Ser473 のリン酸化 Akt の増加）の違いが，HDb 細胞のインスリン抵抗性の原因ではないかと考え，インスリン刺激による両モデル細胞の全 Akt 量に対する「リン酸化 Akt 量」をウエスタンブロッティング法により定量的に比較した。その結果，両細胞の全 Akt 量は変化なかったが，HDb 細胞ではリン酸化 Akt 量が，インスリン刺激後 15～60 分まで顕著に減少していることが分かった。このリン酸化 Akt 量の減少は，蛍光抗体法によっても確認された。この結果，HDb 細胞のフェノタイプは，インスリン依存的な Akt の活性化の攪乱に起因している可能性が出てきた。このように，ウエスタンブロッティングによる生化学的な手法で細胞内の「リン酸化 Akt（S473）量」と「全体の Akt 量」との量比を定量することは可能である。しかし，生化学的手法では大量の細胞をすり潰した細胞抽出液を用いるため，細胞集団全体の平均的な Akt 量およびリン酸化 Akt 量の検出とそれを基にした量比を求めることになる。しかし，リシール細胞技術を用いた病態モデル細胞作製時には，どうしてもリシール操作による細胞質交換効率の不均一性が問題となる。また，リシールの標的となる細胞の種類によっては，リシール効率が極端に悪い細胞種も出てくる可能性がある。これらリシール細胞を用いた「病態モデル細胞」解析の精度や各細胞サンプルから得られる検出信号（主に蛍光信号）の S/N 比を向上させるため，われわれは，リシール細胞のフェノタイピングやそれを用いた化合物スクリーニングに，光学顕微鏡下に観察できる単一細胞の定量的な蛍光画像解析をベー

225

スにした新規アプローチ（Fluorescence image-based quantitative analysis system：FIQAS）も並行して実施している。

　それは，病態進行や分化過程など，ヘテロな細胞集団のなかで協奏的に進行する生命現象を，光学顕微鏡下に観察される「単一細胞内で定量的に，しかも各細胞にヒモ付けされた特徴量として解析できる」顕微鏡・画像解析システムである（図3A）。この画像解析法では，抗 Akt 抗体と抗リン酸化 Akt(S473) 抗体を用いた蛍光抗体法により，蛍光顕微鏡下に観察される単一の細胞1個1個における Akt 量とリン酸化 Akt(S473) 量をそれぞれの蛍光画像の蛍光量をもとに定量し，かつ（リン酸化 Akt 蛍光量／Akt 蛍光量）比（以下，(p-Akt/Akt) 比）を定量化することが十分可能である（図3B）。そのため，単一細胞からの蛍光信号をベースにした高いS/N比をもった(p-Akt/Akt)比を得ることができる。しかも，蛍光染色した細胞画像からは，単一細胞ごとの Akt 量とリン酸化 Akt(S473) 量だけが得られるのではない。例えば，リシール細胞には fluorescein-dextran が添加された細胞質が使用されているため，リシール操作が上手くいった細胞のみが fluorescein 蛍光で識別できる。その識別された単一のリシール細胞ごとに，Hoechst 33342 で同時染色した核の染色像を含めて，細胞全体，核，細胞質それぞれの Akt とリン酸化 Akt(S473) に対する蛍光強度の平均値，総和，最大・最小値，標準偏差など（今回のサ

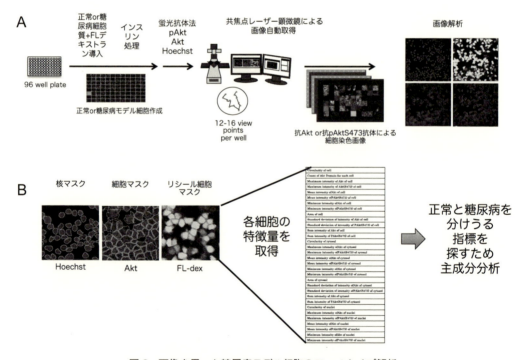

図3　画像を用いた糖尿病モデル細胞のフェノタイプ解析
96 ウェルプレート上で正常あるいは糖尿病モデル細胞を作製し，インスリン処理後に蛍光抗体法を行い，自動画像取得・解析を行う。各細胞における様々な形態情報・蛍光情報（特徴量）を抽出し，主成分分析に供した。

第11章　セミインタクト細胞リシール技術を用いた糖尿病モデル細胞アレイとその解析法

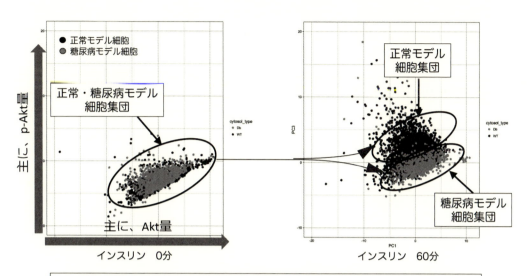

図4　正常および糖尿病モデル細胞の pAktS473 および Akt 染色画像から抽出した特徴量を用いた主成分分析の結果

ンプルの場合）約32種類の量が「特徴量」として定量できることになる。

　FIQAS 顕微鏡・画像解析システムを用いることにより，先ずは，HWT および HDb 細胞の画像を基にした細胞フェノタイピングを行った。96 ウェルプレートに播種した HWT 細胞と HDb 細胞に対し，インスリン刺激後，0，1，5，10，15，20，30，60 分後の細胞サンプルを固定し，上記の条件で蛍光抗体法を実施したサンプルに対して，これらの特徴量を基に主成分分析を実施した（図4）。その結果，「細胞全体の Akt の総和量」を主な成分とする PC1 を横軸とし，そして「細胞全体の p-Akt の総和量」を主な成分とする PC3 を縦軸とするグラフ上に，HWT 細胞と HDb 細胞をプロットできた。興味深いことに，インスリン刺激前にはほぼ重なっていた両細胞のプロット群が，インスリン刺激後の時間を経過するに従い，徐々に分離していく過程が見てとれた。そして刺激 60 分後には，HWT 細胞群と HDb 細胞群が完全に分離した（図4）。この HWT 細胞（正常）と HDb 細胞（糖尿病態）のプロット法を用いることにより，例えば，2種の糖尿病改善薬が HDb 細胞に作用し，HWT 細胞へと正常化していく過程を2次元上の細胞群プロットの軌跡として可視化することで，それら改善薬の作用機序の同一性や異種性を検定することが可能になる可能性がある。

5 糖尿病モデル細胞アレイと FIQAS 顕微鏡・画像解析システムを用いた糖尿病改善薬の可視化スクリーニング

FIQAS 顕微鏡・画像解析システムを駆使することによって，糖尿病態の改善薬の可視化スクリーニングを行うことも可能である（図5）。具体的には，96ウェルプレートに播種したHWT細胞とHDb細胞に対し，市販薬ライブラリー（LOPAC Pfizer）を中心とした〜97種類の低分子化合物を添加して60分後の各細胞にインスリン刺激を加えた。インスリン刺激後，15分，60分後の細胞サンプルに対し，抗Akt抗体および抗リン酸化Akt(S473)抗体を用いて蛍光抗体法を実施した。その蛍光抗体法サンプルを，オートフォーカス機能付の共焦点レーザ顕微鏡システムを用いて，各ウェルごとに12〜16ポイントを自動撮影し，単一細胞毎のAktおよびp-Aktの蛍光強度量，およびその比（p-Akt蛍光量／Akt蛍光量）を計測した。ネガティブコントロールとしては，インスリン刺激なしのHWTの（p-Akt蛍光量／Akt蛍光量）値，ポジティブコントロールとしてインスリン刺激時の（p-Akt蛍光量／Akt蛍光量）値を基に，このアッセイの最適度を示すZ'値が0.5以上であることを先ず確認した。HDb細胞に低分子化合物を作用させることによって，細胞の（p-Akt蛍光量／Akt蛍光量）比値が，化合物を加えない場合よりも増加させる化合物で，しかも，HWT細胞のインスリン応答に対してその値に影響が少ない化合物が，糖尿病態を改善させる可能性がある候補化合物と判断できる。スクリーニングの結果，(p-Aktの蛍光量／Aktの蛍光量) 比を上昇させる化合物として，ピオグリタゾン（以下，Pio）とメトフォルミン（以下，Met）の2種類を得た（図5）。両化合物は実際に糖尿病改善薬とし

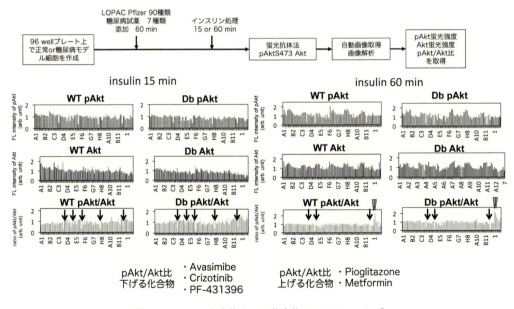

図5　pAkt/Akt を変化させる化合物のスクリーニング

第11章　セミインタクト細胞リシール技術を用いた糖尿病モデル細胞アレイとその解析法

て使用されている薬剤であるが，本解析によってその新規作用機序が細胞レベルの解析で示唆された。特に Pio が HDb 細胞のインスリン抵抗性を回復させることも，インスリン依存的な糖新生酵素 PCK1 の遺伝子発現抑制の結果より確認できた。ここで興味深いことに，両化合物は，細胞当たりの p-Akt 量総量を変えることなく Akt 量を減少させることで，結果的に（p-Akt の蛍光量／Akt の蛍光量）比を上昇させ，HDb 細胞のインスリン抵抗性を回復させていた。特に，Pio は HWT 細胞への影響も少なく，HDb 細胞特異的にインスリン抵抗性を回復させる傾向が見られた。Pio は PPARγ のアゴニストの一つである。糖尿病モデルマウスである(ob/ob)マウスや(db/db)マウスではこの PPARγ の発現量が7〜8倍になっていることが報告されている[7]。Pio が HWT 細胞にではなく HDb 細胞に効果的に効いたのは，HDb 細胞内に多く存在する PPARγ をアゴニストとしてより活性化させることで，糖尿病態を回復に向かわせた可能性があると考えている。

6　将来展開

　セミインタクト細胞技術やその展開技術であるリシール細胞技術は，リシールする細胞の種類，導入する細胞質の種類を変えることで様々な病態モデル細胞の構築とその解析に利用できる汎用的な細胞アッセイ系である。さらに，病態細胞質と同時に膜不透過性の中・低分子化合物を，病態モデル細胞内に導入することにより，病態環境に「同期」された細胞内でのこれら導入化合物の活性発現の状態を検出できる。このことは年々価格の高騰化が問題となっている新薬の開発において，前臨床に必要不可欠な，細胞を利用した薬効評価や副作用評価を効率的に実施できる新規の汎用性の高い細胞側ツールとして大きな力を発揮すると思われる。また，病態モデル細胞は，ここで紹介した新規の顕微鏡・画像解析システムと最適にカップルすることで，その「細胞型試験管」としてよりその機能を発揮するものと思われる。

文　　　献

1)　F. Kano and M. Murata, *Adv. Sys. Biol.,* **2**, 6 (2013)
2)　F. Kano *et al., Sci. Rep.,* **7**, 15167 (2017)
3)　F. Kano *et al., PLoS One,* **7**, e44127 (2012)
4)　K. Fukui *et al., Diabetes,* **54**, 1958 (2005)
5)　I. Shimomura *et al., J. Biol. Chem.,* **274**, 30028 (1999)
6)　X. C. Dong *et al., Cell Metab.,* **8**, 65 (2008)
7)　R. A. Memon *et al., Endocrinology,* **141**, 4021 (2000)

第12章 3次元微小血管チップによる血管新生と血管透過性の評価手法の構築

薄葉　亮[*1]，松永行子[*2]

1　はじめに

　循環器系は生体の隅々にまで物質を輸送する臓器であり，全身を巡る交通網としての機能を有している。血管はその道路の一つひとつであり，血管を通して輸送された物質は必要なタイミングで血管外へ透過して必要な場所へ届けられる。そのような物質透過は，血管の最も内側の層を形成する血管内皮細胞層により制御されている。例えば，水分子，イオン，そしてグルコース等の低分子量の物質は通過する一方，高分子量のタンパク質分子や免疫細胞等の血球細胞は，炎症等の生理現象が起きて必要となった際に血管外へ移動する。したがって，このような血管の内外を制御する血管バリア機能は生体の恒常性を保つ上で重要である。

　炎症部位やがん組織周辺の血管においてはバリア機能が低下し，透過性の増大や血管ネットワークの乱れが生じることが知られている[1]。例えば，がん組織周辺は酸素欠乏状態に陥りやすく，それを補うために血管内皮成長因子（vascular endothelial growth factor：VEGF）を放出して血管新生を誘導する。これにより，新たな血管が不規則にがん組織へ入り込み，がん細胞への補給経路が形成されることとなる。そこで，血管バリア機能を回復させて血管正常化を行うことでがん治療の効果を高めることが提唱された[1]。実際にVEGF受容体阻害剤やVEGF中和抗体といった血管新生阻害薬が開発され一定の効果を得ている[2]。しかしながら，血管新生療法の耐性獲得や適応について依然として解決すべき点が多く残されている。

　このように，血管のバリア機能はがん治療において高い関心の対象であり，今後も研究対象となるものである。また，その機能は血管内皮細胞に加えて，周囲の細胞との相互作用にも左右されるため，血管機能・形態変化・細胞間相互作用を多角的に評価できる手法が求められている。本章では，従来の評価手法を解説し，著者らのグループが開発した，上述の血管機能を「視える化」するための血管チップについて紹介する。

＊1　Ryo Usuba　東京大学　生産技術研究所　統合バイオメディカルシステム
　　　　　　　　国際研究センター，大学院工学系研究科　バイオエンジニアリング専攻
＊2　Yukiko T. Matsunaga　東京大学　生産技術研究所　統合バイオメディカルシステム
　　　　　　　　国際研究センター，大学院工学系研究科
　　　　　　　　バイオエンジニアリング専攻　講師

第12章 3次元微小血管チップによる血管新生と血管透過性の評価手法の構築

2 従来の血管新生および透過性アッセイ手法

In vitro において血管内皮層の機能を評価するためには，細胞を培養し血管内皮層を形成することに加え，細胞層の物質透過を検出できる系や血管新生を誘導できる空間の提供が必要となる。したがって，プラスチックディッシュ等の平面上での2次元培養に加えて，細胞の集合体を解析する必要がある。図1に血管機能の研究に用いられる代表的なアッセイ手法を紹介する。

血管新生を評価する単純な系としては，フィブリンやマトリゲルなどの基質上あるいは基質内で血管内皮細胞を培養することで，自己組織化的に血管ネットワークを形成させる手法[3]がある（図1A）。この手法では，プレゲル溶液に血管内皮細胞を懸濁させて，VEGFなどの刺激を加えることで血管網構築を行う。血管内皮細胞同士が連結して，索状の構造を形成し，その長さ・太さ・分岐点の数により評価する。簡便に実験を行える一方，形成される血管網が未熟である場合が多く，血管新生の過程を追跡するには不十分である。そこで，新生血管の性質を詳細に解析するための手法として次に説明するフィブリンゲルビーズアッセイがある[4]。まず，コラーゲンがコートされた直径300～400μm程度のデキストランビーズ上に，血管内皮細胞を培養する。これを，フィブリンゲル内で線維芽細胞の存在下で培養する（図1B）。そしてVEGF等により血管新生を誘導すると，細胞単層から新しく血管が伸びる様子を解析することができる。しかしながら，管腔を持った構造から血管新生が発生しない点や新生血管の枝分かれ構造などにより解析に人為的な誤差が生じうるという課題がある。

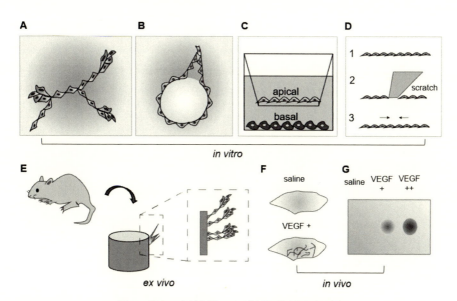

図1 従来の血管新生および血管透過性評価手法
(A)ゲルを用いたゲル上・ゲル内培養, (B)フィブリンゲルビーズアッセイ, (C)カルチャーインサートを用いた内皮細胞単層培養, (D)創傷治癒アッセイ, (E)大動脈リングアッセイ, (F)マトリゲルプラグアッセイ, (G)マイルスアッセイ。

内皮単層の透過性や修復能を測定する *in vitro* 手法としては次の2つが主に用いられている。まず，血管内皮の物質透過性を評価するために，図1Cに示したようなカルチャーインサートを利用した手法が用いられる[5]。マルチウェルプレートへ底面が半透膜のカルチャーインサートを装着し，半透膜上に血管内皮細胞を培養して単層を形成させる。ここで，ウェル底面に線維芽細胞を培養する，あるいはVEGFを添加することで内皮細胞単層の物質透過性が亢進するため，半透膜を培養液中のイオンがより多く通過するようになる。よって，カルチャーインサートの内側と外側に電極を設置して抵抗値を測定すると，抵抗値の減少により透過性亢進を観察できる。この方法では，単層としての機能が評価できるが，3次元構造を形成した状態での機能や細胞外マトリクスとの関係を評価することが困難である。次に，内皮細胞の運動能を測定する方法として，創傷治癒アッセイ（wound healing assay）と呼ばれる手法[6]がある（図1D）。培養面に内皮細胞を密に培養し，100〜200 μm程度の傷をつける。そして，傷つけられた部分へ新たに内皮細胞が伸展してその領域を覆うまでを観察し，内皮細胞の増殖能や運動能に関して評価するというものである。

　次に，マウス等の実験動物を用いた測定手法について紹介する。*Ex vivo* 手法として，輪切りにしたマウスの大動脈をマトリゲルやコラーゲンゲル内で器官培養を行う大動脈リングアッセイ[3]がある（図1E）。切断面から内皮細胞による毛細血管の形成が観察され，添加する分子により，発芽血管数，血管の長さや径に変化が生じる。*In vivo* 手法ではマトリゲルプラグアッセイ[7]とマイルスアッセイ[8]が代表的である。マトリゲルプラグアッセイでは，マトリゲルにヘパリンを添加し，さらにVEGFや成長因子を豊富に分泌する細胞を添加してマウスの皮下へ注射する。すると，マウスの皮下組織からゲル内への血管新生が観察される（図1F）。マイルスアッセイは，実験動物を用いて血管透過性を評価するための手法である。Evans blueという血中のアルブミンと結合する濃青の溶液を静脈注射し，実験動物の皮下に試験分子を注射する。透過性を亢進する分子であれば，血管から色素が漏出して皮下に青い斑点が形成される（図1G）。斑点の強さや組織を切り出して分光光度計を用いて評価する。この手法では分子の種類や濃度に応じて滲出の程度が変化する。

3　ボトムアップ組織工学に基づく血管チップの作製

　前節で紹介した *in vitro* 手法においては血管内皮細胞の単層培養が主であり，親血管から娘血管が形成される過程を解析することは困難である。一方で，*ex vivo* や *in vivo* 手法においては，ヒトとの種差の影響を無視できず，細胞レベルでの詳細な挙動を解析することが容易ではない。そこで，チップ上に組織・臓器レベルの生体組織を再構成する臓器チップが有効な実験ツールとなりうる。血管を生体に近い状況でチップ上に再現することで，血管同様に筒状の構造を有し，動的な変化を追跡できる。また，部品となる細胞や細胞外マトリクスを制御可能であり，血管と他の細胞との相互作用や微小環境に応答した挙動について，既存の方法では見ることのできな

第12章　3次元微小血管チップによる血管新生と血管透過性の評価手法の構築

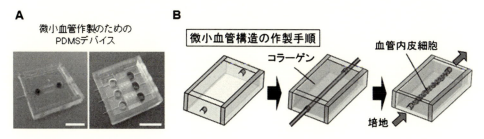

図2　血管チップの作製
(A)本稿にて紹介する血管チップ作製に用いたPDMSデバイス。1本流路型（左）と3本流路型（右）（スケール：1 cm）。(B)血管チップ作製手順の模式図。

かった細かな解析を可能とする。本稿では、図2に示すようなコラーゲンゲル内に管腔を形成し、そこで血管内皮細胞を培養する手法について説明する。

図2Aに血管チップ作製に用いるデバイスの写真を示した。筆者らのグループは1本の流路を持つチップと、3本の流路を持つチップを設計して使用している[9,10]。1本流路のチップは、血管の透過性など観察しやすくするために両脇のリザーバーと血管構造を形成する中心部とが微小流路で接続された構造となっている。これにより観察の際に、蛍光色素コラーゲンゲルへ入り込むことによるバックグラウンドが抑えられる。一方で、3本流路のチップは、同条件で複数の血管を解析できる利点を持つ。また、他種細胞の培養や、血管間の相互作用を評価する場合に有効である。チップ中心部分のガラス板は必要に応じて使用する。例えば、還流培養を行う場合、ゲル内の圧力が高まるためガラス板の蓋をすることで構造の保持に寄与する。

このデバイスは、3次元プリンタにより鋳型を作り、ポリジメチルシロキサン（polydimethylsiloxane：PDMS）により型取りすることで作製した。型から外したPDMSチップは、底部を有しておらず、PDMSチップと厚さ約150 μmのカバーガラスとを貼り合わせることで底面としている。また、底面と血管構造部分の距離をできるだけ近づけるべくニードルの挿入口を底面付近に設計している。これにより、40～60倍程度までの倍率のレンズを用いた顕微鏡観察に対応しており、また共焦点レーザー走査顕微鏡を利用した3次元構造観察が可能である。

次に血管構造の作製手順について説明する（図2B）。まずPDMSデバイス中心部のコラーゲンチャンバーに可溶化したコラーゲン溶液を一定量滴下し、マイクロニードルを挿入して貫通させる。この状態で37℃環境下に静置することでコラーゲンをゲル化させる。ゲル化後にニードルを引き抜くことでゲル内に管腔が形成される。マイクロニードルの径を変更することで、直径120～300 μmの血管構造とすることができる。コラーゲンチャンバーは隣接した円形のリザーバーと接続されており、以後の溶液導入はこのリザーバーから行う。ヒト臍帯静脈内皮細胞（human umbilical vein endothelial cell：HUVEC）を管腔へ導入するため細胞懸濁液を流し、15分間静置することで管内に接着させる。このまま培養することで、細胞が管腔に沿って伸展、移動、増殖してゲル内の管腔が血管内皮細胞で覆われて血管様構造となる。3日間培養することで

血管内皮細胞に特徴的な細胞間結合の形成を観察し，血中アルブミン程度の分子量の分子が漏出しない構造となることを確認している。また，細胞懸濁液の滴下前に，フィブロネクチン等の細胞外マトリクス成分の溶液を流してコラーゲン流路をコーティングすることも可能である。これは，細胞培養状態を調節する場合や細胞−細胞外マトリクス間の相互作用の評価に有用となる。

本手法による血管作製は，コラーゲン流路へ接着させる血管内皮細胞を変えることで種類の異なる血管を模倣することができる。例えば，動脈・静脈・毛細血管はそれぞれ異なる役割を持っており，動脈由来・静脈由来・毛細血管由来の血管内皮細胞はそれぞれ異なる生理応答を示すことが考えられる。他の例では，脳血管由来の内皮細胞は他由来の細胞と比べて密なタイトジャンクションを形成して血液脳関門に寄与しており，脳由来の細胞を用いて血管チップを作製することで血液脳関門の in vitro モデルとなることが期待される。また，微小環境に着目すると，コラーゲンゲルの代わりに他のゲルを用いるなど，微小環境制御可能な in vitro モデルとなり得る。

4 血管チップを用いた新生血管の経時変化の追跡

前節のように，血管内皮細胞や微小環境を制御可能な血管チップを構築することができる。血管チップを用いて，血管新生のような血管組織としての生理的な応答を詳細に検討するためには，3次元的に組み上げられた組織の動的変化を生きた状態で観察することが必要となる。筆者らは，血管チップ上で起こる血管新生を光干渉断層撮影（optical coherence tomography：OCT）技術を用いて3次元的にライブイメージングを行う手法を確立した[10]。本節では OCT イメージング手法について解説したい。

OCT 技術は，1991年に Fujimoto らによって報告された光の干渉性を利用して試料内部の構造を高分解能・高速で撮影する技術である[11]。OCT 技術を用いると，蛍光分子による修飾の必要がなく，近赤外線を照射して非接触・非侵襲で断層面を撮像できるため細胞毒性が非常に少なく，眼底をはじめとして人体の様々な器官の撮像に使用されている。さらに，得られた断層面画像から，3次元的な立体像を再構築することができる。筆者らのグループでは，眼底検査にて用いられるプローブ型の OCT 装置を細胞培養シャーレ等が観察しやすいようにステージトップ型に改良した新規の OCT システムを使用した（図3A）。このシステムにより，チップ上の微小血管構造の断層面を観察し，得られた断面画像から3次元的な立体像を再構築した。OCT による解像度は xyz 各軸方向に $10\,\mu m$ となっており，従来の光学顕微鏡と比較すると劣る。しかし，$1\,mm \times 2\,mm \times 1\,mm$ の血管領域を約5分で観察可能であり，立体組織の動的な変化をイメージングする点において十分な解像度を有し，簡便に観察可能なシステムとなっている。

OCT 断面像からは，作製した微小血管の直径や微小血管から伸びた新生血管についての情報が得られた（図3B，x-z 平面図）。3次元の再構築像からは，新生血管の構造や伸びる様子を観察することに成功した（図3B，D）。また，OCT は迅速に観察が可能であり，図3C に示すような2mm の長さの血管を全体的にライブイメージングできる。VEGF 存在下で7日間培養する

第12章 3次元微小血管チップによる血管新生と血管透過性の評価手法の構築

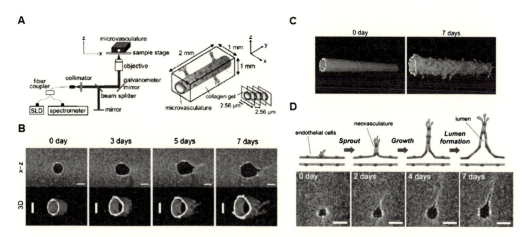

図3 OCTによる血管新生過程のモニタリング
(A) ステージトップ型OCT装置の模式図，および微小血管構造の断層撮影と3次元像再構築の原理。(B) 200 μmの管腔内に形成した微小血管から新生血管が伸びる様子のライブイメージング画像。(C) OCT断層画像より再構築した長さ2 mmの微小血管の全体像。(D) 血管新生過程のライブイメージング結果。Cord hollowing modelの模式図と対応する新生血管の観察画像。血管新生は50 ng/mLのVEGFとともに培養して誘導した（スケール：100 μm）。（文献10）より転載）

と，細胞の増殖や血管新生が活発に生じ，血管構造に多くの凹凸が観察されるようになることが明確となった。

血管新生により誘導された血管が管腔を形成するメカニズムとして，発芽した新生血管の内皮細胞に極性が生まれ，細胞–細胞間に空洞が形成されて成熟するというモデル（cord hollowing model）が提唱されている[12]。しかしながら，直接ライブイメージングによって形成過程を確認する例はなかった。本手法では，提唱されていたモデルの詳細な過程を実際に初めて可視化することに成功した。VEGF投与により血管新生を誘導しながら1日ごとに観察することで，培養に伴って徐々に血管が伸びていく過程を詳細に観察できる（図3D）。血管上部の新生血管部位に着目すると，2日後に発芽が発生し，4日後までそのまま新生血管が伸長した。そして，7日後の段階で新生血管に明らかな管腔が形成されていることがわかった。さらに，断層像から新生血管の長さ，およびその管腔構造の長さの経時変化を定量的に測定可能であった。このように，血管新生が生じる過程を詳細に観察することに成功しており，血管新生に関連する標的分子探索やメカニズム解明に有用なツールとなることが示された。

以上のように，血管チップとOCT法を利用することで，*in vitro*の血管の動的変化を容易にライブイメージングすることが可能となった。光学顕微鏡や蛍光顕微鏡観察と比較して，OCT法では非標識・非侵襲で3次元構造に関して細かな情報を得ることができる点で優位である。がんにより誘導された血管新生の観察，微小血管網形成の様子をライブイメージングするのに有用な手法である。さらに，立体的でmmスケールの構造となる場合がある臓器チップの観察手法として適しており，ステージトップ型OCT法のさらなる解像度向上や装置開発に期待したい。

5 血管チップを用いた血管透過性の評価

従来の *in vitro* 透過性評価手法では，血管の3次元構造を考慮することが困難であったが，血管チップを用いれば血管構造の内部から血管外へ物質が漏出する過程をリアルタイムで追跡できる。これは透過性亢進のメカニズム解析に役立つ特徴である。例えば，血管新生を誘導した血管チップの透過性測定を行い，新生血管部位と物質透過性の関連性を評価することが可能になる。また，ある因子が血管内皮細胞に作用して血管全体から物質が漏れ出すのか，それとも血管の一部に穴が開いて漏れ出すようになるのかを明確に観察できるようになり，どのようなシグナル経路を辿って透過性亢進という事象が起きているのか考察できる。このように動的な生理現象を可視化することは，創薬の観点において新規標的分子の評価や予期せぬ副作用の発見に寄与することが期待される。本節では，筆者らが開発した血管チップを用いた血管透過性の測定手法[9]について解説する。

炎症状態における透過性亢進を模倣するために炎症時分泌されるタンパク質であるトロンビンを用いた。血管内皮細胞がトロンビンのシグナルを受容すると，ストレスファイバーが形成されて細胞が収縮し，細胞間結合が弱まるため，内皮層の物質透過性が高まる[13]。短時間でトロンビンに応答した透過性変化を観察するため，まず初めにエチレンジアミン四酢酸（ethylendiaminetetraacetic acid：EDTA）を微小血管へ流した。EDTAは二価イオンのキレート剤であり，細胞間結合を仲介するカルシウムイオンの減少により素早く細胞の動的変化が起きると考えられる。次に血管へ透過性を亢進する炎症性分子や細胞間結合を強める化合物をリザーバーから導入して30分間培養した。最後に，蛍光標識した70 kDaデキストラン分子をリザーバーへ滴下し，微小血管内へ流れ込んだ分子が内皮細胞層からコラーゲンゲル側へ漏出する様子を共焦点レーザー顕微鏡により観察した。蛍光シグナルのイメージングにより，図4Aに示す蛍光画像としてデキストラン分子の漏出を観察できた。定量評価のために，微小血管の中央部分の両側面に幅2.5 mm，高さ200 µmの長方形の領域の蛍光強度を測定した（図4B）。EDTAを流したのみの微小血管においては，血管外へのデキストラン分子漏出がほぼ見られず，EDTA処理および複数回の溶液の操作を行っても血管構造が保持されることが確認された。100 U/mLのトロンビンを投与すると，投与直後からデキストラン分子は血管外へ大きく漏れ出し，透過性が亢進した状態となることがわかった（図4B-1）。一方で，環状アデノシン一リン酸のアナログ分子である8-(4-chlorophenylthio)-2'-O-methyladenosine-3',5'-cyclic monophosphate（通称007）を処理後にトロンビン投与を行うと，未処理の状態と同様にデキストラン分子が血管外へ漏出せずに管内に留まることが観察された。EDTA処理開始から90分後の蛍光強度を測定した結果，トロンビン投与により透過性が増大し，007処理により透過性亢進を抑制するという現象を定量化できた（図4B-2）。

また，透過性亢進と細胞形態の関連性を調べるため，FアクチンとVEカドヘリンの染色を行って観察した。図4Cに示すように，未処理の血管内皮層は細胞間結合分子のVEカドヘリン

第12章　3次元微小血管チップによる血管新生と血管透過性の評価手法の構築

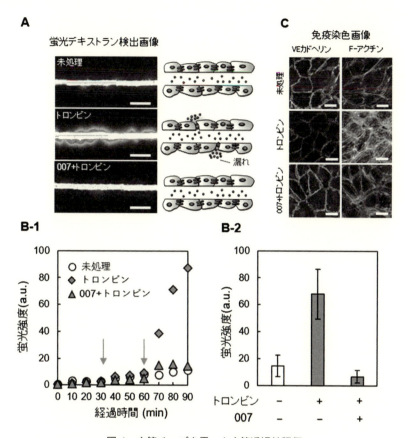

図4　血管チップを用いた血管透過性評価
(A) 各処理を施した血管チップを用いて70 kDaの蛍光標識デキストラン溶液を導入した際の蛍光画像．右の模式図はその時の血管内皮細胞の状態を表す（スケール：500 μm）．(B) 蛍光画像から血管外に流出したデキストラン分子の蛍光強度を数値化した結果．漏出したデキストラン分子とトロンビンまたは007投与後の経過時間との関係（B1），処理開始後90分における蛍光強度を定量した結果（B2）を表す．(C) 各処理を施した血管内皮細胞層の免疫染色画像（スケール：20 μm）．（文献9）より改変転載）

が明確に見えており，成熟した接着結合を有していることがわかる．しかし，トロンビンを投与すると，VEカドヘリンの構造が不明瞭となり，細胞内の全体で活発にアクチンのストレスファイバーが形成されていることを確認した．これは細胞間結合が緩み，細胞が収縮していることを示している．一方で007を処理すると，VEカドヘリンの構造は保たれている．さらに，アクチンが細胞間結合に沿って観察され，細胞間結合を裏打ちするように形成されていることがわかる．このような細胞形態へ与える影響が，透過性測定結果につながっていると考えられる．

　以上のように血管チップを用いることで，血管の構造としての性質である血管透過性と細胞レベルでの挙動を複合的に評価可能となる．がん血管において亢進する血管透過性の解析や，血管

透過性を抑制する薬効を有する薬理解析において，従来法と比較して詳細な情報を得ることができると考えられる。また，任意のヒト血管内皮細胞を用いて評価できるため，種差や部位の違いを考慮した血管透過性評価を実現でき，想定外の副作用を評価するツールとしての利用も期待できる[14]。さらには，ナノ粒子を用いたドラッグデリバリーシステムの機序解明等の幅広い応用が考えられる。

6　おわりに

　本稿では，血管チップを用いてがん血管に見られる性質を評価するための手法について紹介した。血管チップは，*in vitro* 手法では再現が困難であり，動物実験では詳細な観察が不可能であった血管の動的変化を観察可能にする。また，血管チップでは血管構造を対象として測定するため，血管新生や物質透過性等を多角的に評価することが容易である。加えて，ゲル内へ他の細胞を共培養することもでき，周皮細胞や平滑筋細胞を共培養してより現実の血管へ近づける，がん細胞を培養してアッセイに用いる等の応用の幅が広いことも特徴である。血管は，がんの成長・転移等に関わる重要な部位であるが，がん血管の性質については解明されていない点が多く残されており，本血管チップによりがん疾患研究を加速させることが期待される。

文　　　献

1) R. K. Jain, *Science*, **307**, 58 (2005)
2) M. Potente *et al.*, *Cell*, **146**, 873 (2011)
3) H. Kidoya *et al.*, *EMBO J.*, **27**, 522 (2008)
4) M. N. Nakatsu *et al.*, *Microvasc. Res.*, **66**, 102 (2003)
5) B. Srinivasan *et al.*, *J. Lab. Autom.*, **20**, 107 (2015)
6) A. D. van der Meer *et al.*, *Am. J. Physiol. Heart Circ. Physiol.*, **298**, H719 (2010)
7) M. Valapala *et al.*, *J. Cell Sci.*, **124**, 1453 (2011)
8) J. Aman *et al.*, *Circulation*, **126**, 2728 (2012)
9) J. Pauty *et al.*, *Nanotheranostics*, **1**, 103 (2017)
10) H. Takahashi *et al.*, *Sci. Rep.*, **7**, 42426 (2017)
11) D. Huang *et al.*, *Science*, **254**, 1178 (1991)
12) S. A. Eming and J. A. Hubbell, *Exp. Dermatol.*, **20**, 605 (2011)
13) G. Thurston and D. Turner, *Microvasc. Res.*, **47**, 1 (1994)
14) J. Pauty *et al.*, *EBioMedicine*, **27**, 225 (2018)

第13章　無細胞マイクロ腫瘍血管モデルの開発と
　　　　ナノ薬剤評価への応用

佐々木直樹*

1　はじめに

　マイクロ流体デバイス上で種々の細胞を培養して生体組織や臓器を模倣し，その薬剤応答を調べる研究が盛んに取り組まれている。このようなデバイスは基礎科学における新規実験ツールとして興味深いのみならず，新薬開発の効率化にもつながる可能性があり，今後の発展が大いに期待される。筆者はこのような研究に取り組む中で，細胞を用いない組織・臓器モデルの可能性に着目し，独自のアイディアを基に研究を進めてきた。本章では，ナノ薬剤評価への応用を目指した無細胞マイクロ腫瘍血管モデルについて，その可能性を論じてみたい。

2　ナノ薬剤を用いる薬物送達（ナノDDS）

　ナノ薬剤とは，直径が数十〜数百 nm 程度の粒子に，抗腫瘍剤や造影剤などの薬物を担持したものである[1]。ナノ薬剤の最も代表的な用途は，腫瘍をターゲットとする薬物送達である（図1）。すなわち，ナノ薬剤を血管に投与しても，正常組織では血管内皮細胞が密に結合しているため，ナノ薬剤は血管壁を透過できない。しかし，腫瘍組織では血管内皮細胞間の結合が疎であるため，ナノ薬剤が血管壁を透過して血管外に漏出できる。加えて，腫瘍組織では正常組織に比べてリンパ管が発達していないことが知られている。リンパ管は組織液の回収等を担うため，これが未発達ということは，腫瘍組織で血管外に漏出したナノ薬剤はリンパ管から回収されにくい。結果として，ナノ薬剤は腫瘍組織に蓄積する。このようなメカニズムは Enhanced permeation and retention effect（EPR 効果）として広く知られている[2]。

　ナノ薬剤を用いる薬物送達，すなわちナノ DDS の利点としてはまず，腫瘍選択的な薬効の発現が挙げられる。ナノ薬剤は腫瘍組織に蓄積するため，ここから抗腫瘍剤を放出すれば，腫瘍に選択的かつ効果的に作用させることができる。ナノ薬剤ではない通常の抗腫瘍剤はサイズが小さく，正常組織でも血管外に漏出して作用してしまうため，ナノ薬剤を用いることは副作用の抑制につながる。また，抗腫瘍剤ではなく造影剤の送達に利用する場合には，腫瘍のみを造影でき，効果的な診断が実現できる。そのほか，ナノ薬剤の表面をポリエチレングリコールなどの生体適合性材料で修飾することで，細網内皮系の細胞による貪食を回避できる。これはナノ薬剤の血中

---

*　Naoki Sasaki　東洋大学　理工学部　応用化学科　准教授

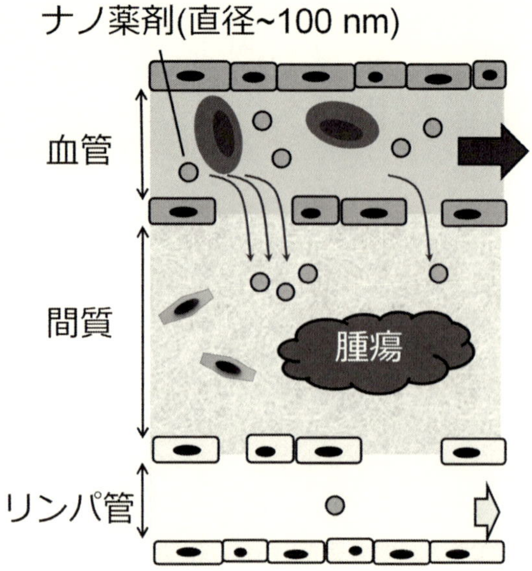

図1　ナノ薬剤を用いる薬物送達の模式図

滞留性を高め，適切な血中濃度を維持し，頻回投与を回避することにつながる。

3　ナノ DDS の評価系

　一般に，医薬品の候補物質は①培養細胞を用いた実験，②動物実験，③治験，と段階を追って評価され，これらをクリアできたものだけが医薬品として販売されることになる。この一連の評価には多くの時間とコストを要するため，ナノ薬剤の臨床応用を遅らせる要因となっている。

　従来の評価系について，課題をもう少し詳細に見ていこう。動物実験は薬剤開発の金科玉条とも言うべき存在である。しかし，ある薬剤を投与して治る・治らないといった評価はできても，なぜ治る・治らないのかを知るのは困難である。動物を犠牲にすることに対しては倫理面での問題も指摘されている。さらには，ナノ薬剤の腫瘍組織への蓄積は一般に体内深部で起こるものの，これを高い空間分解能で観察するのは困難であるため，例えば「ナノ薬剤が体内深部で血管外に漏出する様子を直接観察する」ことは事実上不可能である。

　培養細胞を用いた評価系のうち，ナノ薬剤の腫瘍血管透過性と深く関係するものとして，セルカルチャーインサートがある。これは直径 1 μm 程度の孔を有する多孔膜を，円筒状の容器の底に貼りつけたものである。通常のシャーレやフラスコでの培養と異なり，物質が透過可能な膜上で内皮細胞を培養することで，細胞層の物質透過性を評価できる。このようなモデルは物質透過性の定量評価が容易などの利点も有するが，空間サイズが大きく，多くの試料や試薬を必要とする。加えて，実際の血管では内皮細胞は流れ刺激を受けるのに対し，セルカルチャーインサート

第 13 章　無細胞マイクロ腫瘍血管モデルの開発とナノ薬剤評価への応用

内の細胞は静置培養されるため流れ刺激を受けない。このような刺激の有無は，細胞間結合タンパク質の発現を始めとする細胞の機能に大きく影響を与えるため，これを考慮した評価系が必要である。

　近年，微細加工技術で作製したマイクロ流体デバイスを用いて，血管を模した実験系を開発する研究が盛んに取り組まれている[3]。このような研究では，血管に見立てたマイクロ流路内に血管内皮細胞を培養することで，サイズが小さい，あるいは溶液流れが存在するといった点で血管内に類似した環境を作り出している。内皮細胞を密に培養すれば正常血管を模した構造となり，逆に内皮細胞が疎に存在するような状況を作り出せば腫瘍血管を模した構造となる。

　上記のような培養細胞を用いる実験には，しかしながら，いくつかの課題も同時に存在している。腫瘍血管の内皮細胞間の間隙は，サイズや形状が不均一であることが，電子顕微鏡を用いた評価で明らかにされている[4]。マイクロ流路内で細胞を培養して透過性評価に用いる場合も同様の状況となるため，実験的に得られる透過性の指標と，細胞間隙間のサイズやナノ薬剤の粒径といった物理的パラメータの関係を明らかにするのは困難である。さらには，これらの実験系は血管にのみ着目しており，これを取り囲む間質の存在は全く考慮されていない。

　以上を踏まえれば，「理想的な」ナノ DDS の評価系とは，ナノ薬剤の体内輸送を支配する複数のパラメータをそれぞれ独立に制御し，その影響を評価できる系ではなかろうか。そうすれば，様々な性状をもつナノ薬剤を合成して動物実験で絨毯爆撃的に評価するのではなく，要求性能を基にナノ薬剤を合理的・合目的に設計することでナノ DDS を発展させるための有益な知見が得られるのではないか，というのが筆者の考えである。

4　無細胞マイクロ腫瘍血管モデル

　以上の発想を基に，本研究では細胞を用いずに腫瘍血管を模したマイクロ流路を作製し，ナノ粒子の透過性評価に応用することとした[5]。デバイス作製の概要を図 2 に示す。マイクロ流体デバイスの素材にはポリジメチルシロキサン（PDMS）を用いた。血管壁を模擬するために，市販の多孔膜（トラックエッチドメンブレン）を用いた。この多孔膜を適当な大きさに切り出したのち，図 2A に示すように，マイクロ流路のパターンを有する PDMS 基板で挟み込んでデバイスを作製した。多孔膜は 10〜30 μm 程度の厚みを有するため，これを挟み込んで基板を直接接合することは難しい。そこで本研究では，既報[6]を参考にして，未硬化の PDMS を接着剤として接合した。このようにしてデバイスを作製することで，流路からの溶液漏れを防ぎ，上下の流路が膜越しに重なった部分でのみ粒子の膜透過を起こすことができる（図 2B）。作製例を図 2C に示す。本研究では，孔径 0.1，0.4，および 1.0 μm の膜を用い，いずれの場合も問題なくデバイスを作製できた。

　デバイスを用いて透過性を評価した。直径 100 nm の蛍光標識ナノ粒子を用い，孔径の異なる3種のデバイスを用いて透過性を評価した。デバイスの上流路にはナノ粒子を含む緩衝液を，下

241

臓器チップの技術と開発動向

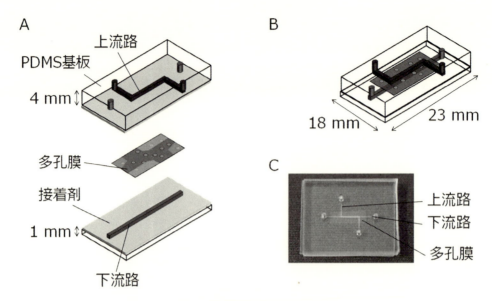

図2　無細胞疑似血管デバイス
(A)基板および多孔膜の接合の模式図，(B)接合後のデバイスの模式図，(C)デバイスの作製例。

流路にはナノ粒子を含まない緩衝液をそれぞれシリンジポンプで送液し，送液流量を違えることで膜を透過する溶液流れを誘起して，この流れに乗って膜を透過する粒子量を蛍光輝度の変化を基に定量評価した。上流路への送液流量を増すことで粒子の透過量が増加した。加えて，孔径 $1.0\,\mu m$ の膜を用いた場合は実験範囲内で粒子透過が十分に起きたが，孔径を小さくすることで透過量が減少し，粒径と同サイズの孔径（$0.1\,\mu m$）の膜を用いた場合は透過量はほぼゼロであった。

孔径の影響を評価するために，本デバイスにおける粒子透過を理論的に考察して実験結果と比較した。詳細は原著論文[5]をご参照いただきたいが，簡単に述べると，粒子を剛体球と仮定し，細孔内の流れは圧力差に基づくハーゲン・ポアズイユ流であると考える（すなわち，マクロ系の流体力学がそのまま適用できると考える）。孔のサイズが粒子の透過性に与える影響を補正し，各流量における粒子の透過量を求める。このようにして得られた理論線は実験結果とよく一致し，本研究で構築した理論モデルで実験結果を説明できることを示した。

5　多孔膜垂直配置型デバイスの開発

前節で作製したデバイスでは，粒子の透過性評価が可能ではあるものの，観察のしやすさという点では課題がある。すなわち，通常の蛍光顕微鏡でこのデバイスを観察すると，流路が上下に重なっている部分では，それぞれの流路からの蛍光を区別できない。このため，既報[5]では流路を分岐させて重ならない状態にしてから観察・定量していた。共焦点顕微鏡などを用いれば，深

第13章　無細胞マイクロ腫瘍血管モデルの開発とナノ薬剤評価への応用

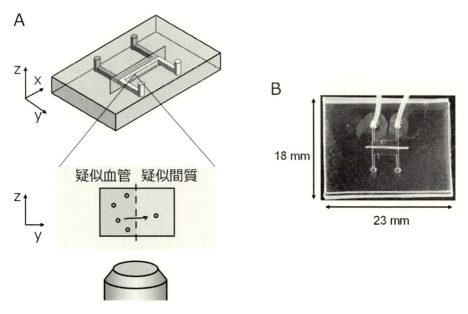

図3　多孔膜垂直配置型デバイス
(A)構想，(B)デバイスの作製例。

さ方向を分解して観察することも可能であるが，ハードウェアに制約のない手法の方が汎用化しやすいのは自明である。

そこで本研究では，図3に示すように，多孔膜を観察面に対して垂直に配置したデバイスを開発することとした。構想を図3Aに示す。粒子が膜を透過する向きが観察面内となるため，流路を分岐させることなく，粒子の観察と透過量の定量評価が可能となる。さらには，血管を取り囲む間質に相当する物質を一方の流路に組み込むことで，ナノ薬剤が血管から漏れ出たのち，さらに間質内を透過していく過程を模擬して評価することもできる。

デバイスの作製例を図3Bに示す。流路パターンを有するPDMS基板と有さない基板とを接合したのち，カミソリを用いてデバイスに垂直に切り込みを入れた。ここに多孔膜を挟み込んだのちに加熱することでデバイスを作製した[7]。さらにこのデバイスを用い，ナノ粒子をヒトの血液に分散させて流路に導入し，疑似間質中への漏出を評価することにも成功している[8]。ナノ薬剤が血管内を流れる際には，血球成分の影響によって血管壁近傍での薬剤濃度が高くなっているとの説があるため[9,10]，このような影響の評価・検証にも本研究は寄与できるものと考えている。患者から微小量の血液を採取してナノ薬剤と混合し，デバイスに流してナノ薬剤の性能を評価する，patient-specificな評価も可能かもしれない。

6　おわりに

　本章では，腫瘍血管とその周辺組織を，細胞を用いずに模擬したマイクロデバイスを構築し，ナノ薬剤の評価に応用する研究について紹介してきた。本研究に限らず，臓器チップの創薬応用が実を結ぶか否かは，従来の分野を超えた学際的な取り組みがどれだけ進められるかに依るように思われる。臓器チップを作製できるマイクロ流体デバイス分野の研究者だけでなく，医薬学系や材料系の研究者との連携，さらには産官学連携が進んでいくことを期待したい。

文　　　献

1) 田畑泰彦編，絵で見てわかるナノ DDS，メディカルドゥ（2007）
2) Y. Matsumura and H. Maeda, *Cancer Res.*, **46**, 6387（1986）
3) 佐々木直樹，佐藤香枝，分析化学，**65**, 241（2016）
4) H. Hashizume *et al.*, *Am. J. Pathol.*, **156**, 1363（2000）
5) N. Sasaki *et al.*, *Anal. Sci.*, **32**, 1307（2016）
6) B. -H. Chueh *et al.*, *Anal. Chem.*, **79**, 3504（2007）
7) S. Watanabe and N. Sasaki, "Proc. Micro Total Analysis Systems 2016", 1023（2016）
8) Y. Moriya *et al.*, "Proc. Micro Total Analysis Systems 2017", 1211（2017）
9) K. Müller *et al.*, *Sci. Rep.*, **4**, 4871（2014）
10) K. Namdee *et al.*, *Sci. Rep.*, **5**, 11631（2015）

第14章　スフェロイドアレイ化デバイス

中澤浩二[*]

1　はじめに

　外部刺激（薬剤など）に対する細胞応答性を評価する「細胞アッセイ」では，*in vitro* で得られる情報を基に *in vivo* で起こる応答性を予測することが求められている。このためには「細胞が本来有する特性を培養下でいかに発現・維持させるか」が重要である。その方法として，現在，細胞刺激因子や細胞外マトリクスの利用，灌流培養，共培養，三次元培養などの取り組みが行われている。本稿では三次元培養の一種であるスフェロイド培養に焦点を当て，我々が取り組んでいるスフェロイドのアレイ化技術およびその技術を利用した肝細胞スフェロイドの特性について解説する。

2　スフェロイドの特徴

　スフェロイドとは，分散状態の細胞同士が集合・凝集・接着することによって形成する球状細胞組織体である。この現象は接着性を有する多くの細胞種でみられ，肝細胞などの機能性細胞が形成するスフェロイドは高機能維持培養法，がん細胞が形成するスフェロイドは固形がんのモデル培養，ES/iPS 細胞が形成するスフェロイド（胚様体）は初期分化誘導培養，神経幹細胞が形成するスフェロイド（ニューロスフェア）は未分化維持培養法として利用されている。

　ここで，スフェロイドは細胞同士が密に集合化した組織体であることから，サイズ依存的に構造的・機能的パラメーターが変化する。最もよく知られる現象は，スフェロイド内部の物質移動は拡散に支配されるため，酸素や栄養素，分泌物や老廃物などの濃度勾配が発生することである（図1A）[1,2]。このため，例えば大きなスフェロイドでは内部に壊死層が発生することが知られている[3]。また，スフェロイド内部の細胞間接着状態や細胞外マトリクスの分布状態，さらにはスフェロイドを構成する細胞に加わる力学的作用の発生状態もスフェロイドサイズによって変化する[1,2]。したがって，スフェロイドサイズはその特性を制御する重要な因子である。

　一方，培養系内に多数のスフェロイドが存在する場合，近接するスフェロイド間において酸素や栄養素，分泌物や老廃物などの濃度勾配が発生する（図1B）。このようなスフェロイド間干渉作用もスフェロイド特性に影響を与えることから，特に静置培養の場合にはこの現象を考慮する必要がある[4]。

　＊　Kohji Nakazawa　北九州市立大学　国際環境工学部　環境生命工学科　教授

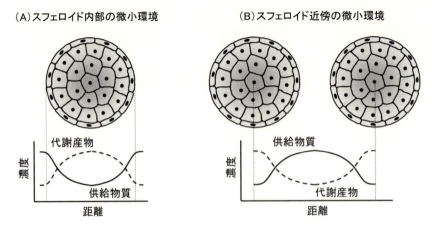

図1　スフェロイド内外における微小環境の変化

3　スフェロイド形成の原理と汎用的技術

スフェロイドの形成は細胞-基材間と細胞-細胞間の接着バランスによって決まる。細胞-基材間の接着が促進される環境では細胞は二次元単層状態を形成し，その逆に細胞-細胞間の接着が促進される環境では細胞はスフェロイドを形成する。したがって，細胞非接着基材の利用や浮遊培養など，細胞-基材間接着が弱く働く培養条件の設計がスフェロイドの形成を導く。

このような原理のもと，現在，様々なスフェロイド形成法が確立されており，液滴内で細胞を培養する「ハンギングドロップ法」，細胞非接着表面を有するU型ウェル内で細胞を培養する「U型プレート法」，培養液中で細胞同士を物理的に衝突させる「浮遊旋回法」などが汎用的に利用されている[1]。一般的に，ハンギングドロップ法やU型プレート法はスフェロイドサイズを制御する培養法として優れ，浮遊旋回法はスフェロイドの大量培養法として利用されている。

4　スフェロイドアレイ化デバイス

様々なスフェロイド培養技術があるなかで，細胞特性がスフェロイドサイズやスフェロイド間距離によって影響されることを考慮すると，スフェロイドをアレイ化することは有効な手段といえる。また，培養基板上でのスフェロイドの配置決めを行うことによって，個々のスフェロイドの経時的変化が解析できる，光学的解析技術との組み合わせが容易になるなどの利点も生まれてくる。

このような背景のもと，我々はスフェロイドアレイ化デバイスとして「マイクロウェルチップ」を開発した。このチップは，培養基板上に数百ミクロン単位の微小培養空間（マイクロウェル）を有し，その表面が細胞非接着分子で修飾された構造をしている（図2A）[5〜17]。この技術は，細胞非接着表面によってスフェロイド形成の促進を促し，さらに物理的仕切り構造を設けることに

第14章　スフェロイドアレイ化デバイス

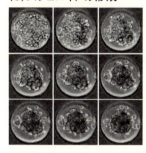
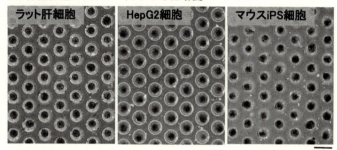

図2　マイクロウェルチップを利用したスフェロイドのアレイ化培養

よって一定細胞数の保持とスフェロイド同士の融合を防止できるだろうという発想に基づく。

このチップは，切削加工・リソグラフィー・鋳型転写といった微細加工技術と，細胞非接着分子（PEG（ポリエチレングリコール）やMPC（2-メタクリロイルオキシエチルホスホリルコリン））の表面化学修飾技術の組み合わせによって作製している。現在，数センチ角の基板上において，100〜1,000 μm 範囲のウェル径，数十〜数千個のウェル数を有する様々な形状のチップを開発している。また，基本設計はウェル全体が細胞非接着表面を有するマイクロウェルチップ（スフェロイド浮遊型；図2B）であるが，その発展型として各ウェルの底面に細胞接着面（コラーゲンやゼラチンなど）と非接着面を有するスフェロイド固定型マイクロウェルチップ（図2B）も開発している[8〜15]。

チップ内の各ウェルに保持された細胞は，自発的な細胞の集合・凝集化が進行して1つのウェル内に1つのスフェロイドが形成され，チップ全体では均質なスフェロイドがアレイ化された状態が達成される（図2C）。このようなスフェロイドの形成は，初代肝細胞，各種がん細胞，各種幹細胞（ES/iPS細胞，神経幹細胞，間葉系幹細胞）など，様々な細胞種に対応可能である（図2D）。また，スフェロイドサイズは初期導入細胞数によって制御することができる。興味深い現象は，細胞増殖に伴ってスフェロイドサイズは増加するが，ある期間後は一定のサイズに到達・維持され（図3A），さらに到達するスフェロイドサイズはチップのウェル径と非常によく相関がみられることである（図3B）[5,6]。この結果は，本チップを利用すれば目的サイズのスフェロイドを大量形成できることを示している。その他の特徴として，スフェロイド浮遊型チップでは

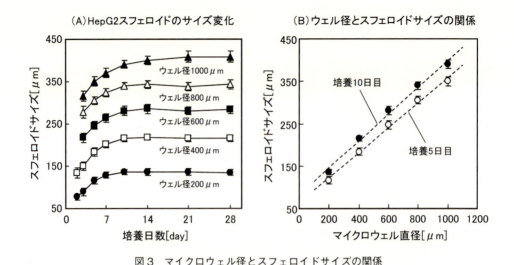

図3 マイクロウェル径とスフェロイドサイズの関係

各ウェル内のスフェロイドは浮遊（非接着）状態であるため，例えばピペッティングのような操作で容易かつ低侵襲にスフェロイドを回収することができる。一方，スフェロイド固定型チップでは，浮遊型に比べて厳密なスフェロイドのアレイ化が達成できる，液流動が発生する条件でもウェル内にスフェロイドを保持できることから，マイクロ流路を有するスフェロイドデバイスを作製する際には好都合である。

5 肝細胞スフェロイドのアレイ化培養

マイクロウェルチップ培養の例として，初代ラット肝細胞スフェロイドの特性を紹介する。

肝細胞のスフェロイド化は高機能発現を維持することが従来より知られているが，マイクロウェルチップ培養でも同様な現象が確認された。例えば，肝細胞スフェロイドのタンパク質分泌能（アルブミン活性）や薬物代謝能（EROD活性）は，単層培養肝細胞に比べて高く，少なくとも2週間以上にわたって高発現が維持された（図4A，B）[9,16]。これらの結果は，マイクロウェルチップを利用したスフェロイド培養が長期的な細胞アッセイツールとして利用できることを示す。

一方で，培養肝細胞の機能発現レベルがどの程度であるかを明らかにするために，単層培養とスフェロイド培養における代表的な遺伝子発現を生体肝組織と比較した（図4C）[17]。細胞間結合（カドヘリン（Cdh））は，単層培養が生体レベルの半分程度であるのに対し，スフェロイドは生体に近い発現レベルであり細胞間結合の発達が伺える。しかしながら，細胞間情報連絡網を担うギャップ結合（コネキシン32（Cx32））は，スフェロイドであっても生体レベルの15％程度であった。肝転写因子系（HNF4αとC/EBPβ），タンパク質産生能の指標であるアルブミン（ALB），アミノ酸代謝の指標であるトリプトファンジオキシゲナーゼ（TO），尿素サイクルの指

第14章　スフェロイドアレイ化デバイス

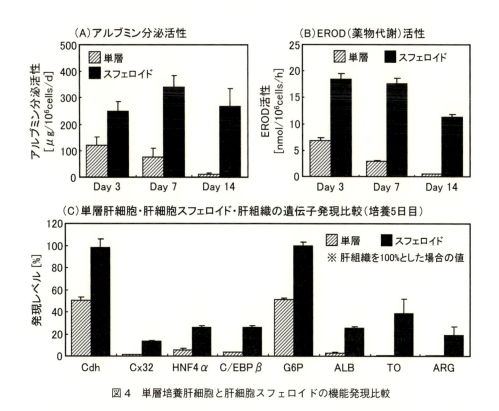

図4　単層培養肝細胞と肝細胞スフェロイドの機能発現比較

標であるアルギナーゼ（ARG）の発現は，単層培養が生体レベルの5％にも満たないのに対し，スフェロイドでは30〜40％程度の発現レベルであった。一方，糖代謝の指標であるグルコース6ホスファターゼ（G6P）は，スフェロイドにおいて生体レベルに近い高発現（単層培養は生体レベルの半分程度）がみられ，エネルギー産生に必要な糖代謝は優先して維持されていると考えられる。これらの結果を総合的に考えると，スフェロイドは単層培養よりも生体ミメティック状態を再現できているといえるが，機能発現レベルは肝組織の1/3程度に留まるのではないかと考えられる。

ここで，生体における肝機能発現が肝細胞（肝実質細胞）と非実質細胞との協調によって営まれていることを考えると，肝細胞と異種細胞との共培養はスフェロイドの高機能化を図る有効な手段といえる。そこで，HUVEC（血管内皮細胞），MSC（間葉系幹細胞），3T3細胞（線維芽細胞）を肝細胞と共培養したスフェロイドの特徴を紹介する。その一つは，肝細胞のみの場合に比べ，共培養ではスフェロイド形成速度が速く，かつ凝集度の高いスフェロイドが形成された。また，興味深いことに，HUVECの場合は肝細胞スフェロイド内部に散在するのに対し，MSCではスフェロイド内部に凝集，3T3ではスフェロイド表層に分布するという形態的特徴が異なることがわかった。さらに，共培養化肝細胞スフェロイドは肝細胞のみのスフェロイドに比べて各種機能発現の向上と維持がみられた（図5A，B）。ただし，機能発現レベルは細胞種の組み合わせ

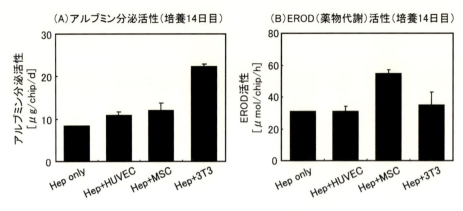

図5 肝細胞スフェロイドにおける共培養の効果

に大きく影響されるようである。細胞種の組み合わせ，混合条件，培養培地の選択など，まだまだ最適化を探る必要はあるが，共培養化スフェロイドは生体肝組織ミメティック培養として発展できる可能性を十分に有している。

6 おわりに

本稿では，スフェロイドをアレイ化培養するマイクロウェルチップ技術およびそれを利用した肝細胞スフェロイドの特徴を紹介させて頂いた。この培養プラットフォーム技術と細胞の三次元組織化技術は，臓器チップの要素技術として利用できるだろう。また，今後，マイクロ流体デバイスなどとの組み合わせを行うことによって，臓器モデル系の一つとして発展できると思われる。

文　献

1) R. Lin and H. Chang, *Biotechnol. J.*, **3**, 1172 (2008)
2) F. Hirschhaeuser et al., *J. Biotechnol.*, **148**, 3 (2010)
3) T. Tamura et al., *J. Mater. Sci.: Mater. Med.*, **19**, 2071 (2008)
4) D. Miyamoto et al., *J. Biosci. Bioeng.*, **121**, 105 (2016)
5) Y. Sakai and K. Nakazawa, *Acta Biomaterialia*, **3**, 1033 (2007)
6) Y. Sakai et al., *J. Biosci. Bioeng.*, **110**, 223 (2010)
7) D. Miyamoto and K. Nakazawa, *J. Biosci. Bioeng.*, **122**, 507 (2016)
8) J. Fukuda et al., *Biomaterials*, **27**, 1061 (2006)
9) R. Mori et al., *J. Biosci. Bioeng.*, **106**, 237 (2008)

第14章　スフェロイドアレイ化デバイス

10) 酒井康行，民谷栄一 監修，動物実験代替のためのバイオマテリアル・デバイス，147，シーエムシー出版（2007）

11) 田畑泰彦 監修，ますます重要になる細胞周辺環境（細胞ニッチ）の最新科学技術，314，メディカルドゥ（2009）

12) 中澤浩二，ケミカルエンジニア，**56**，509（2011）

13) 小島肇夫 監修，*In vitro* 毒性・動態評価の最前線，128，シーエムシー出版（2013）

14) 田畑泰彦 監修，細胞の3次元組織化―その最先端技術と材料技術―，229，メディカルドゥ（2014）

15) 大政健史，福田淳二 監修，三次元ティッシュエンジニアリング，189，NTS（2015）

16) Y. Sakai *et al.*, *J. Biosci. Bioeng.*, **109**, 395（2010）

17) Y. Sakai *et al.*, *Cells Tissues Organs*, **191**, 281（2010）

第15章　酸素透過プレートと肝モデル応用

篠原満利恵[*1]，酒井康行[*2]

1　はじめに

　細胞の生存はもちろんのこと，細胞がその恒常性や生理的な活性を維持するためには，酸素は必要不可欠である。汎用的なペトリディッシュやプレートを用いた簡便な培養系においては，培養液の溶存酸素により細胞の酸素消費が充足されていることが前提とされており，培養容器に依存する細胞への酸素供給については，あまり気に留められることはない。しかしながら，酸素消費能が極めて高いことで知られる肝細胞においては，1960年代より培養系の酸素供給の重要性が指摘され，ポリスチレン製の培養容器中で細胞層における酸素濃度を静脈血レベル（40 mm-Hg）に維持するためには，気液界面から細胞層の距離を0.34 mmにする必要があると推算されている[1]。これは，10 cmペトリディッシュにおいては培養液量が3 mL以下であることを意味するが，その場合，液量が少なすぎるために培養自体が難しい。筆者らは，培養底面を酸素透過性材料にすることで，培養液の溶存酸素に頼らずとも細胞層に直接的に酸素を供給できることを示してきた。また，酸素が十分に供給されることでポリスチレン製の培養容器中で嫌気的な呼吸をしている細胞が，酸素透過性の培養容器中では，好気的な呼吸に切り替え，より多くの酸素を消費していることを確かめている[2]。すなわち，培養系の酸素供給の問題は，培養容器の酸素透過性を上げることで抜本的に解決され，酸素消費能の高い肝細胞の培養が可能となるだけではなく，細胞の潜在的な機能を引き出せる可能性が出てきた。臓器チップにおいても，限られた培養スケールで最大限，細胞の生理的な機能，応答を引き出すためには，酸素透過性の培養底面を用いるべきであろう。

　本章では，肝細胞培養における酸素供給の重要性と筆者らの検討を紹介しつつ，肝細胞培養における酸素透過プレートの有用性を示す。さらに，肝臓チップの開発動向について触れながら，肝モデルへの応用について述べる。

2　酸素透過性プレートの開発

　細胞のグルコースを用いたエネルギー代謝は，大きくは下記の好気呼吸と嫌気呼吸のどちらかを選択して行われていると考えられている。

＊1　Marie Shinohara　東京大学　生産技術研究所　特任助教

＊2　Yasuyuki Sakai　東京大学　大学院工学系研究科，生産技術研究所　教授

第15章　酸素透過プレートと肝モデル応用

好気呼吸　　$C_6H_{12}O_6 + 6O_2 + 6H_2O \rightarrow 6CO_2 + 12H_2O + 38ATP$

嫌気呼吸　　$C_6H_{12}O_6 \rightarrow 2C_3H_6O_3 + 2ATP$

つまり，細胞は，酸素が十分に供給されている場合は好気呼吸をとり，酸素が少ない場合は嫌気呼吸をとる。この反応式より，培養上清のグルコース消費量に対する乳酸産生量が2に近いほど，細胞が嫌気呼吸をしていると言える。嫌気呼吸は好気呼吸に比べてエネルギーの産生効率，すなわちATPの産生能が19倍低いのみではなく，通常，細胞の機能障害の原因ともなり得る乳酸を産生することから，細胞にとっては不利な呼吸回路と言える。一部，がん細胞や幹細胞においては酸化ストレスに対する防御機構やアポトーシス抵抗性のために積極的に嫌気呼吸をとる場合もあるものの[3,4]，成熟細胞にとっては生体内と同様の好気呼吸の方が生理的である。

　ガラスやポリスチレンを底面とする培養容器では，これらが酸素透過性の低い材料であるため，細胞への酸素供給は培養液中の溶存酸素のみである。ここで，ラット初代肝細胞を例として気液界面におけるヘンリー法則に依存した平衡濃度と細胞層の酸素濃度差を推進力とした，培養液中の拡散により細胞層に供給される酸素の供給速度（酸素供給フラックス）を推算してみる。肝細胞を飽和密度 1×10^5 cells/cm^2 で培養した場合の細胞層の酸素消費速度は，播種直後で約 90 pmol/s/cm^2，伸展後では約 40 pmol/s/cm^2 である[5]。一方，培養液中の拡散で供給されるフラックスは，水への酸素の溶解度 1.19 nmol/mL/mmHg，拡散係数 2×10^{-5} cm^2/s を用いて，培地の厚み 2 mm の時の試算をすると 17 pmol/s/cm^2 であり，細胞が必要とする酸素消費を充足しているとは言い難い。実際にラット初代肝細胞をポリスチレン底面の培養容器で培養すると，飽和密度で播種した場合，顕著な細胞死が見られ培養自体が困難であった。そこで，筆者らは，培養底面を酸素透過性のポリジメチルシロキサン（polydimethylsiloxane：PDMS）にした培養プレート（酸素透過性プレート）を作製し，ラット初代肝細胞を飽和密度で培養した。培養底面がPDMSである場合のPDMS膜から細胞層への酸素供給フラックスは，酸素のPDMSへの溶解度 10.6 nmol/mL/mmHg，拡散係数 4.1×10^{-5} cm^2/s を用いて，PDMSの厚み 1 mm の時の試算をすると，酸素細胞が必要とする酸素消費速度の約15倍の約 617 pmol/s/cm^2 であり（図1），2週間の培養でもアルブミン産生能や薬物代謝能を維持していた。また，培養液中のグルコース濃度と乳酸濃度によるグルコース消費量と乳酸産生量の比を求めたところ，ポリスチレン底面での培養では嫌気呼吸であるが，PDMS底面では好気呼吸であることを確かめている[2,6,7]。したがって，培養底面をPDMSにすることで，生体内と同様に細胞の酸素要求性を満たす培養環境を整えることが可能となると言える。底面がPDMSである酸素透過性プレートは，現在，ベセル㈱で製造，コスモ・バイオ㈱で販売されている。

3　酸素透過プレートを用いた階層的重層化培養

　培養底面からの酸素供給が可能となることで，細胞が必要とする酸素を十分に供給できるようになった。それに伴い，細胞層の厚みによる酸素の拡散と酸素消費の許す限り，細胞を重層化で

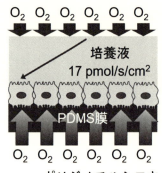

図1 培養系の酸素供給フラックス

きる可能性が出てきた．つまり，増殖性の細胞では，培養容器からの酸素供給と細胞の酸素消費が平衡となる厚みまで，増殖して重層化できるということになる．実際，ヒト肝細胞株（HepG2）をポリスチレン製のプレートと酸素透過性プレート上で培養した場合，酸素透過性プレート上では，HepG2 は 5～6 層の重層化組織になるまで増殖したが，ポリスチレン製のプレート上では単層培養さえも不十分であった[8]．

ところで，肝臓は，肝細胞と非実質細胞である類洞内皮細胞，星細胞など複数の細胞が緻密な 3 次元構造を取ることでその恒常性と機能を維持している．そのミクロな構造では，肝細胞と類洞内皮細胞の 2 層構造の間に Disse 腔と呼ばれるわずかなスペースがあり，その空間に星細胞がまばらに存在する．前述した肝細胞の培養に加えて，肝細胞の上に類洞内皮細胞を時間差で播種することで，酸素透過性プレート上で階層的にそれらを重層化培養することが可能である．ラット初代肝細胞とヒト由来類洞内皮細胞株（TMNK-1）を階層的に播種し，培養したところ，ポリスチレン製のプレート上では，酸素不足のため各細胞が単層でしか培養できず，2 層構造を形成することはできなかった．一方，酸素透過プレート上では，肝細胞の上に類洞内皮細胞が層状に培養でき，かつ両者の間に細胞外基質の基底膜ができていた（図2A）．また，肝細胞のみの場合（マトリゲルとのサンドイッチ培養）においても，共培養の場合においても，アルブミン産生能やシトクロム 1A1/2 の活性は，酸素透過性の培養底面で培養した方が高かった（図2B）．したがって，酸素透過プレート上での重層化培養では，自己組織化により安定で高機能な 3 次元組織を形成し得ることが明らかとなった[9]．さらに，肝細胞と血管内皮の間にコラーゲンゲル中に星細胞を包埋した薄層を重層化することで Disse 腔に散在する星細胞の配置を模倣し，肝細胞と星細胞，類洞内皮細胞からなる，より生体内の構造に近い重層化肝組織の形成も可能であった[10]．興味深いことに，重層化培養によって得られた肝組織は，炎症性刺激に対する耐性を獲得していた．このことから，*in vitro* 培養組織の形成において，単独の細胞種のみでの培養では，生体内の生理的な機能と著しく乖離しており，組織を構成する各種細胞を用いて高度に組織化す

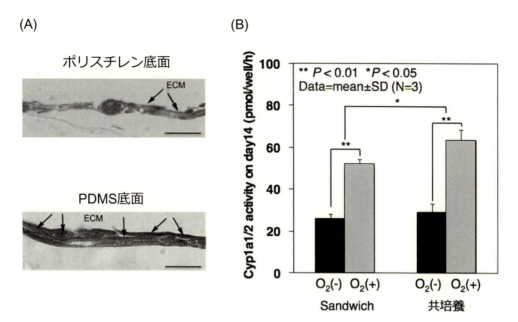

図2　重層化培養
(A) アザン染色．(B) CYP1A1/2 活性。

ることの重要性が示唆された。

4　凝集体培養

　ここまで，接着培養における肝細胞培養について述べてきた。接着培養は，観察や固液分離の観点から非常に有用であるが，凝集体培養もまた，より細胞間相互作用の寄与の大きい3次元化組織の培養法として注目されている。最近では，ハイコンテントスクリーニング（high content screening：HCS）のためのイメージング技術が発達したことで，簡便で均一な凝集体の形成手法が求められている。

　凝集体の形成方法として，非接着性の培養容器で静置培養や旋回培養を行う手法やハンギングドロップ法，マイクロウェルを用いた培養が一般的である。非接着性の表面で凝集体を形成する場合，広い培養底面で大量に凝集体を形成することができるため，形成効率は良いが凝集体の大きさを均一なものに制御することは困難である。一方，ハンギングドロップ法は，凝集体の大きさは播種する細胞数によって制御できるため，均一な大きさの凝集体形成には有用であるものの，1つの細胞懸濁液滴あたりに1つの凝集体を形成する手法のため，大量に凝集体を形成することは困難である。マイクロウェルを用いた培養は，一般的なペトリディッシュやプレートの培養底面に数十～数百マイクロメートルの大きさのウェルが複数密に刻まれている培養容器であり，細胞低接着性の表面処理がされていることが多い。細胞懸濁液中の細胞が均一に沈降すれば，

理想的には細胞を各マイクロウェルに同じ数で播種でき，必然的に同じ大きさの凝集体が一気に形成できる。ただし，マイクロウェルや培養底面の材料がガラスやポリスチレンなどのガス透過性の低い材質である場合には，細胞の面密度，すなわち凝集体の単位面積あたりの数を多くすることが難しかった。また，ある程度凝集体が大きい場合には，培養液からの酸素供給が不十分なため，凝集体の中心部が壊死し易くなる。そこで，筆者らは，マイクロウェルと培養底面をどちらも PDMS で作製したマイクロウェルプレートを作製し，ラット初代肝細胞を培養した[11]。筆者らが作製したマイクロウェルでは，単位面積あたりのマイクロウェル数が $5.3\times10^2/cm^2$ から $1.7\times10^4/cm^2$ であり，播種密度は飽和密度 1×10^5 cells/cm^2 から 4 倍まで高くても凝集体形成が可能であった。また，4×10^5 cells/cm^2 で培養した場合，ポリスチレン底面では，細胞が死滅し，生死細胞染色で単細胞状に死細胞が染色されたのに対し，PDMS 底面では直径は約 200 μm ほどの凝集体が形成され，生死細胞染色で凝集体中心の壊死は見られなかった（図3）。球状の凝集体の最大直径は，細胞の酸素消費と凝集体中心部への酸素の拡散で計算されるが，酸素透過性のマイクロウェルでは凝集体の近傍まで気液界面と同等の酸素供給がされていることから，より効果的な静置培養による均一な凝集体形成に有用であると考えている。

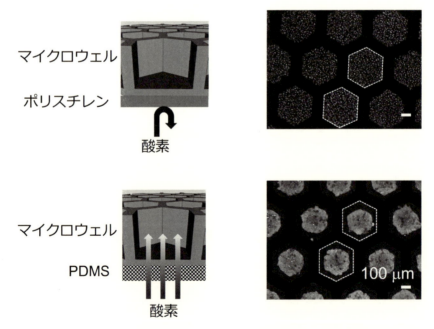

図3　マイクロウェルに 4×10^5 cells/cm^2 で播種した際の形態

第15章　酸素透過プレートと肝モデル応用

5　肝チップの開発動向と肝モデルへの応用

　肝臓は，薬物代謝の中心的な役割を担う臓器であるため，*in vitro* 肝モデルは，ヒトでの影響予測を行うための重要なツールとして，より生理的な応答を示すモデルの開発が求められている。これまで紹介した酸素透過性プレートでの重層化培養や凝集体の形成は，より生理的な培養環境を整えることを可能とするため，モデルの機能特性が向上することで，従来の細胞アッセイの精度を上げる一助となるであろう。*in vitro* での細胞アッセイでは，汎用的なペトリディッシュやプレートでの培養が広く使用されている一方で，より小スケールかつ静置培養では再現できない生体内の液流，剪断応力を考慮した培養系である，臓器チップが注目されている。臓器チップ研究は，1996 年の米国コーネル大学の Shuler による Micro Electro Mechanical Systems（MEMS）技術を適用した複数組織の灌流培養の研究[12, 13]を皮切りに，米国では国を挙げた研究プロジェクト立ち上げなど開発が進み，今後の実用化への取り組みが期待される。

　肝チップは，文字通り肝細胞を培養する臓器チップであるが，未だ肝臓の多様な機能や特性を十分に再現するには及ばず，目的別に各種培養系が検討されているにとどまっているのが現状である。創薬研究の対象となる，肝臓の代謝物の解析に着目した例では，肝臓のミクロな構造での極性を再現しようとするものが報告されている[14]。すなわち，血液と胆汁が，生体内で中心静脈側と門脈側に互いに逆向きに流れていることを再現し，血液側と胆汁側に輸送される代謝物を個別に解析を行うことを目的としたものである。このような細胞や組織の極性を再現する培養系では，肝臓の階層構造を再現した培養系が望ましい。Du らは，多孔質膜を類洞に見立て，肝臓の階層構造や血流を再現した肝チップを作製した[15]。また，マイクロ流体デバイス技術では，細胞培養部分同士を間接的に連結させ，各種細胞間の相互作用を評価することが可能である。その特徴を生かし，肝細胞または肝構成細胞から産生されるパラクライン因子やサイトカインなど液性因子の評価にも応用されている[16, 17]。さらに，高効率化を最小限の細胞数で実現するため，流体デバイスの培養底面に微細加工を施し，凝集体を培養して，リアルタイムで各種測定を行う検討も行われている[18]。凝集体は，内部の極性が不均一ではあるものの，密な細胞間相互作用により，簡便で安定な高機能化が図れることから，組織の薬物代謝能や毒性評価を行う際には階層培養よりも適していると言える。

　臓器チップは，それぞれの臓器についての検討が加速する技術であるとともに，各臓器をさらに連結することができるという点で，従来型のペトリディッシュやプレートでの培養では達成し得ない生理的な応答を得られる評価系となると期待される。肝チップについても，例えば，小腸チップとの連結により生体内の薬物代謝に寄与する肝臓と小腸の相互作用について，*in vitro* でのより高度な生理現象の再現が可能となる。筆者らは，ペトリディッシュを使用した灌流培養系において，肝細胞と小腸上皮細胞の共培養を行い，それぞれ単独で培養する場合に比べて，灌流して両組織を相互作用させることで，解毒酵素の誘導が著しく高まることを報告してきた[19]。このような従来型の灌流培養を小スケールで集積化された培養系に置き換えることで，複数臓器間

257

の相互作用をより高度に再現し，in vitro と in vivo の乖離を縮め，さらに，未知なる臓器間相互作用の解明にも繋がると期待される．

6 おわりに

本章では，より生理的な培養環境を実現する酸素透過プレートを用いた肝細胞の培養手法を紹介し，近年注目を浴びている臓器チップへの応用について述べた．現在も広く用いられているペトリディッシュやプレートでの培養は，簡便かつある意味一般化された優れた培養技術である．しかしながら，細胞が嫌気呼吸をしていることが前提となっており，培養液の組成もまた，そのような極端な培養系に合わせたものになっているため，未だ生理的なものとはかけ離れている．肝モデルの肝機能についても，一部の薬物代謝能を維持する手法は提案されているものの，代謝物の能動的な輸送における極性，血液側と胆汁酸側へそれぞれ排泄される代謝物の回収と解析については未だ多くの課題がある（図4）．

生理的な応答を得られる in vitro 肝モデルの最善解は何か．端的には，個々の細胞を生体内の構造に則って積み上げ，生体内と同様な環境を液流，培養液から再現し，培養した組織が自発的な生理的応答を示すようになることを我々は目指している．そのような培養組織を用いた各種細胞アッセイにより得られた情報を元に，in silico で個体の応答予測をすることが理想であろう．筆者らは，酸素供給の観点から in vitro 組織を構築する取り組みを続けている．物理的にも生理的環境を実現しやすい臓器チップは，今後の発展がより期待されるが，最終的に，いかにその培養手法の煩雑さと多様さのハードルをいかに下げながらも，ヒトへの外挿を実現し得る高度な培養系の構築を実現するか，ということも重要な課題となってくると思われる．

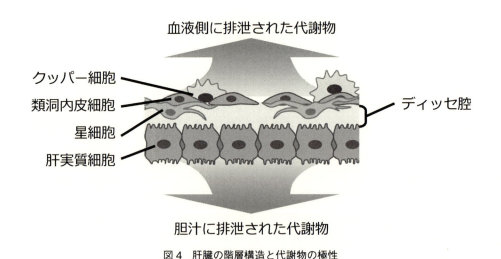

図4　肝臓の階層構造と代謝物の極性

第 15 章 酸素透過プレートと肝モデル応用

文　　献

1) K. M. Stevens, *Nature*, **206**, 199 (1965)
2) W. Xiao *et al.*, *Biotechnol. Prog.*, **30**, 1401 (2014)
3) A. J. Majmundar *et al.*, *Mol. Cell*, **40**, 294 (2010)
4) T. Teslaa *et al.*, *Embo J.*, **34**, 138 (2015)
5) T. Ochiya, Liver stem cells: methods and protocols, Humana Press (2012)
6) M. Nishikawa *et al.*, *Biotechnol. Bioeng.*, **99**, 1472 (2008)
7) F. Evenou *et al.*, *Biotechnol. Prog.*, **27**, 1146 (2011)
8) F. Evenou *et al.*, *Tissue Eng. Part C methods*, **16**, 311 (2010)
9) W. Xiao *et al.*, *Integr. Biol.*, **7**, 1412 (2015)
10) M. Danoy *et al.*, *Integr. Biol.*, **9**, 4 (2017)
11) M. Shinohara *et al.*, *Biomed. Phys. Eng. Express*, **3**, 45016 (2017)
12) M. L. Shuler *et al.*, *Biotechnol. Bioeng.*, **52**, 45 (1996)
13) A. Sin *et al.*, *Biotechnol. Prog.*, **20**, 338 (2004)
14) S. A. Atiyat *et al.*, *Biomed. Eng.*, **218** (2017)
15) Y. Du *et al.*, *Lab Chip*, **17**, 782 (2017)
16) K. J. Son *et al.*, *Nat. Publ. Gr.*, **3**, 1 (2017)
17) A. Haque *et al.*, *Nat. Publ. Gr.*, **6**, 1 (2016)
18) D. Bavli *et al.*, *Proc. Natl. Acad. Sci.*, **113**, E2231 (2016)
19) Y. Sakai *et al.*, *J. Artif. Organs*, **6**, 273 (2003)

259

第16章　臓器由来細胞を集積化した Body-on-a-chip

木村啓志[*]

1　はじめに

　医薬品の研究開発段階では，実験動物を用いた非臨床試験が実施され，これらの試験結果をもとにヒトにおける有効性や安全性を予測することで臨床試験への移行の可否や投与量，投与間隔などのパラメータが決定される。しかしながら，動物実験で得られる巨視的かつ離散的なデータから臨床試験での薬効や安全性を正確に予測することは容易ではない。特にヒトと実験動物との種差による代謝機序の違いは薬効毒性誤認を引き起こし，このことが臨床試験段階で候補物質がドロップアウトする直接的原因となって医薬品開発コストを増加させている。この種差問題を解決するためにヒト由来培養細胞を活用した *in vitro* 実験が実施されており，候補物質のファーストスクリーニングにおいて有効な手段となっている。しかし，通常のマルチプレートやカルチャーディッシュを用いる *in vitro* 実験系では，単一臓器由来の細胞や組織をターゲットとした薬効毒性を評価できても，薬物動態評価で重要な ADME（吸収・分布・代謝・排泄）機能の相互作用を観察することは困難である。*In vitro* 実験で得られたデータを積み上げて構築した生理学的薬物動態モデル（PBPK モデル：physiologically based pharmacokinetic model）によって薬物動態を予測する研究も進められ，一部実用化もされているが，*in vivo* の未知の現象に対応することができないため，その予測精度は未だに高いものではない[1]。そのため結局のところ薬物動態を評価するためには，コスト面，倫理面，安全面に多少目をつぶってでも動物実験や臨床試験に頼らなければならないのが現状である。

　これに対してバイオエンジニアリングの研究分野では，マイクロ流体デバイス技術を活用して，複数の臓器由来細胞を単一のチップ上に集積化し，それらを流体ネットワークで接続することによって臓器間相互作用を評価可能な Body-on-a-chip（Organs-on-a-chip とも呼ばれる）に関する研究が実施されるようになってきた。ハーバード大学の Ingber らの研究グループが 2010 年に Lung-on-a-chip を発表して以来，*in vitro* 実験系における単一臓器機能の向上を目的とした Organ-on-a-chip に関する研究が活況を呈しており[2]，複数臓器の機能を搭載する Body-on-a-chip は Organ-on-a-chip の延長線上にあるように考えられがちである。しかしながら，実は Organ-on-a-chip が脚光を浴びる以前から Body-on-a-chip の概念はコーネル大学の Shuler らによって提唱されていた[3]。すなわち，Organ-on-a-chip 研究では単一臓器の機能（疾患モデル

　＊　Hiroshi Kimura　東海大学　工学部　機械工学科，マイクロ・ナノ研究開発センター　准教授

第 16 章 臓器由来細胞を集積化した Body-on-a-chip

なども含む）の高度化に着眼点が置かれているのに対して，Body-on-a-chip 研究では臓器間相互作用の解明に着眼点が置かれているという点で，そもそもこの2つは似て非なるものである。

本章では，共培養システム創成期の研究事例を踏まえて Body-on-a-chip の概念といくつかの研究事例，そして実用化に向けた取り組みについて紹介する。

2 バルクスケールの複数臓器由来細胞共培養装置

生物化学工学を専門とする前出の Shuler らは，1990 年代から *in vitro* 実験系における臓器間相互作用評価の重要性に着目し，in vitro cell culture analog（CCA）と呼ばれる複数の細胞培養タンクが接続された異種臓器由来細胞の共培養装置を開発した（図 1a）[4]。この装置は，肺細胞と肝細胞維持のための2つの細胞培養タンクと培地タンクの計3つのタンクから構成されており，ポンプによって培地を灌流しながら異なる臓器由来細胞を共培養することができるようになっている。彼らは，この装置を用いて血中に投与されたナフタレンが肝臓によって代謝活性化され，肺組織を障害するという臓器間相互作用による一連の毒性発現機序の再現を実現した。また，Sakai らは同様のコンセプトで，カルチャーインサートを利用した小腸細胞培養タンクと，多孔質マイクロキャリアを用いて肝細胞を高密度化した細胞培養タンクを結合した共培養装置を開発した（図 1b）[5]。培地の灌流に加えて細胞培養装置全体を旋回振盪することで細胞への十分な酸素供給を促した結果，小腸モデル細胞（Caco-2 細胞）と肝モデル細胞（HepG2 細胞）の連

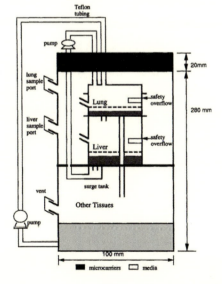
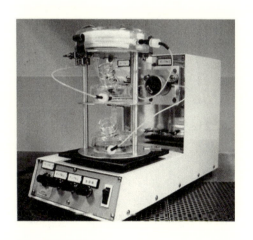

図 1 バルクスケールの複数臓器由来細胞共培養装置
（文献[4,5]から引用）

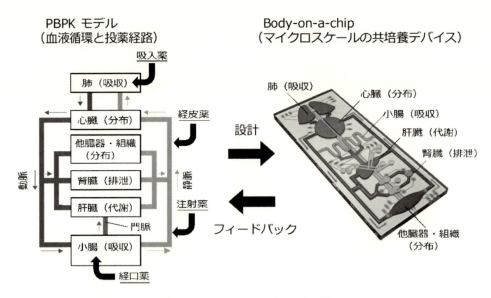

図2　Body-on-a-chip のコンセプト

続共培養を実現し，共培養によってHepG2細胞の増殖能が改善されることや，両細胞株の解毒酵素の1つであるCYP450 1A1/2活性能が向上することを明らかにした。また，Caco-2細胞を多孔膜上で培養したカルチャーインサートの頂端膜側に毒性物質モデルとしてベンゾ[a]ピレンを導入したところ，共培養系では，単培養系と比してベンゾ[a]ピレン毒性の初動の遅延とより強い発現が見られた。

このように異種臓器由来細胞の共培養系は，従来の単培養系では困難な代謝プロセスを考慮した薬物動態予測だけでなく，臓器間で起こりうる未知の相互作用の発見への適用も期待される。ここで紹介した2つの論文で述べられている重要なことは，このような共培養装置のみで完全な動態予測モデルを実現するわけではなく，*in vitro* 共培養系で得られた副次的影響を含む結果をPBPKモデルにフィードバックすることによってより精度の高い動態予測モデルを実現するという概念であり，この考え方はその後のBody-on-a-chip研究にも受け継がれている（図2）。

3　マイクロスケールの複数臓器由来細胞共培養デバイス：Body-on-a-chip

通常の培養スケールで共培養系を実現した複数臓器細胞共培養装置を用いた一連の結果は，薬物動態予測における共培養系の有用性を実証したが，これらの共培養系はいくつか機能的な問題を有していた。もっとも致命的な問題は，生理学的パラメータが欠如していたことである。例えば，装置内に組み込んだ肝細胞による代謝産物や標的臓器細胞の活性低下に基づく影響を定量的に評価する場合，装置内の細胞数と培地体積の割合や培養コンパートメント内の滞留時間が生理学的オーダーとなるように設計する必要がある。しかしながら，バルクスケールの培養器具を

第16章　臓器由来細胞を集積化したBody-on-a-chip

チューブで接続した装置では培地のデッドボリュームが大きくなってしまうため，生理学的パラメータを再現することが困難であった。もう1つの問題点は，装置の構成が大型でその操作がきわめて煩雑であり，ハイスループットスクリーニングへの応用が困難なことである。

これらの問題を解決するために2000年代からマイクロ流体デバイス技術を活用したチップ型の複数臓器由来細胞培養デバイスであるBody-on-a-chipの開発研究が進められるようになってきた[3,6]。微細加工技術を活用すれば，ミクロンスケールの細胞培養コンパートメントや流体ネットワークを自由に設計・作製することができるため生理学的パラメータの実現が可能となり，バルクスケールの複数臓器細胞共培養装置の問題点を解決することができる。またチップ化することにより，必要な培地量や細胞数を抑えられるだけでなく，並列化による評価のハイスループット化も実現可能となる。

Shulerらはいち早くマイクロ流体デバイス技術を採用し，シリコン基板上に複数の細胞培養コンパートメントとそれらをマイクロ流路で接続したmicroscale cell culture analog（μCCA）と呼ばれるBody-on-a-chipデバイスを開発した[7]。このデバイスは，肺，肝臓，脂肪組織に対応するマイクロスケールの細胞培養コンパートメントを有し，ナフタレンを毒性物質モデルとして肝臓による代謝プロセスや脂肪組織による化学物質蓄積の挙動を再現している[8]。

筆者らは，小腸の吸収機能に着目し，多孔膜を搭載したBody-on-a-chipを開発した[9,10]。生体内の小腸と肝臓は門脈でつながっており，小腸で吸収された物質は門脈を介して肝臓へ輸送される。この関係性を再現するために，多孔膜によって仕切られた2コンパートメント構造を有するBody-on-a-chipデバイスを作製し，多孔膜上でCaco-2細胞を，下層コンパートメント底面でHepG2細胞を培養することによって，小腸吸収機能を考慮した*in vitro*肝毒性評価モデルを構築した（図3a）。多孔膜上でCaco-2細胞を培養し，上皮細胞様の単層膜を形成させることで小腸モデルとすることができる。小腸の吸収機能の有無による肝毒性を評価するために，Caco-2細胞とHepG2細胞の共培養系とHepG2細胞のみの単培養系を実験区として，小腸管腔側コンパートメントにカフェインとパラコートをそれぞれ曝露し，24時間後に基底膜側（門脈-肝臓側）コンパートメント内のHepG2細胞の生存率を観測した。この結果，カフェイン曝露時のHepG2細胞の生存率で共培養系－単培養系間に差は認められなかったが，パラ

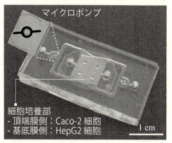

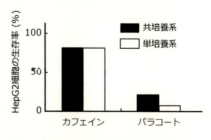

図3　多孔膜搭載型Body-on-a-chip

臓器チップの技術と開発動向

コート曝露時には単培養系に比べ共培養系の方が約3倍の生存率を示した（図3b）。このような毒性物質曝露における小腸モデルの有無による毒性影響の違いは，毒性物質の腸管吸収率の違いによるものであると考えられる。すなわち，カフェインの腸管吸収率はほぼ100%であることから小腸モデルの有無による毒性影響の差異が見られなかったのに対して，パラコート曝露時に見られた毒性影響の差異は小腸膜が肝臓を毒物であるパラコートから守るバリアとして働いた結果である（図3b）。

さらに筆者らは，この小腸－肝臓モデルを発展させて，ADMEを司る臓器のうち，小腸・肝臓・脂肪組織・心臓・標的臓器などの機能の集積化を実現している[6,11,12]。図4に示すBody-on-a-chipデバイスは小腸内腔コンパートメントと体内血流側コンパートメントを有し，これらのコンパートメントは小腸（吸収）モデルパートで多孔膜によって上下に仕切られている。体内血流側コンパートメントでは，肝臓（代謝）モデルや標的臓器モデルを構築するための細胞培養部が，生理学的液流入量比となるように設計された肝動脈流路や門脈流路をはじめとする微小流路で接続されている[12]。各コンパートメントの流路には回転子式マイクロポンプを搭載しており，オンチップ培地灌流が可能である。本デバイスを用いて，プロドラッグであるシクロフォスファミド（CPA）の薬効評価試験を実施した。プロドラッグとは生体内で代謝されてから薬理活性

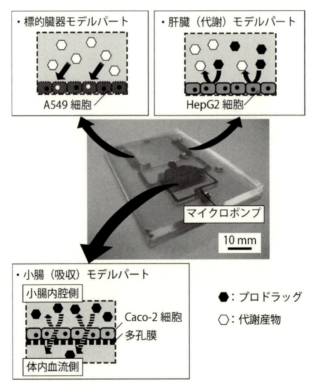

図4　生理学性を向上させた3臓器型Body-on-a-chip

第 16 章　臓器由来細胞を集積化した Body-on-a-chip

を示す物質の総称であり，CPA は肝代謝を受けて抗がん作用を有する 4-hydroxycyclophosphamide
となる物質である。ここでは HepG2 細胞を使用し，経口投与や静脈内投与を想定した薬物動態
予測実験を実施した。この結果から，本デバイスを用いて薬物動態における肝代謝機能の影響や
腸管壁による吸収阻害といった複合的な臓器作用を再現可能であることが示されている。このよ
うに複数の臓器機能を集積化することが可能な Body-on-a-chip は，導入する細胞や物質の組み
合わせで様々な薬効毒性試験に応用が可能であり，得られた実験データから数理モデルを構築す
ることで臓器間相互作用の検証・解明に向けた評価系としての応用が期待される。

4　実用化に向けた Body-on-a-chip

　マイクロスケールの Body-on-a-chip では各種パラメータの生理学性を向上させることで，こ
れまでの *in vitro* 実験系では実現し得なかった複雑な臓器間相互作用にもとづく薬物曝露シナリ
オが再現されている。しかしながら，汎用性の観点からするとマイクロ流路内へのアクセス手段
が限られる閉鎖型のマイクロ流体デバイスをベースとする Body-on-a-chip は，操作の煩雑性か
らだれもが簡単に利用できるというものではない。これに対して，最近では Body-on-a-chip の
汎用性を高めるためのシステム開発も進められている。Marx らは，各培養部が開放系になって
おり直接アプローチすることができる複数の培養チャンバとそれらを接続するマイクロ流路，培
地灌流用のポンプを集積化したオールインワンタイプの共培養システムを開発している[13, 14]。こ
のシステムには 2 臓器型や 4 臓器型などがあり，例えば，腸管と肝臓，肝臓と皮膚，腸管・肝臓・
腎臓・皮膚，といったように複数の臓器由来細胞を 1 ヶ月近く安定して共培養可能なシステムと
なっている。また，金森らは，ユーザーの利便性を高めつつ，共培養実験の並列化を実現するシ
ステムの開発を進めている[15]。このシステムは，従来の培養器具の規格に準じたプレートサイズ
上に複数の共培養系回路の集積化を実現しており，2 臓器型であれば 8 回路，4 臓器型でも 4 回
路の同時細胞アッセイが可能である。彼らは，すでに複数の抗がん剤を利用した薬効毒性試験を
通じてこのシステムの有効性を示している。

　創薬現場での実運用を考えた場合，ユーザービリティやハイスループット性の向上は不可避な
課題であり，このような Body-on-a-chip の実用化に向けた研究開発は積極的に進められなけれ
ばならない。Marx らは，ベンチャー企業「TissUse」を設立し，Body-on-a-chip のシステム化
研究とそれらの販売を開始しているところであり，今後の進展が期待される。

5　おわりに

　本章では，生理学的細胞共培養システムとしての Body-on-a-chip の概念とこれまで報告され
ている研究事例について概説した。このような生体内で実際に起こりうる体内動態を *in vitro* で
再現することは，複雑な生命現象の理解を深めることにつながるため，Body-on-a-chip は有効

な *in vitro* 細胞アッセイツールとして期待できる。マイクロスケールの Body-on-a-chip 研究は Organ-on-a-chip 研究と比べるとまだまだ未成熟な分野であるが Shuler や筆者らの研究グループ以外からもいくつかの報告事例があり[16~18]，今後の発展が期待される。Body-on-a-chip の次の課題はシステムに導入する細胞の高度な臓器機能発現とその維持である。そのためには共培養に適した共通培地の開発も不回避である。これらの課題をクリアできれば，これらの Body-on-a-chip システムによって *in vitro* での臓器間相互作用に起因する未知の現象解明の一助となる。当然，そのためには PBPK モデルとの連結が必要不可欠である。このような学際領域の開発研究においては，バイオロジストとエンジニアの共同開発作業が必要であることは言うまでもなく，今後研究分野を超えた真の共同研究の進展を願うばかりである。

文　　献

1) J. Dejongh and B. J. Blaauboer, *Toxicol. In Vitro*, **11**, 485 (1997)
2) D. Huh *et al.*, *Science*, **328**, 1662 (2010)
3) T. H. Park and M. L. Shuler, *Biotechnol. Prog.*, **19**, 243 (2003)
4) M. L. Shuler *et al.*, *Biotechnol. Bioeng.*, **52**, 45 (1996)
5) Y. Sakai *et al.*, *J. Artif. Organs*, **6**, 273 (2003)
6) H. Nakayama *et al.*, *J. Robot. Mechatron.*, **19**, 544 (2007)
7) K. Viravaidya and M. L. Shuler, *Biotechnol. Prog.*, **20**, 590 (2004)
8) K. Viravaidya *et al.*, *Biotechnol. Prog.*, **20**, 316 (2004)
9) H. Kimura *et al.*, *Lab Chip*, **8**, 741 (2008)
10) 木村啓志ほか，電気学会論文誌 E（センサ・マイクロマシン部門誌），**129**, 252 (2009)
11) H. Nakayama *et al.*, *J. Biosci. Bioeng.*, **117**, 756 (2014)
12) H. Kimura *et al. J. Lab. Autom.*, **20**, 265 (2015)
13) I. Maschmeyer *et al.*, *Eur. J. Pharm. Biopharm.*, **95**, 77 (2015)
14) I. Maschmeyer *et al.*, *Lab Chip*, **15**, 2688 (2015)
15) T. Satoh *et al.*, *Lab Chip*, DOI: 10.1039/C7LC00952F (2017)
16) K. Kame *et al.*, *RSC Adv.*, **7**, 36777 (2017)
17) Y. Imura *et al.*, *Anal. Chem.*, **85**, 1683 (2013)
18) Y. Imura *et al.*, *Anal. Chem.*, **82**, 9983 (2010)

第17章 マルチスループット Microphysiological systems

杉浦慎治[*1]，金森敏幸[*2]

1 背景

近年，微細加工技術を用いた生体模倣デバイス microphysiological systems（MPS）に対する注目が集まっている。MPSという言葉にはマイクロ流体デバイス上に臓器モデルを再構成したOrgan-on-a-chip（OOC）や，動物の個体応答をモデル化する Body-on-a-chip（BOC）等が含まれる。OOC はマイクロ流体デバイス上で臓器特有の3次元組織構造や血流，動きを再現し，*in vitro* で臓器機能を再現する新しい培養法として注目されている[1~3]。複数の臓器モデルを連結した Multiorgans-on-a-chip（MOC）や BOC は，通常であれば動物実験や臨床試験が必要とされる「動物の個体としての応答」を検出しうる細胞培養技術として期待されている[4,5]。

MPS は新たな培養ツールとして創薬や化成品の開発への応用が期待されているが，化合物評価に応用するためには複数の化合物を異なる濃度で添加して評価する必要があり，できるだけ高い培養スループットが求められる。一方，開発初期の多くの MPS では，チップ外部のシリンジポンプ[6,7]やペリスタポンプ[8~11]を用いて培養液を送液している。このような構成は煩雑なチューブ接続を必要とするため，高い培養スループットを実現するのは難しい。さらには培養面積と比較してチューブ内のデッドボリュームが大きく，培養条件が制限される点も問題となる。これらの課題を解決するため，近年では，オンチップマイクロポンプを搭載したシステム[8~11]やマイクロマグネチックスターラーを用いた循環システムが開発された[12,13]。さらに，シンプルな送液システムとしてチップを傾けて重力駆動で培養液を送液するシステムに基づく MOC や BOC も報告されている[9,14~18]。これらの進歩の中でも複数臓器デバイスでマルチスループット化を実現している例はオンチップマイクロポンプを用いたごく限定された例のみの報告となっている[19,20]。

本稿では，筆者らが近年開発した圧力駆動型マルチスループット MPS について紹介する。これは，マイクロプレートのように培養液や細胞をチップに添加，回収できる構成となっており，生物系の研究者も使いこなせるユーザビリティを備えている。さらに，MOC としては，2臓器連結デバイスでは8連，4臓器連結デバイスでは4連のスループットを実現しており，2018年初

＊1 Shinji Sugiura （国研）産業技術総合研究所　創薬基盤研究部門
　　　　　　　医薬品アッセイデバイス研究グループ　上級主任研究員

＊2 Toshiyuki Kanamori （国研）産業技術総合研究所　創薬基盤研究部門
　　　　　　　医薬品アッセイデバイス研究グループ　研究グループ長

頭現在において世界最高のスループットを兼ね備えたMOCである。

2 圧力駆動型の循環培養デバイス

　一般的にマイクロ流体デバイスを用いた細胞培養は多数のチューブ接続やシリンジポンプによる送液を必要としており，生物系の研究者が使用するにはあまりにも複雑な装置構成となってしまう場合が多い。特に培養液を循環して培養する際には，外部のペリスタポンプを用いて送液する構成がしばしば採用されるが，無菌環境を維持しつつ装置をセットアップするのは容易ではなく，化合物評価系のように多種類の化合物を様々な濃度で評価するような培養系への適用は困難である。我々はこの課題を解決すべく，圧力駆動型の循環培養デバイスを開発してきた[21]。

　図1に血管内皮細胞にせん断応力を負荷して培養するために開発した圧力駆動型の循環培養デバイスを示す。循環培養デバイスは培地リザーバーと培養プレートによって構成されている（図1aおよび図1b）。培地リザーバー内の送液リザーバーと回収リザーバーの底部において，これらのリザーバーが培養プレートに加工された培養流路と返送流路によって接続されている。各流路の出口側には循環方向の流れのみを許容する逆止弁が設置されている。これにより，回収リザーバーと送液リザーバーの気相部に交互に加圧することで，培養液を循環させることができる（図1c）。これまでに我々は，この圧力駆動型の循環培養デバイスを用いて血管内皮細胞にシェアストレスを負荷した状態で培養することを示している。また，生理学的なシェアストレスを負荷することで血管内皮細胞を配向させることができ（図1d），血管拡張や血液凝固阻害因子に関連した遺伝子の発現が向上することを確認している[21]。

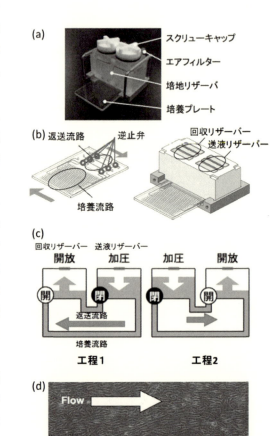

図1　圧力駆動型マルチスループット循環培養デバイス[21]
(a) デバイスの外観。(b) デバイスの模式図。(c) 培養液循環の原理。(d) 血管内皮細胞の培養の様子。

第17章 マルチスループット Microphysiological systems

3 マルチスループット Multiorgans-on-a-chip

マイクロ流体デバイスを用いた培養液循環の課題は複数臓器連結デバイス MOC においても共通の課題となる。そこで我々は，上述の圧力駆動型循環培養の原理を複数臓器連結デバイスに応用することで，圧力駆動型マルチスループット MOC を開発した（図2）[22]。このデバイスでは，異なる細胞が培養される複数の培養チャンバーの底部をマイクロ流路でつなぎ，培養チャンバー間で培養液を循環して培養するシステムとなっている（図2a）。細胞は培養チャンバー内の細胞培養ウェルにて培養される。マイクロ流路の出口側には，図1の循環培養システムと同様に培養液の逆流を防止する機構が備えられている。これにより，2つの培養チャンバーを交互に加圧することで培養液の循環を実現している。

図2b では2臓器連結循環培養デバイスを8連で動作させる機構を示す。図2a の左端の写真に示すデバイスでは，培養チャンバーが2×2の配置で設置されており，この16個の培養チャンバーを2臓器×8連として用いることができる。圧力は培養デバイスの蓋部分に，気相部を連通するように加工された空圧配管を介して各チャンバーに分配され，8連の循環培養セットを同時に駆動できる構成となっている。細胞が培養される細胞培養ウェルの培養面積は直径6 mm と市販の96ウェルプレートと同程度の面積に設計されており，培養時に培養チャンバーに導入される培養液はチャンバーあたり 300 μL と市販の96ウェルプレートでの培養系と比較してやや多い量となっている。

一方，加圧ラインの接続口にエアーフィルターを配置することで培養空間の無菌性の管理も容易にできる構成となっている。この構成は，簡便なアタッチメントと組み合わせることで，

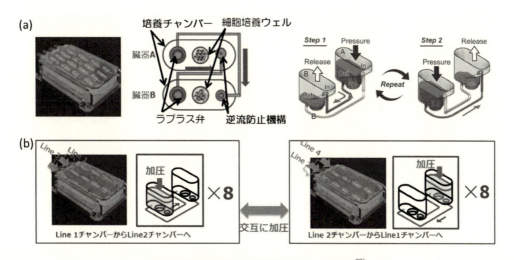

図2 圧力駆動型マルチスループット MOC[22]
(a)圧力駆動による培養液循環の原理。(b)蓋に加工された空圧配管を利用したマルチスループット循環培養の機構。2臓器8連の連結モデルを示す。

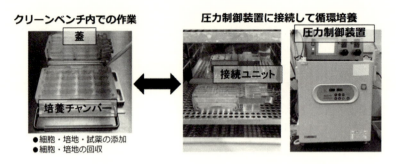

図3 圧力駆動型マルチスループット MOC を用いた培養操作

　MPS が誰でも取り扱える程簡便になり，ユーザビリティの観点からも MPS の普及を促進する構成であると考えられる。図3に圧力駆動型マルチスループット MOC を用いた培養操作を示す。培養チャンバーおよび蓋は全てオートクレーブにより滅菌可能な素材で加工されており，使用前にオートクレーブで滅菌ができる。クリーンベンチの中で培養チャンバーを組み立てた後，通常の細胞培養に使用するようにマイクロピペットを用いて試薬や細胞，培地を添加することができる。クリーンベンチ内で蓋をした後，専用の接続ユニットを介して圧力制御装置に接続し，所定の繰り返し加圧の設定の元，スタートボタンを押すと循環培養が開始される構成となっている。加圧および大気圧開放の際の空気の流入は，全て滅菌済みのエアーフィルターを介して行われるため，培養容器内の無菌環境は継続的に維持できる構成となっている。循環培養の途中や終了した段階で，接続ユニットから切り離し，クリーンベンチ内に持ち込んで培養液を交換・サンプリングしたり，細胞を染色・回収したりすることも可能である。

4　プラットフォームとしてのマルチスループット Micropysiological systems

　上述のように MPS には単臓器デバイスである OOC および複数臓器連結デバイスである MOC が含まれるが，MPS を産業化する際には様々な臓器モデルに対応した MPS の製品化が求められる。この際に，用途や臓器種毎に製品の数量差が発生し，製品によっては少量ロットのニーズしかない物も存在すると考えられる。筆者らは，この生産数量差に対応した製品開発を推進すべく，上述の圧力駆動マルチスループット MOC をベースとしたプラットフォーム上で様々な臓器モデルの開発を進めている。この開発手法により，部品を共通化し，多品種の製品生産を効率的に進め，マルチスループット MPS の用途拡大を実現したいと考えている（図4）。この際に，共通部品の蓋・培養チャンバー・ホルダーの製造には射出成型のような大量生産技術を用いて製造できる。そして，共通の外部圧力制御ユニットと接続することで様々な MPS を運用できる。図4に記載のマイクロ流路プレートとしては単臓器培養用や2臓器連結培養，4臓器連結培養用のプレートをユーザーのニーズに応じて選択して運用できる構成となっている。このプラット

第17章　マルチスループット Microphysiological systems

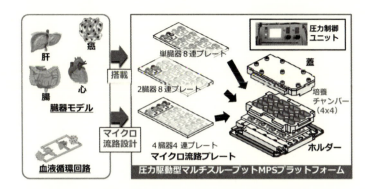

図4　圧力駆動型マルチスループット MPS プラットフォーム
共通部品によって構成されるプラットフォームに臓器モデル，培養液循環用マイクロ流路プレートを組み合わせて使用する構成。

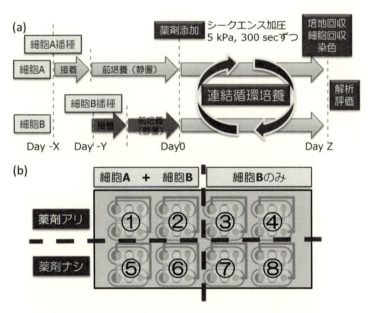

図5　2臓器8連マルチスループット MOC を用いた培養プロトコル設計
(a)培養スケジュール例。(b)プレート配置例。

フォーム上で培養可能な臓器モデルとしては，一般的な単層培養系に加えてセルカルチャーインサートを用いた腸管モデルや，マイクロウェルアレイを用いた肝スフェロイド培養系，上述のシェアストレス負荷培養系等の開発が進んでいる。

271

5 マルチスループット Multiorgans-on-a-chip を用いた抗癌剤プロドラッグの評価

圧力駆動型マルチスループット MOC 上では様々な細胞を用いた臓器モデルを連結して培養できる。図5に2臓器8連デバイスを用いた培養プロトコルの例を示す。上述のように，培養容器は培養面積や培地体積が96ウェルプレートに近い条件に設計されているため，96ウェルプレート用の一連の培地や培養プロトコル，アッセイプロトコルを参考に循環培養試験をデザインすることができる。2臓器8連デバイスでは，2つの培養チャンバーを1ユニットとして2臓器連結培養を行う。2つの培養チャンバーには異なる細胞を培養することができ，連結循環培養を開始する前にはそれぞれ異なる培地を使用して独立に培養することができる。図5a の例では細胞 A を連結循環培養の X 日前に播種して接着・前培養を行い，細胞 B を連結循環培養の Y 日前に播種して接着・前培養を行っている。Day 0 において薬剤を含む培地に交換して，Z 日間連結循環培養を行う。連結循環培養を行った後には培地や細胞を回収して解析したり，細胞を染色して評価することができる。培養チャンバーは 4×4 のアレイ状に配置されており，マイクロプレートの配置を検討するのと同様に実験条件を設計できる。図5b の例では連結培養と独立培養の比較，薬剤有りと無しの条件の比較を1枚のデバイス上で行うような実験条件となっている。

我々はこれまでに圧力駆動型マルチスループット MOC を用いて抗癌剤プロドラッグの肝代謝物の癌細胞に対する影響を評価できることを示している。2臓器8連デバイスを用いて肝臓モデルと癌モデルを連結培養し，抗癌剤プロドラッグであるカペシタビン（CAP）の影響評価を行った例を以下に示す[22]。CAP は肝臓で代謝され，一次および二次代謝物の 5'-Deoxy-5-fluorocytidine（5'-DFCR）および 5'-deoxy-5-fluorouridine（5'-DFUR）となり，これらが癌に移行して癌細胞内で代謝されて 5-fluorouracil（5-FU）となることで抗癌作用を発揮することが知られている[23]。肝臓のモデルとしてはヒト肝腫瘍由来細胞株 HepaRG を用い，癌のモデルとし

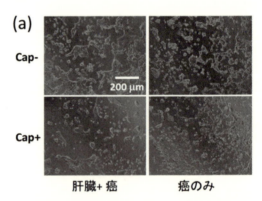

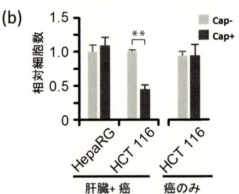

図6 2臓器8連デバイスを用いた CAP の影響評価[22]
(a) 薬剤添加後3日目の HCT116 の様子。
(b) 細胞増殖の定量評価。

第17章　マルチスループット Microphysiological systems

てはヒト大腸癌由来細胞株 HCT116 を用いた。HepaRG は連結循環培養を開始する10日前より前培養を行い，HCT116 は連結循環培養を開始する1日前に播種して前培養を行った。前培養を行った後に CAP を添加して連結循環培養を3日間行った。図6a に連結循環培養を開始後3日目の HCT116 の顕微鏡写真を示す。この時の細胞増殖を Alamarblue を用いて定量した結果を図6b に示す。肝臓と癌の連結培養系に薬剤を添加した場合において顕著に HCT116 細胞の増殖が抑制され，癌のみの単独培養条件や薬剤を添加しない条件では増殖が抑制されないことが確認された。これにより，2臓器8連デバイスを用いて，肝臓で代謝され，癌に作用する抗癌剤プロドラッグの影響を評価できることが確認された。また，培養液を回収して代謝物を定量することで，連結培養系において中間代謝物や最終代謝物である 5'-DFCR，5'-DFUR，および 5-FU が生成していることが確認されている。また，細胞を回収して薬剤の代謝に関連する遺伝子発現を解析することができることも確認されている。

4臓器4連デバイスを用いた培養系の例を図7に示す[22]。この例では，腸，肝，癌および，正常細胞のモデルとしてそれぞれ大腸癌由来細胞 Caco-2，HepaRG，HCT116 および，正常二倍体線維芽細胞 TIG121 を用いている。図7a に示す培養液循環回路にそって，培養液が循環する構成となっている。また，圧力駆動型マルチスループット MOC にはセルカルチャーインサートの加工品を挿入して使用できるようになっている（図7b）。このセルカルチャーインサート上には Caco-2 細胞を播種して，腸管吸収を評価するモデルとして使用した。この4臓器4連の培養系を用いて，CAP，Tegafur (FT)，5-FU の3種類の抗癌剤を添加して細胞増殖を評価した結果を図8に示す。ここで，FT は肝臓で代謝されて 5-FU に変換され，抗癌作用を発揮するプロドラッグである。結果としては 5-FU，FT，CAP の順に癌細胞および正常細胞の増殖抑制効果が確認されている。また，CAP の増殖抑制効果は2臓器8連デバイスで確認された効果より小さかったが，これは腸管吸収の影響や2臓器デバイスと4臓器デバイスの細胞数−培地体積比の違い等の理由で，結果として2臓器連結デバイスと比較して4臓器連結デバイス上での細胞増殖抑制効果が小さくなったと考えられる。結果の解釈は議論のあるところであるが，4臓器連結デバイスにおいて，腸管吸収と肝代謝を連結して，抗癌剤の癌および正常細胞への影響を同時に評価可能であることが実証されている。

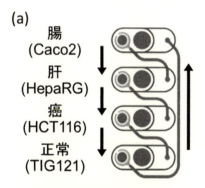

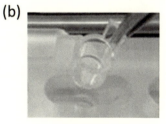

図7　4臓器4連デバイスを用いた培養系
(a) 腸・肝・癌・正常細胞を連結した4臓器デバイスの培養液循環回路。(b) 腸管吸収評価に使用したセルカルチャーインサートの加工品。

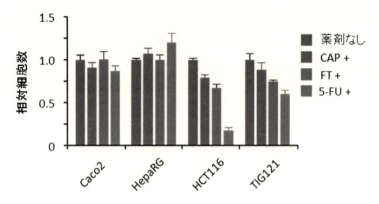

図8 4臓器4連デバイスを用いた抗癌剤の影響評価[22]
腸（Caco2），肝（HepaRG），癌（HCT116），正常細胞（TIG121）の4臓器連結培養系において，CAP，FT，5-FU の 3 種類の抗癌剤を添加して細胞増殖を評価した。

6　今後の展望

今後，筆者らは「圧力駆動型マルチスループット MPS プラットフォーム」をベースとして，各種臓器モデルの開発を進める予定である。創薬ニーズに対応した臓器モデルの開発のためには，iPS 細胞や初代培養細胞をはじめとした細胞ソースや，生体の組織構造を反映した高次培養モデル，培地，培養プロトコルの開発が必要である。それぞれの分野の専門家と協力して関連技術開発を進めることで，近い将来，ユーザーが目的に応じて自在に臓器／疾患モデルを選択し，組み合わせ，化学物質の評価系をデザインできる技術基盤が確立されると期待している。

文　　献

1) S. N. Bhatia et al., *Nat. Biotechnol.*, **32**, 760 (2014)
2) U. Marx et al., *Altex*, **33**, 272 (2016)
3) E. W. Esch et al., *Nat. Rev. Drug Discovery*, **14**, 248 (2015)
4) J. H. Sung et al., *Lab Chip*, **13**, 1201 (2013)
5) M. L. Shuler *Lab Chip*, **17**, 2345 (2017)
6) Y. Imura et al., *Anal. Chem.*, **82**, 9983 (2010)
7) M. S. Jie et al., *Rsc Adv.*, **6**, 54564 (2016)
8) J. H. Sung et al., *Lab Chip*, **9**, 1385 (2009)
9) J. H. Sung et al., *Lab Chip*, **10**, 446 (2010)
10) C. Zhang et al., *Lab Chip*, **9**, 3185 (2009)

第 17 章　マルチスループット Microphysiological systems

11)　J. M. Prot *et al.*, *Biotechnol. Bioeng.*, **111**, 2027 (2014)

12)　H. Nakayama *et al.*, *J. Robot. Mechatron.*, **19**, 544 (2007)

13)　H. Nakayama *et al.*, *J. Biosci. Bioeng.*, **117**, 756 (2014)

14)　M. B. Esch *et al.*, *Lab Chip*, **16**, 2719 (2016)

15)　P. G. Miller *et al.*, *Biotechnol. Bioeng.*, **113**, 2213 (2016)

16)　C. Oleaga *et al.*, *Sci. Rep.*, **6**, 20030 (2016)

17)　H. Lee *et al.*, *Biotechnol. Bioeng.*, **114**, 432 (2017)

18)　A. Choe *et al.*, *Biomed. Microdevices*, **19**, 4 (2017)

19)　I. Wagner *et al.*, *Lab Chip*, **13**, 3538 (2013)

20)　J. R. Coppeta *et al.*, *Lab Chip*, **17**, 134 (2017)

21)　T. Satoh *et al.*, *Lab Chip*, **16**, 2339 (2016)

22)　T. Satoh *et al.*, *Lab Chip*, **18**, 115 (2017)

23)　C. M. Walko *et al.*, *Clin. Ther.*, **27**, 23 (2005)

第18章　薬物動態解析のためのマイクロ人体モデル

佐藤記一*

1　はじめに

新薬開発において薬物動態の解析は最も重要なプロセスの一つである。経口摂取された薬は，胃や腸管内で消化作用を受けたのち，主に小腸上皮から体内に吸収され，肝臓で代謝されながら体内を循環しつつ全身に分布する。そして薬の標的組織を含めた様々な組織中で生理作用を示しつつ腎臓などから排泄されていく。この一連の過程は ADME（吸収 Absorption，分布 Distribution，代謝 Metabolism，排泄 Excretion）とよばれ，医薬品開発研究はもちろん，食品栄養や機能性食品研究，あるいは化学物質の毒性試験においても重要なプロセスである（図1）。

従来，これらの過程について研究を行う場合，腸管吸収や肝代謝など一つ一つのプロセスについて培養細胞を用いた実験を行い，その後動物実験を行ってからヒトでの臨床研究に進むのが一般的である。しかしながら昨今強まっている動物実験削減の社会的要請や高いコスト，ヒトと実験動物の種差などの問題があり，必ずしも動物実験を多用できる状況にあるとはいえない。した

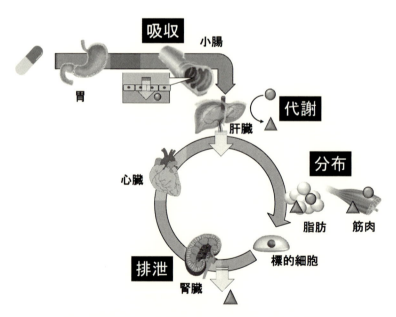

図1　薬物動態における吸収，分布，代謝，排泄（ADME）

＊　Kiichi Sato　群馬大学　大学院理工学府　分子科学部門　准教授

第18章　薬物動態解析のためのマイクロ人体モデル

がって，これらの in vivo での実験の前に in vitro すなわち培養細胞レベルでの試験によって，
優れた物質を効率良くスクリーニングしてくることが大切である。

　実際の人体では数多くの臓器・組織が連続的に連携して機能しており，薬はそれらから複合的
な作用を受け，逆にそれらに対して複合的に影響を及ぼしている。したがって in vitro における
バイオアッセイにおいても，単に細胞レベルでの効率の良いアッセイを実現するだけでなく，複
数の組織の機能を複合的に作用させながらバイオアッセイできる方が好ましい。そこで，各種臓
器などのマイクロモデルを構築し，これらを血管に見立てた流路で結んだ人体モデルの開発が試
みられている。この集積化モデルを用いることにより1回の試験で前述のADMEすべてのプロ
セスを考慮に入れた生理活性の測定を実現できれば，動物実験の代替法として極めて有用である
と期待される。

　より生体に近い微少流体環境を有し，複数の臓器プロセスを連続的に通過させながら薬剤等の
生理活性試験を実現可能なデバイスを開発することは，in vitro の系でありながら，より in vivo
に近い環境を構築することにつながり，細胞レベルでのより効率の良いバイオアッセイツールを
提供することになる。こういった特徴を有するマイクロ人体モデル Body-on-a-Chip を実現する
ため，マイクロチップ技術を応用した研究が世界的に進められている。

2　消化，吸収，代謝を考慮に入れたバイオアッセイチップ

　近年，ADME に関わるバイオアッセイが行えるマイクロデバイス，その中でも経口投与され
た物質が吸収されて体内を循環する割合，すなわちバイオアベイラビリティ（生物学的利用能）
をアッセイ可能なマイクロデバイスに関する研究が報告されはじめている。バイオアベイラビリ
ティに関わるプロセスを組み込んだマイクロ人体モデルを開発する上で必要な臓器は胃，腸管，
肝臓である。経口摂取された化合物の体内吸収は大きく分けて，胃や十二指腸内での消化，小腸
上皮細胞による吸収，肝臓での代謝の3つの段階を経て行われる（図2）。そのため，経口摂取
された化合物がこれらの過程を経て体内を循環するようになるかどうかを調べることが可能なマ
イクロシステムの開発が求められている。以下に各臓器モデルそれぞれについて概説する。

2.1　胃・十二指腸モデル

　消化については，薬や食品など経口摂取した物質に対して，細胞が直接作用するプロセスでは
なく，消化液と消化管のぜん動運動が作用する。したがって，試料溶液と人工消化液を混合し，
一定時間反応させれば消化プロセスを模倣したことになると考えてよいだろう。試料溶液はまず
人工胃液と混合され，胃内滞在時間と同じだけ反応させたのち，中和液によって中性に戻され，
膵液や胆汁を模した人工腸液と反応させる。この過程では主に胃酸（塩酸）やプロテアーゼ等の
消化酵素に弱い成分が分解されることになり，例えば酸に弱いため腸溶性カプセルで服用する必
要がある薬剤については，マイクロ消化器モデル中で失活することが確かめられている[1]。なお，

277

臓器チップの技術と開発動向

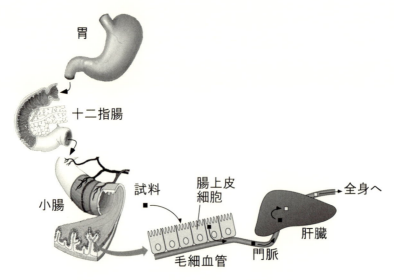

図2 人体における消化，吸収，代謝過程の模式図

ぜん動運動については，柔軟な素材である PDMS で作ったチップに，空気圧などの物理的な力を作用させることにより再現可能ではあるが，流路内径が数百 μm のマイクロ流路に固形成分を流すことは現実的ではないため，ぜん動運動過程の組込みは注目されていない。

2.2 腸管吸収モデル

腸管吸収については，上下2本の流路を区切る形で多孔質の細胞培養支持膜を設置し，その膜上でヒト腸上皮モデル細胞である Caco-2 細胞を培養する系が報告されている（図3）。この系が従来のトランスウェルを用いた方法と異なる点は，培養液を流すことにより生体内と同様に流れのある環境下で実験を行うことが可能であることと，液相空間の大きさを実際の体内の血管などのサイズに近づけることが可能であることである。このことにより細胞の培養環境や試験化合物の拡散，流れに乗った移動，局所的な濃度変化などを体内での様子に近づけることが可能となり，実験者の設定したい条件下で実験できるようになる。

この原理を利用した実験系はこれまでにいくつか報告されている。木村らが開発したものは[2]，チップ内に腸管側と血管側，環状に閉じた2つの流路を異なる深さに造形し，その一部が膜を介して接触しているものであり，試料を長時間にわたって繰り返し腸上皮部分と接触させることにより，長時間にわたる透過実験を可能としている（図3(B)）。一方，井村らの開発したものは[3]，直線上の2本の流路をそれぞれ腸管側と血管側とし，外部の駆動ポンプから所定の流速で溶液を送液するものである（図3(A)）。この方法では，ポンプの流量を制御することにより，決められた時間だけ腸上皮部分と接触させた試料溶液を連続的に回収することができる。どちらの系でも試験物質として蛍光性物質を用いれば実時間でのモニタリングが可能であるし，それ以外の物質

第18章 薬物動態解析のためのマイクロ人体モデル

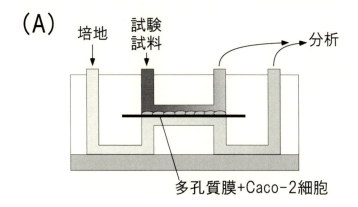

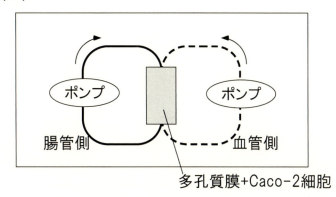

図3 透過性試験のためのマイクロチップの模式図
(A)外部ポンプを用いて一定の時間だけ反応させるチップの断面模式図。
(B)内部循環により長時間の透過試験を行うチップの模式図。

であれば回収後にHPLCや質量分析計などで定量することにより各物質の透過係数を求めることができる。いずれの場合でも従来法よりも少量の試料から，短時間に腸上皮透過係数の算出を行うことができると期待されている。なお最近，Caco-2細胞ではなく，ヒトのiPS細胞を分化させた細胞など，より高い機能を有した細胞を用いる系についても研究が進められている。

2.3 肝臓モデル

小腸から吸収された物質は門脈を通り肝臓に運ばれ，肝代謝を受ける（初回通過効果）。肝臓での代謝実験については，関連するいくつかの研究が報告されている[4]。そのほとんどでは，動物の肝実質細胞や代表的モデル細胞株であるHepG2細胞あるいはiPS細胞等から分化させた細胞などをマイクロチップ内の流路底面に単層培養，あるいはパターニングした部分にスフェロイド状の培養が行われており，培養した細胞の代謝能が評価されている。チップ内で特段の工夫な

く培養を行った場合でも，従来法と同等の活性を有した状態で培養することは可能であるが，基板表面に特別な加工や表面処理を行うことにより，スフェロイド形成を行えば，より高い代謝能を有した微小肝組織を構築することも可能となる[5]。なお，肝細胞は代謝が活発なため，狭いチップ内部で培養すると栄養分や特に酸素不足に陥りやすいため，これらの補給に注意する必要がある。

2.4 消化吸収代謝の複合モデル

図4に胃，腸管，肝臓の機能を集積化したマイクロチップを示す[6]。このチップでは，導入された試料が人工胃液と混合され，一定時間反応したのちに中和され，さらに人工腸液と反応する。その後，小腸部分に移行して腸管から吸収されやすい物質のみがCaco-2細胞によって吸収されて門脈に見立てた流路へと移行し，そのままマイクロ肝臓部を通過する。この系では，マイクロ肝臓はHepG2細胞を培養したキャリアビーズをチップに充填することによって構築している。この方法では，必要な肝細胞の量を自由に調節しながら実験できる上，必要な培養日数が大幅に異なる腸上皮細胞と肝細胞2種類の細胞の培養のタイミングをあまり気にする必要がない点で優れている。

肝臓部を通過した溶液をそのまま回収し，LC-MSなど各種化学分析を行えばその試験物質が腸管で吸収されやすいかどうかと，その後肝臓で代謝されるかどうかを同時に調べることができる。一方，例示した系では，肝臓部を通過した試料はそのまま乳がん細胞培養部に運ばれるようになっている。この系を用いれば，試験薬剤が消化液と反応したのち腸管から吸収され，肝臓で代謝された後，乳がん細胞に対してどのような生理活性を有しているのか，バイオアッセイすることが可能となる。すなわち，抗がん剤であれば，経口摂取してがん細胞を殺す効果を示すのか，

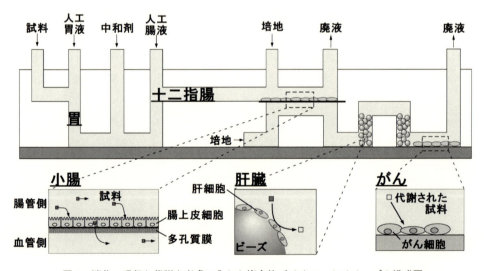

図4　消化，吸収と代謝を考慮に入れた複合的バイオアッセイチップの模式図

あるいはエストロゲン様活性をもつ物質の場合は，乳がん細胞の増殖を促進する活性を有しているのかを1枚のチップにただ溶液を流すだけで検定することができる。

体内に取り込まれ，肝臓を通過した物質は血流に乗って全身を循環し，その過程で筋肉や脂肪組織あるいは様々な臓器・器官に分布していく。また同時に，その物質が生理活性を示す標的となる組織へも運ばれていく。体内のどの組織にどれだけの量分布するのか，あるいは血液脳関門など血管内皮細胞などの障壁を越えてその薬剤の標的となる組織まで届いてくれるのかどうかといったことを調べることも重要である。このような分布や薬物送達の過程を調べるためのマイクロモデルは研究が始まったばかりであり，報告例はそれほど多くないが，今後増加していくものと思われる。

3 腎排泄マイクロモデル

体内を循環した物質やその代謝物は最終的に腎臓から排泄される。腎排泄は腎小体の糸球体における低分子化合物の排泄と，尿細管における有用物質の再吸収および不要物の分泌の2段階のプロセスからなっている。そのうち糸球体における低分子化合物の排泄は透析膜を用いることにより無細胞的にモデル化することが可能である。

図5にマイクロ糸球体排泄モデルの模式図を示す。全身の血管を示す循環流路とその中の液体

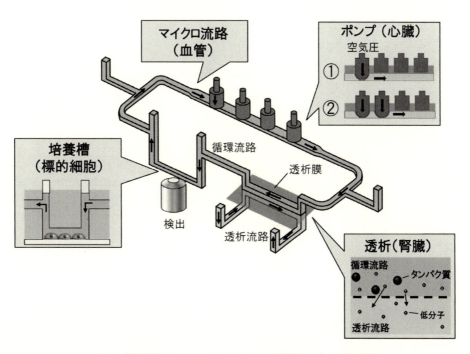

図5　透析部位を有したマイクロ糸球体排泄モデルの模式図

を循環させるマイクロポンプ，糸球体の代わりとなる透析部からなる[7,8]。溶液を循環させるためには外部ポンプを用いることはできず，閉じた流路の一部にポンプ機能を組み込む必要がある。前述のように回転子を用いる方法もあるが，再現性のある流速制御を実現し，心拍と同じ拍動を持たせることを考えた場合，流路を外部から押しつぶすぜん動ポンプ（ペリスタルティックポンプ）の方がふさわしい。PC制御されたソレノイドバルブを用いて制御用流路に送り込んだ空気の圧力でPDMS薄膜を膨らませて溶液流路を押しつぶす方法が一般的である。

マイクロ透析ユニットは上下2本の流路を透析膜で仕切った構造で，低分子化合物のみが上下流路間を行き来でき，タンパク質などの高分子化合物や血中タンパク質に結合しやすい物質は透析されにくくなる。血清を含む培地に試験薬剤を溶解して循環流路内を循環させ，透析部からどれだけ排泄されるかを測定すれば排泄速度を求めることができる。また，循環流路内に薬剤の標的細胞を培養しておけば排泄速度を考慮に入れたバイオアッセイが可能になる。

一方，尿細管のマイクロモデルについては多数の報告があるものの，そのほとんどが薬剤など化学物質による細胞毒性試験（腎毒性試験）のためのシステムであり，尿細管における再吸収や分泌のモデルは報告されていない。それは再吸収や分泌のプロセスに関与するトランスポーターを安定的に高発現している細胞株が入手できないことが原因であると考えられる。ヒト尿細管由来初代細胞やiPS細胞から分化させた細胞など，扱いやすく優れた細胞が入手可能となれば尿細管モデルの実現も可能となり，より正確な腎排泄を考慮に入れたバイオアッセイ系を構築することが可能になるだろう。

4　おわりに

バイオアッセイのためのマイクロ人体モデルの開発は世界的に注目を集めている分野である[2,9]。特に，本稿で取り上げたようなマイクロ臓器ユニットを組み合わせた複合的システム開発の期待は大きい。近年の論文では，腸管，肝臓，皮膚，腎臓の4つの臓器を1つのチップに搭載したADMEデバイスも報告されている[10]。また，複合的な臓器モデルはADMEデバイス以外にも，*in vitro*で免疫システムのデバイス化を試みた例[11]や血液脳関門のデバイス化[12]などもある。様々なマイクロ臓器を組み合わせることで，将来的には，様々な病気のモデルや個別医療のための薬剤アッセイデバイスなど，医学・生物学の幅広い分野で利用できるモデルが構築できるものと期待できる。

第 18 章 薬物動態解析のためのマイクロ人体モデル

文　　献

1) Y. Imura *et al.*, *Anal. Sci.*, **28**, 197（2012）
2) H. Kimura *et al.*, *Lab Chip*, **8**, 741（2008）
3) Y. Imura *et al.*, *Anal. Sci.*, **25**, 1403（2009）
4) P. J. Lee *et al.*, *Biotechnol. Bioeng.*, **97**, 1340（2007）
5) S. A. Lee *et al.*, *Lab Chip*, **13**, 3529（2013）
6) Y. Imura *et al.*, *Anal. Chem.*, **82**, 9983（2010）
7) Y. Imura *et al.*, *Anal. Chem.*, **85**, 1683（2013）
8) Y. Sakuta *et al.*, *Anal. Sci.*, **33**, 391（2017）
9) C. Luni *et al.*, *Curr. Opin. Biotechnol.*, **25**, 45（2014）
10) I. Maschmeyer *et al.*, *Lab Chip*, **15**, 2688（2015）
11) Q. Ramadan *et al.*, *Lab Chip*, **15**, 614（2015）
12) A. Wolff *et al.*, *J. Pharm. Sci.*, **33**, 391（2015）

第19章　抗がん剤の副作用を再現する
Body-on-a-chip の開発

亀井謙一郎*

1　背景

近年，創薬にかかる費用は数千億円以上にもなり創薬企業が疲弊しきっている。この問題点として挙げられるのが，前臨床試験における動物実験である。動物実験には薬剤候補化合物の安全性や薬効を評価するが，動物とヒトではその化合物における反応性も異なるため，正確に評価・予期できない。また，動物愛護の観点から動物実験は削減する必要がある。そこで動物試験に代わる新しい実験法の確立が必要となっている。

動物実験の代替法として近年培養細胞を用いた実験系が注目されるようになってきた。近年の genomics, transcriptomics, metabolomics など各種オミクス解析の発展と，顕微鏡を用いた High-content analysis の開発により，細胞培養実験から多くの情報を得ることが可能となっている。その一方で，使用されているマイクロウェルプレートでは細胞に適した環境を創出できず，その中で培養した細胞は機能的とは言えないため，新しい培養法・実験法が必要とされている。

この問題点の解決法として，組織チップという技術が世界中で注目されている。このチップはマイクロ流体デバイスという技術を基にしており，組織・臓器の生理的機能を生体外においての再現を目的としている。これまでに肺，肝臓，脳関門，腎臓など様々な組織を模倣したチップが開発されている。

この臓器チップの後継版として Body-on-a-chip が提唱されている。これは単一臓器を搭載した臓器チップでは観察，実験できなかった組織間相互作用の再現を目的としている。生体内において多くの組織は血管を介して相互作用を行っており，生体内における生理作用の再現には重要である。しかしながら，既に報告されている Body-on-a-chip は，流れが一方向で循環できず，また各臓器細胞培養チャンバへのアクセスもできないことが課題となっている。

そこで筆者らは，複数組織を搭載し，その相互作用を再現する Body-on-a-chip の実証研究として，抗がん剤の副作用を生体外において再現したのでそれを報告する[1]。ドキソルビシンなどの抗がん剤は，治療効果以外に心筋毒性などの副作用を示すことが知られている。しかし，動物実験で副作用を再現した報告はあるが，生体外において実証した報告はない。本章で紹介する Body-on-a-chip は，デバイス内に送液制御用のバルブやポンプを搭載することによって，各組

---

*　Ken-ichiro Kamei　京都大学　高等研究院　物質-細胞統合システム拠点
特定拠点准教授

第 19 章　抗がん剤の副作用を再現する Body-on-a-chip の開発

織培養チャンバへの個別のアクセスと，かつデバイス内に閉鎖系循環を可能にした。さらに，このデバイスの特性を活かし，抗がん剤副作用の生体外における再現を実証した。

2　実験方法

2.1　生体外抗がん剤副作用モデル

本章で紹介する生体外抗がん剤副作用モデルの概念図は図1に示すようになる。生体内における抗がん剤の副作用は，健常な組織への直接的な影響，または別の組織において代謝されたその産物の影響か，不明な点が多い。本研究では，がん細胞（HepG2 肝がん細胞）と心臓細胞（初代ヒト心筋細胞；hCM）をモデル細胞として選択し，上記した問題点を解決することを目的とした。この2種類の細胞を搭載した Body-on-a-chip を Integrated Heart/Cancer on a Chip (iHCC) と名付けた。

2.2　iHCC のデザイン

iHCC の材料としては，生体適合性，気体透過性，および光透過性の高いポリジメチルシロキサン（PDMS；SYLGARD 184, Daw Corning）を用いた。iHCC は灌流層および制御層から構

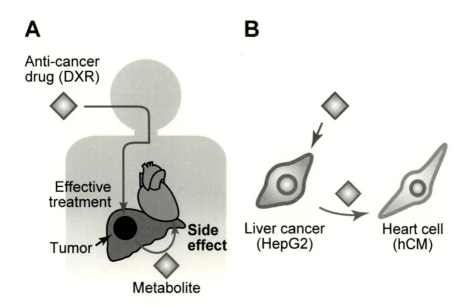

図1　代謝物による肝臓がんと健常心臓との相互作用，および抗がん剤の副作用
(A) ドキソルビシン（DXR）の抗がん作用，肝臓がんによる DXR 代謝物産生と代謝産物による健常心臓への副作用の概念図。(B) DXR 副作用を in vitro において再現するための我々の提唱モデル。肝がん細胞株（HepG2）および初代ヒト心筋細胞（hCM）の2種類の細胞を使用する。図は文献1)より転載。

臓器チップの技術と開発動向

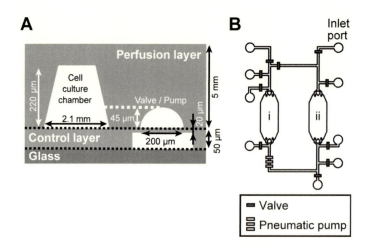

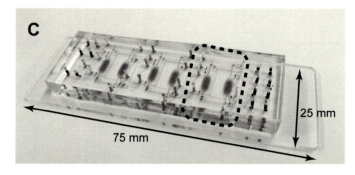

図2 iHCCに使用されるマイクロ流体デバイスのデザイン図
(A)iHCCの断面図。このiHCCは，「灌流層（Perfusion layer）」および「制御層（Control layer）」からなる。薄灰色はPDMSを示す。(B)iHCCに内蔵されている2つの細胞培養チャンバーと閉鎖循環流路。バルブとポンプにより，内部における流体制御を行う。(C)iHCCの写真。この装置は，3組の共培養系を有し，破線は(B)の流路を示し，それが3セット内蔵されている。図は文献1）より転載。

成されている（図2A）。灌流層は細胞へのせん断応力を低減した2つの細胞培養チャンバー（幅2.1 mm，高さ220 μm）を内蔵し，それぞれに入口・出口孔を設置した。また，そのチャンバーはマイクロ流路（幅150 μm，45 μm）で連結されている。制御層は薄く柔軟なPDMS膜（厚さ50 μm）で構成され，バルブやポンプ（200 μm×200 μm，厚さ30 μm）を内蔵し，クロスコンタミネーションの防止や精密な流れ制御を可能にしている。コンピュータ制御された電磁弁を用いて，灌流層の下に位置するバルブやポンプに圧力を印加することで制御した。ポンプは3つのバルブから構成され，流体をプログラム制御でき，異なる細胞を接続する人工閉鎖循環のために利用した（図2B）。ポンプと閉鎖循環流路の組合せは，試料損失の低減化を可能にする。さらにiHCC内には，異なる3種類の条件を同時に実験するために，3組の閉鎖循環流路を搭載した（図2C）。

第19章 抗がん剤の副作用を再現する Body-on-a-chip の開発

2.3 iHCC 製造プロセス

iHCC デバイス作製には，多層ソフトリソグラフィ技術を用いた（図3）。制御層レジストモールドは，30 μm の厚さのマイクロ流体チャネル構造（TMMR S2000，東京応化工業㈱）を用いて，標準的な UV リソグラフィにより形成した。灌流層レジストモールドは，標準的な UV リソグラフィとグレースケールリソグラフィを用いて作製した。まず，標準的な UV リソグラフィを用いて，ネガティブレジスト層（TMMF S2045，東京応化工業㈱）（厚さ 220 μm）をパターン化し，ポジティブレジスト層（PMER P-LA900PM，東京応化工業㈱）を 45 μm の厚みでスピンコート，マイクロ流路，およびバルブ用レジストモールドを作製した後，数値最適化を用いた DMD（Digital Micromirror Device, 1000GS/KCH, NanoSystem Solutions）に基づくグレースケールリソグラフィによって，モールドを作製した。

レジストモールドの製造後，PDMS（1：10）をよく混合し，真空デシケータで脱気，灌流層モールドに注いだ。80℃の対流オーブン中で硬化させた後，灌流層の PDMS レプリカをモールドから取り出した。次に，PDMS プレポリマーを制御層モールド上でスピンコート，80℃で硬化した。2つの硬化した PDMS 層をアライメントし，部分的 PDMS 硬化方法によって両層を集

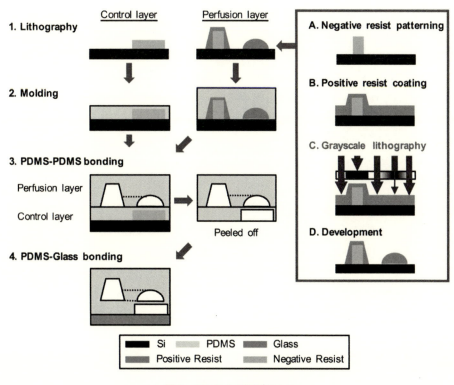

図3 iHCC の作製プロセス
図は文献1）より転載。

積した。最後に，O_2 プラズマ表面処理（FA-1, SAMCO）によって，PDMS をスライドガラス（25 mm × 75 mm）上に接合した。

2.4 デバイス制御

空気圧制御システムは，8 チャンネルマニホールド（Microfluidic System Works Inc. と THE LEE Company）の 2 つのセットで構成され，USB ポートを介してコンピュータに接続されたコントローラボード（VC3 8 コントローラ［ALA Scientific Instruments］，NI USB-6501［National Instruments]）で制御した。マニホールドに圧縮窒素ガス（200 kPa）を供給した。蒸留水で満たされた Tygon チューブ（Saint-Gobain）を金属チューブに指し，バルブ・ポンプ接続孔に挿入した（図 2B）。Tygon チューブの他端は対応するマニホールドに接続した。さらに圧力（30 kPa）を印加し，制御層に蒸留水を導入した。電子制御には LabVIEW（バージョン 11.0, National Instrument Inc.）を使用した。

2.5 細胞培養

HepG2 肝がん細胞（American Type Culture Collection），HepG2 培地（10％［v/v］ウシ胎児血清（FBS, Cell Culture Bioscience），1％［v/v］の非必須アミノ酸（Thermo Fisher Scientific）および 1％［v/v］のペニシリン／ストレプトマイシン（Thermo Fisher Scientific）を添加した Dulbecco's modified Eagle medium（DMEM, Thermo Fisher Scientific））で培養した。HepG2 培地を 2 日ごとに交換，4 日ごとに TrypLE Express で継代した。

hCM は PromoCell から入手し，0.05％（v/v）ウシ胎児血清（PromoCell），0.5 ng/mL 組換えヒト EGF（PromoCell），2 ng/mL 組換えヒト bFGF（PromoCell），および 5 µg/mL 組換えヒトインスリン（PromoCell）を添加した細胞培養培地（hCM 培地）で培養した。hCM 培地は 3 日ごとに交換し，トリプシン／EDTA（0.04％/0.03％［v/v］）溶液（Thermo Fisher Scientific）で毎週継代した。どちらの細胞も 37℃，5％（v/v）CO_2 加湿インキュベーター内で培養した。

2.6 iHCC における細胞培養

iHCC を使用する前に，70％（v/v）エタノールで洗浄，その後 UV 照射し滅菌した。次に，DMEM/F12 培地（Thermo Fisher Scientific）で希釈した 1.3％（v/v）マトリゲル（Corning）を細胞培養チャンバの入口孔からピペットを用いて導入し，4℃で 16 時間コーティングした。過剰マトリゲルは DMEM/F12 培地で置換し，使用するまで 37℃のインキュベーター内に iHCC を静置した。

HepG2，および hCM 細胞は，2 mL のトリプシン／EDTA（0.04％/0.03％［v/v］）溶液を用いて細胞培養フラスコから回収し，それぞれの細胞に対応する培地に 1.0×10^6 細胞 /mL で懸濁した。その細胞懸濁液 10 µL を，細胞培養チャンバーの入口孔からピペットを用いて 7.0×10^4 細胞 /cm^2 となるように導入し，37℃，5％（v/v）CO_2 加湿インキュベーター内で培養した。

第 19 章　抗がん剤の副作用を再現する Body-on-a-chip の開発

2.7　iHCC における抗がん剤細胞試験

　抗がん剤ドキソルビシン（DXR；Sigma）はジメチルスルホキシド（DMSO；Wako）に溶解し，10 mM ストック溶液を調整した。細胞試験には，hCM 培地に 20 μM DXR を添加した培養液を使用した。また，1 μM スタウロスポリン（STS；Wako），または 0.1%（v/v）DMSO を添加した hCM 培地（それぞれ PC［Positive control］，および NC［Negative control］）として使用した。LabVIEW によってバルブ・ポンプを制御し，培地交換・抗がん剤循環試験を行った。培地交換は，6 時間ごとに入口孔に挿入された新鮮な hCM 培地を充填したチューブを用いて自動的に行った。細胞試験は，37℃，5%（v/v）CO_2 加湿インキュベーター内で行った。

2.8　96 ウェルプレートでの抗がん剤細胞試験

　「2.7　iHCC における抗がん剤細胞試験」で使用したのと同じ手順に従って，HepG2 および hCM 細胞を細胞培養フラスコから回収した。続いて，96 ウェルプレートの各ウェルに 1×10^5 個 /mL の細胞浮遊液を対応する培地に 100 μL 導入し，7.0×10^4 個 /cm^2 の細胞を入れ，37℃，5%（v/v）CO_2 加湿インキュベータ内で，24 時間細胞を処置した。

2.9　死細胞染色

　hCM 培地に溶解した 300 nM 4',6-diamidino-2-phenylindole（DAPI，Thermo Fisher Scientific）で細胞に添加し，37℃，5%（v/v）CO_2 インキュベーターで 30 分間処理した。次に，過剰 DAPI をフェノールレッドを含まない DMEM/F12 培地に置換した。

2.10　顕微鏡観察と画像解析

　CFI Plan Fluor 4X/0.13NA 対物レンズ（Nikon），CCD カメラ（ORCA-R2，Hamamatsu Photonics），水銀ランプ（Intensilight，Nikon），XYZ 自動ステージ（エンコーダ付き Ti-S-ER 電動ステージ，Nikon），DAPI 用蛍光フィルタキューブを装備した Nikon ECLIPSE Ti 倒立蛍光顕微鏡を細胞観察に使用した。顕微鏡操作・画像取得には，NIS Element イメージングソフトウェア（Nikon）を使用した。蛍光画像を取得する際の露光時間は，1 秒に設定した。蛍光画像解析には，CellProfiler ソフトウェア（Harvard Broad Institute，バージョン 2.1.0）を用いた。

3　結果と考察

3.1　iHCC における細胞培養

　作製した iHCC 内において，2 種類の細胞を同時に培養することが可能であることを実証するために，hCM，および HepG2 細胞を iHCC に導入，それぞれ細胞に適した培養液を用いて培養した（図 4A）。細胞導入後，各細胞が接着するまでに約 1 時間を要した。hCM，および HepG2 細胞共に，問題なく iHCC 内で増殖し約 1 日後に 80% 以上のコンフルエンスに達することを確

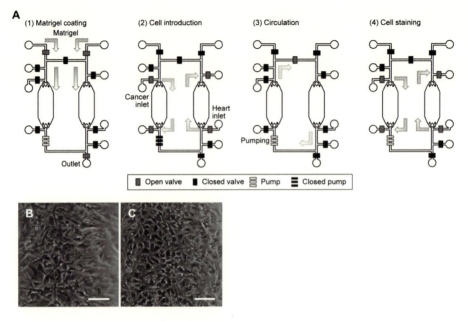

図4 iHCC における細胞培養
(A) iHCC における細胞培養および薬物試験のプロセス。単独の四角はそれぞれ開閉バルブを示す。3つの四角の組は，ポンプを表す。(B, C) ヒト初代心筋細胞（hCM；B）および HepG2 細胞(C)を 24 時間後に培地循環下で iHCC で培養した顕微鏡写真。白線は 100 μm。図は文献1）より転載。

認した。また，培地循環培養においては，各細胞培養チャンバー内で細胞の接着を確認した後，内蔵ポンプを用いて培地循環を行い，6時間ごとに閉鎖循環流路・細胞培養チャンバ内の培地交換を行った。この実験においては hCM 培地を使用した。hCM 培地は，hCM 細胞だけでなく HepG2 細胞においても，正常な形態および増殖を示した（図4B, C）。

3.2 iHCC における薬物検査

次に，iHCC と 96 ウェルプレートにおいて DXR に対する細胞応答の差を評価するために，DAPI 蛍光色素による死細胞アッセイを行った（図5A）。DAPI は正常な細胞膜を通過しないが，損傷細胞またはアポトーシス細胞の膜を透過して DNA に結合し，蛍光を発する。さらに死細胞を定量的に分析するために，シングル・セル・プロファイリングを行った。従来の 96 ウェルプレートのような静的条件では，HepG2 細胞においてのみ DXR による死細胞数が増加し，hCM では変化がなかった（図5B）。対照的に，iHCC において DXR を含む培養液を循環したところ，hCM の死細胞数は，NC と比較して有意に増加した（図5C）。以上の結果から，細胞毒性は，循環培地を介して hCM に達した DXR 自体ではなく，HepG2 細胞から放出された DXR の代謝産物に起因するとした。

第19章　抗がん剤の副作用を再現するBody-on-a-chipの開発

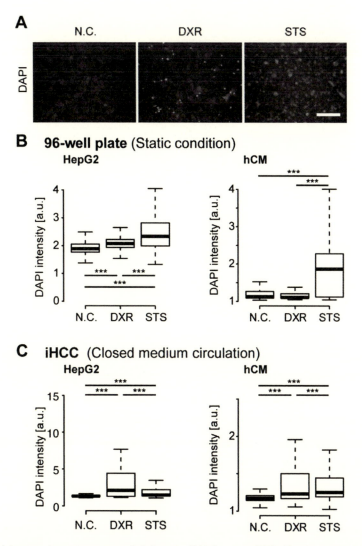

図5　(A) iHCC中で20 μM DXRを含むhCM培地中で24時間処理したhCMのDAPI蛍光顕微鏡写真。24時間のhCM培地中のスタウロスポリン（STS；1 μM）を，死細胞の陽性対照として使用した。非処置hCMをネガティブコントロール（N.C.）として用いた。白線は200 μm。次に，静的(B)，および閉鎖培地循環(C)したiHCCにおいて，96ウェルプレートで培養した損傷HepG2細胞およびhCMへのDXRの効果を明らかにするための定量的単一細胞プロファイリング。3,000個を超える個々の細胞におけるDAPI蛍光強度を各試料について分析した。***$p<0.001$はMann Whitney's U検定によって決定した。中心線は中央値，箱は25％と75％，ひげは四分位範囲の25％と75％の1.5倍を示す

図は文献1)より転載。

4 結論

筆者らは，*in vitro* で抗がん薬の心毒性副作用を再現する新しい実験系，iHCC の開発とその実証に成功した。この iHCC では，①単一の装置内の異なるタイプの組織からの細胞の培養，②人工血液循環系としての閉鎖循環流路，および③複数の細胞実験セット搭載，を可能にしている。よって，従来の細胞試験で困難だった，閉鎖循環流路を介した代謝産物などの細胞から放出された物質による組織間相互作用の評価も可能にした。つまり，従来の *in vitro* 細胞試験では困難であった抗がん剤による副作用の再現が，iHCC では可能となったのである。さらに，マイクロポンプのオンチップ集積化のために提案された iHCC 製造方法はハイスループット化が可能であり，創薬への応用も期待される。

BoC プラットフォームが今後より発展していくためには，いくつか克服するべき要件がある。第1に，BoC 内における3次元細胞培養である。より正確な薬物評価試験のためには，より生体内に近い機能的な組織・細胞を使用する必要がある。従来法における2次元培養では，細胞が本来の機能を発揮することができず，また3次元細胞培養を行うことは困難であった。BoC の基となるマイクロ流体技術は，成長因子などの時空間制御，マイクロ・ナノメートル程度での3次元構造体の創出が可能であり，細胞に適した3次元細胞培養環境を創出し，機能的な細胞・組織を獲得するためには有用な技術となる[2,3]。第2に，BoC で使用される材料である。一般的に使用されている PDMS は疎水性，かつ多孔質であるため，疎水性分子などを吸着することが知られており，薬剤試験を正確に行えない可能性がある。PDMS の代替となる材料は長年開発されているものの，まだ適切なものはない。第3に，細胞培養培地は，試験された細胞型に対して，特に1ヶ月以上のより長い期間 BoC 実験を行うために最適化される必要があることに留意することも重要である。この研究では，心筋細胞と肝がん細胞の両方に hCM 培地を使用した。この問題は，細胞培養培地の開発およびマイクロ流体デバイスの設計の両方によって対処することができる。

最後に，iPS 細胞技術を適用することによって，この BoC プラットフォームは患者個人に対して適切な薬剤を見出す個別化医療の実現に重要な位置づけになると期待している。

謝辞

共同研究者である京都大学田畑修教授，平井義和助教に御礼申し上げます。東京応化工業㈱にも感謝の意を申し上げます。日本学術振興会科学研究費補助金（24656502 および 16K14660），テルモ生命科学芸術財団から研究費を助成されています。

WPI-iCeMS は，World Premier International Research Center Initiative（文部科学省）から助成金を受けています。この研究の一部は，文部科学省のナノテクノロジープラットフォームプロジェクトが京都大学ナノテクノロジーハブを通じて支援していました。

第19章 抗がん剤の副作用を再現する Body-on-a-chip の開発

文　　献

1) K. Kamei *et al.*, *RSC Adv.*, **7**, 36777 (2017)
2) K. Kamei *et al.*, *Adv. Healthc. Mater.*, **2**, 287 (2013)
3) K. Kamei, *J. Lab. Autom.*, **18**, 469 (2013)

臓器チップの技術と開発動向

2018年4月25日　第1刷発行

監　修	酒井康行，金森敏幸	（T1074）
発 行 者	辻　賢司	
発 行 所	株式会社シーエムシー出版	
	東京都千代田区神田錦町 1 － 17 － 1	
	電話 03（3293）7066	
	大阪市中央区内平野町 1 － 3 － 12	
	電話 06（4794）8234	
	http://www.cmcbooks.co.jp/	
編集担当	渡邊　翔／門脇孝子	

〔印刷　倉敷印刷株式会社〕　　　　　　　　　　　Ⓒ Y. Sakai, T. Kanamori, 2018

落丁・乱丁本はお取替えいたします。

本書の内容の一部あるいは全部を無断で複写（コピー）することは，
法律で認められた場合を除き，著作者および出版社の権利の侵害
になります。

ISBN978-4-7813-1325-2　C3047　¥80000E